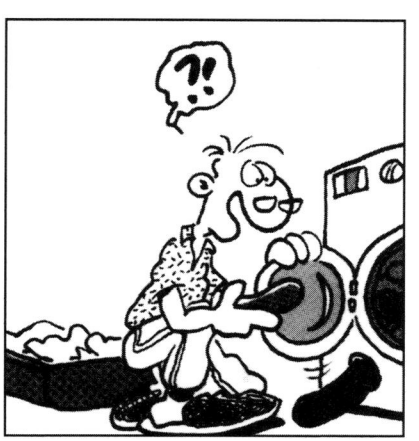

magnus
BUCH

Wie man's macht
Das schwule Sexbuch

**Andreas Maydorn, Benjamin Scheffler,
Andreas Vollbrechtshausen**

**Fotos von Jürgen Kader
Comics von Ralf König**

Umschlag von Sergio Vitale unter Verwendung einer Fotografie
von Jürgen Kader
Gesamtherstellung: Clausen & Bosse
ISBN 3 928951 04 1
Printed in Germany

Bitte fordern Sie unser Gesamtverzeichnis an:
mgnusbuch, Monumentenstraße 33–34, D-10829 Berlin

Inhalt

Vorwort

Sex kann wie ein Festessen sein. Jeden Tag. Für viele ist es aber halt ausschließlich die Currywurst vom Stehimbiß. Gut zu essen setzt gutes Kochen voraus. Guter, d.h. befriedigender Sex setzt Kenntnisse der eigenen seelischen und körperlichen Bedürfnisse und der des Partners voraus.

In den Zeiten von Aids ist das unbeschwerte Ausprobieren unmöglich geworden; das seit 12 Jahren gewachsene Risikobewußtsein hat bei einigen zu einer Erstarrung der sexuellen Neugier geführt. Wir zeigen mit diesem Buch, daß gerade mit diesem Bewußtsein Sexualität genußvoll erlebt werden kann.

Die Weitergabe von Informationen wird auch noch durch gesellschaftliche Tabus verhindert; wir setzen uns gleichermaßen mit gängigen und exotischeren Varianten auseinander.

Die Reihenfolge der behandelten Themen ist nicht hierarchisch oder wertend. Man muß dieses Buch nicht gleich von vorne bis hinten durchlesen, sondern kann einfach darin stöbern und bei bestimmten Kapiteln auch einmal weiterblättern. Wer so bei einigen Schlagworten hängenbleibt und mehr wissen möchte, findet im Register den Verweis auf die entsprechenden Seitenzahlen. Der Anhang enthält in Tabellenform Übersichten zu bestimmten Themen, z.B. Gleitmitteln. Zum Ende jeder beschriebenen Sexualpraktik befindet sich ein Kasten, in dem wir in kurzer, prägnanter Form die wichtigsten Safer-Sex-Regeln geben. Dazu gehören auch besondere Hinweise für HIV-Positive und Aids-Kranke, die u.U. bei einigen Sachen besonderen gesundheitlichen Risiken ausgesetzt sind.

Wir möchten Verständnis für Gelüste wecken, die dem einen oder anderen bisher fremd waren. Besonders den jüngeren Lesern wollen wir praktische Erfahrungen zugänglich machen, die sie heute nicht mehr gefahrlos erwerben könnten.

Es soll kein Lehrbuch für schwulen Sex sein, und wir werben auch für keine spezielle Praktik. Dieses Buch soll helfen, eine sexuelle Identität zu entwickeln.

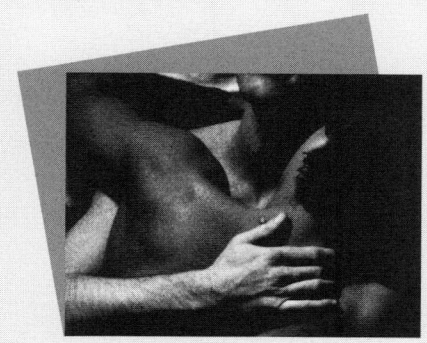

Grundlagen

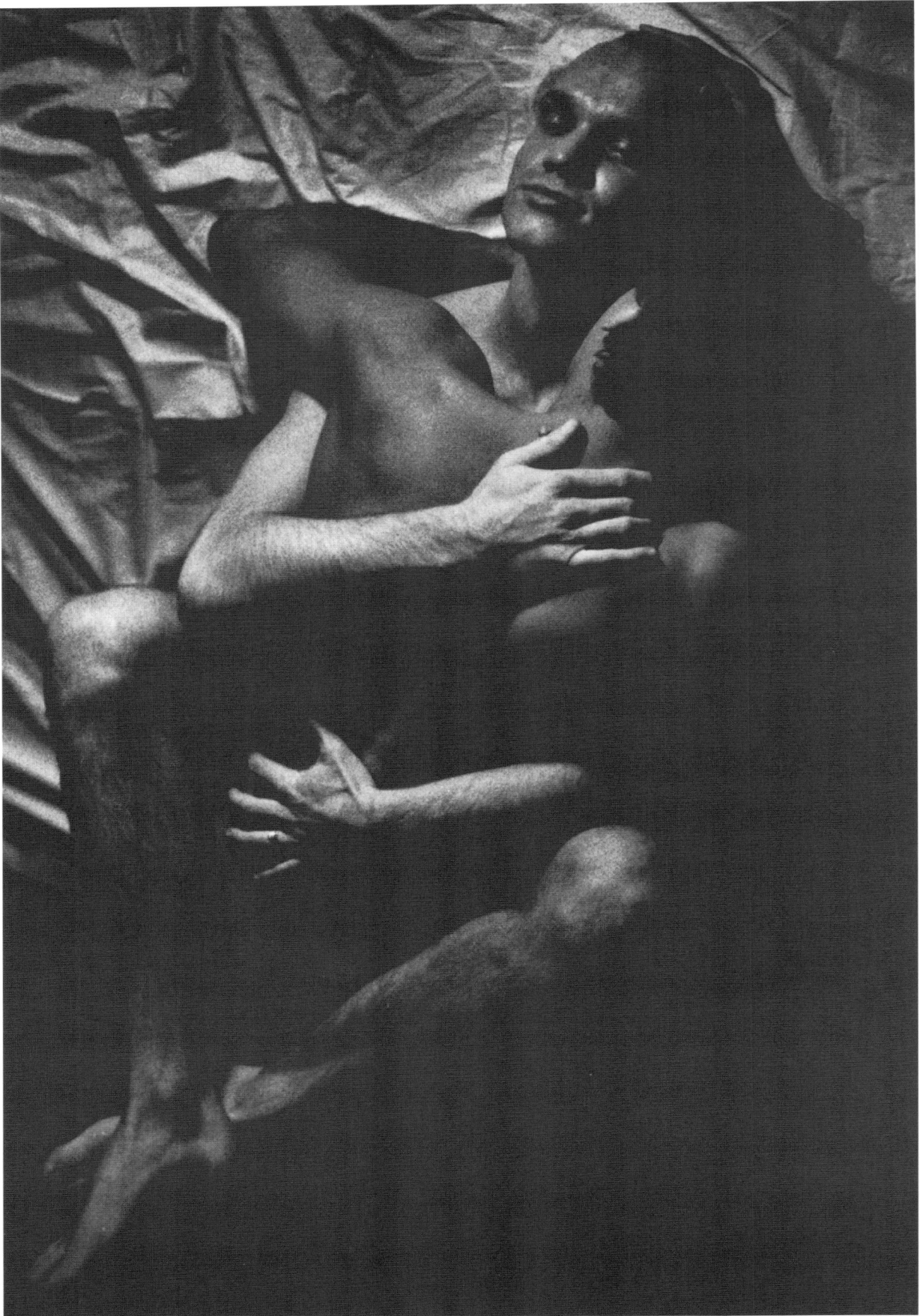

Grundlagen

Dieses Buch beschäftigt sich mit Sexualität. Und fast nur damit. Sexualität, Liebe und Erotik voneinander abzugrenzen ist kaum möglich, weil sie nicht eindeutig zu definieren sind und je nach Zusammenhang ineinander übergehen. Allgemein wird unter Sexualität das Körperliche und Triebhafte verstanden und unter Erotik ihre von den Kulturen beeinflußten verfeinerten Formen, die die Beherrschung gewisser Techniken voraussetzen. Auch dazu wollen wir mit diesem Buch beitragen. Wer nie eine Grenze überschreitet, und sei sie noch so tabuisiert, wird nie etwas Neues kennenlernen.

Wir wollen in diesem Buch nicht dafür werben, Liebe durch Sexualität zu ersetzen, sondern darstellen, daß Sexualität mit ihrer ganzen Bandbreite immer wieder Liebe und Vertrauen voraussetzt und ein Ausdrucksmittel für solche Gefühle ist.

Die erste Grundvoraussetzung ist eine positive Einstellung zur Sexualität und zum eigenen Körper. Nur wenn man seine eigenen sexuellen Bedürfnisse kennt und sie dem Partner gegenüber ausdrücken kann, ist eine Entwicklung der sexuellen Persönlichkeit möglich. Dazu gehört einerseits das Bedachtsein auf eigene Befriedigung und – im Wechselspiel damit – die Fähigkeit, dem Partner etwas zu geben und sich auf dessen Bedürfnisse einzustellen.

Es gibt kein objektiv richtiges oder falsches Sexualverhalten (solange man bei Safer-Sex bleibt). Die Bedürfnisse und ihre Erfüllung müssen im Dialog mit dem Partner ermittelt werden. Eine intakte sexuelle Funktion sagt noch lange nichts über die Befriedigung der erlebten Sexualität aus. Wer sich nie Gedanken über seine sexuelle Identität macht, rammelt zwar vielleicht wie ein Bär, aber unter Garantie verpaßt er etwas sehr Wichtiges.

Für eine befriedigende Sexualität muß man in sich selbst hineinhorchen und erkennen, was man wirklich möchte und braucht. Wir wollen Anregungen und Denkanstöße geben, diese eigenen Wünsche zu entdecken und zu formulieren. Wer sexuell ängstlich, verschlossen, gehemmt und unsicher ist, neigt dazu, sich an vorgegebenen Stereotypen (z.B. Pornofilmen, die dann nicht mehr als Stimulans benutzt werden, sondern ein Vorbild abgeben müssen) zu orientieren, statt seine Identität und seine unverwechselbare Kombination von sexuellen Vorlieben und Abneigungen zu entwickeln.

Auf keinen Fall kann man sich aus diesem Buch eine Praktik herauspicken, um sie zu „erlernen". Niemand kann S/M erlernen, weil er meint, das sei momentan „in". Er muß eine Affinität zu dieser oder jener Praktik verspüren, um sie befriedigend auszuüben. Und das dauert. Solche Entwicklungen können nur zeitweise identisch mit denen des Partners laufen. Es können immer Veränderungen eintreten, die die Partner in sexueller Hinsicht verschiedene Wege gehen lassen. Da sollte kein Druck ausgeübt werden, sondern es muß von vornherein damit gerechnet werden.

Seit die Übertragungswege des HI-Virus, der die Immunschwäche Aids auslöst, bekannt sind, werden risikofreie oder -arme Sexualpraktiken propagiert. Für diese Praktiken hat man den Ausdruck *safer sex* aus den USA übernommen. *Safer* heißt sicherer. Das bedeutet, daß immer noch ein gewisses Risiko vorhanden ist. Kondome können reißen, Menschen können Fehler machen. Den 100%ig risikolosen Sex, den *safe sex*, gibt es auch. Der beschränkt sich aber auf sehr wenige Praktiken (Küssen, Schmusen, gemeinsames Wichsen). Eine solche große Einschränkung ist nur für wenige auf Dauer befriedigend. Beim Safer-Sex dagegen sind prinzipiell alle Sexualpraktiken möglich – wenn man bestimmte Vorkehrungen trifft.

„Safer-Sex ist eingeschränkter Sex", hören wir häufig. Das ist richtig. Aber es gibt unserer Meinung nach keine Alternative, die ihren Preis wert wäre. Safer-Sex *ist* befriedigender Sex. Genau wie bei unsafem Sex hängt dies nämlich davon ab, wie du es machst. Wer behauptet, nur Befriedigung finden zu können, wenn er ohne Kondom fickt, belügt sich selbst. Der Orgasmus findet im Kopf statt. Hier muß also etwas bewegt, etwas verändert werden. Das trifft sowohl auf junge Schwule zu, die ihre ersten sexuellen Erfahrungen machen, als auch auf die älteren, die umlernen müssen. Wer keinen Safer-Sex betreibt, weil er sich mit dem Risiko einer Infektion „arrangieren" zu können glaubt, wird das später anders beurteilen.

Du könntest die Safer-Sex-Regeln „vergessen". Hier ist eiserne Disziplin angesagt. Verlasse dich nicht nur auf deinen Partner, sondern behalte selbst die Kontrolle. Sorge deshalb für Kondome und Gleitmittel in ausreichender Menge – halte sie griffbereit.

In den meisten Fällen wird man den Status „negativ", „positiv" oder bereits „erkrankt" vom Partner nicht wissen – und auch nicht von sich selbst. Ein negatives Testergebnis heute sagt einem auch nur, daß man vor drei Monaten negativ war. Was in der Zwischenzeit geschehen sein könnte, taucht in diesem Ergebnis nicht auf. Kleiner Tip am Rande: Verlaß dich nicht darauf, daß jemand dir versichert, er sei negativ. Verlaß dich lieber auf Safer-Sex.

Wenn man nun schon positiv ist, was dann? Hat ein HIV-Positiver Sex mit einem anderen Positiven, dann schützen beide sich mit Safer-Sex vor Infektionen, die ihren (unterschiedlich) beeinträchtigten Immunsystemen schaden können. Ungeklärt ist die Frage, ob eine erneute Infektion mit einem anderen Virenstamm zu einer Beschleunigung des Krankheitsverlaufes führen kann. Positive und Aids-Kranke schützen sich mit Safer-Sex vor vielen Infektionen und Krankheiten, die ein Negativer besser bewältigt.

Am besten ist es, immer Safer-Sex zu praktizieren, auch wenn das nicht leicht ist. Zu verlockend scheint die „einmalige Ausnahme" zu sein. Bemühe dich, Safer-Sex zu verinnerlichen. Beschäftige dich mit deinen sexuellen Wünschen, lies in diesem Buch, wie einzelne Praktiken sicherer zu praktizieren sind, und mache dir über mögliche Situationen Gedanken, um dann nicht spontan eine falsche Entscheidung zu treffen.

Safer-Sex muß man nicht lieben, aber man kann ihn betreiben. Wir sagen euch wie.

Der Tip für ganz Sinnliche: Erotisch empfinden kann man nicht nur über das Gefühl und die erogenen Zonen, sondern mit allen Sinnen. Musik, Licht, Wärme, Gestaltung der Umgebung, Gerüche, Gespräche, Phantasien – all das macht den Sex umfassender und schöner, bezieht mehr mit ein als nur die Genitalien oder die sexuelle Aktion.

Über die von außen kommenden Sinnesreizungen hinaus spielen auch die inneren Reize, bestimmte Handlungen und Vorstellungen, Träume und Gedanken eine wichtige Rolle. Sie in die Sexualität mit einzubringen kann das Erlebnis erheblich bereichern.

Erogene Zonen

Erogene Zonen genau zu begrenzen wäre völlig unsinnig. Es ist eine Binsenweisheit, daß praktisch der gesamte Körper zur erogenen Zone werden kann. Dazu muß man seine fünf Sinne sensibilisieren und Empfindungen, die nicht direkt im Zusammenhang mit einer sexuellen Handlung stehen, mit einbeziehen. Dazu kann gehören, gemeinsam ein warmes Bad zu nehmen, auf dem Körper des Partners Erdbeeren zu zerdrücken und sie wieder aufzulecken oder sich mit Eiswürfeln abzureiben.

Die Genitalien sind besonders sensible erogene Zonen, aber auch Lippen, Arschbacken, Ohren, Unterarme, Schenkelinnenseiten und Brustwarzen. Nahezu jede Körperregion kann zur erogenen Zone werden. Die individuellen Vorlieben sind sehr unterschiedlich. In einem sexuellen Kontext wird der ganze Körper sensibler und will auf äußere Reize auch reagieren. Ein Trick, die Sensibilität der Haut zu erhöhen, ist eine Ganz- oder Teilrasur von Schwanz, Eiern und Arsch.

Nicht alle Körperpartien lassen sich gezielt trainieren, aber es gibt einige, die dafür sehr empfänglich sind: z.B. die Brustwarzen oder auch die Füße. Um sich besser kennenzulernen und den Körper des Partners zu erforschen, eignet sich – als Vorstufe zur Massage vielleicht – natürlich ausgedehntes, zärtliches Schmusen. Intensive Küsse vertiefen die Gefühle und lassen die Partner miteinander verschmelzen. So entstehen Geborgenheit, Wärme und Vertrauen.

Den anderen mit allen Sinnen aufzunehmen, ihn zu liebkosen und zu streicheln, ihn mit Händen, Lippen und Zunge zu erforschen, zu schmecken und zu fühlen, seinen Atem am eigenen Ohr zu hören – das alles schafft eine warme, entspannte und aufregende Atmosphäre. Zudem sind diese Praktiken risikolos. Schmusen und Küssen kann selbstverständlich gleichberechtigt und eigenständig neben allem anderen stehen. Ob vorher, nachher oder zwischendurch: Schmusen gehört zu jedem Sex dazu, und sei er noch so hart.

Massage

Die Massage ist ein hervorragendes Mittel, erogene Zonen zu entdecken und den Körper zu sensibilisieren. Darüber hinaus entspannt eine Massage und spricht, wenn sie mit wohlriechenden Ölen ausgeführt wird, auch noch den Geruchssinn an. Ob man den ganzen Körper massiert oder sich auf die Füße beschränkt,

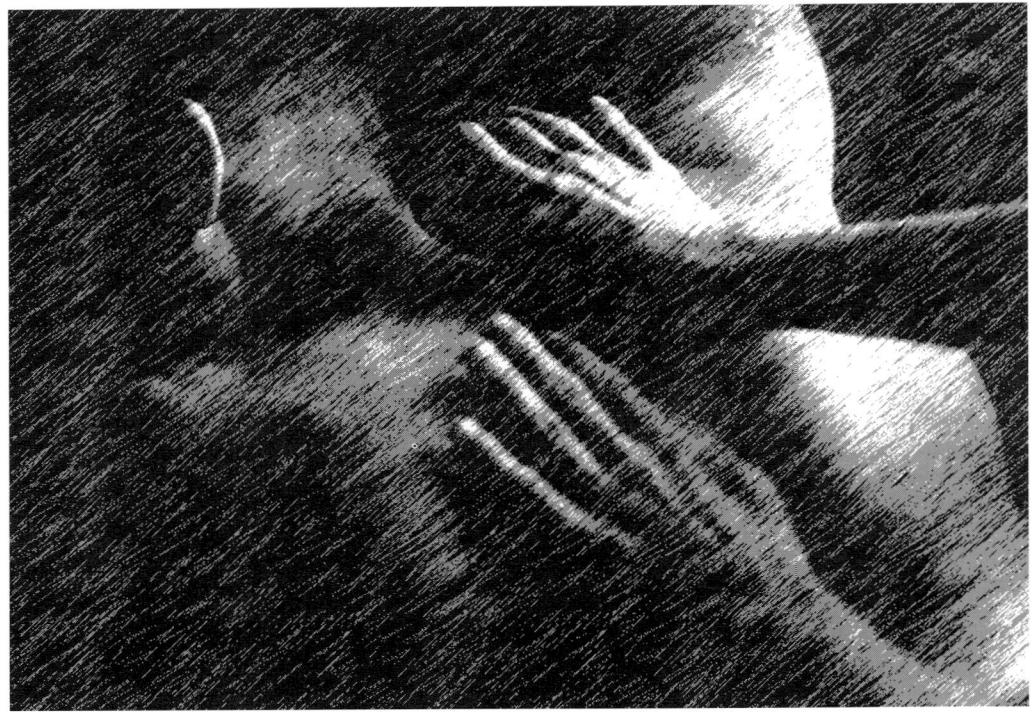

spielt eigentlich keine Rolle. Eine Massage läßt einen vom Alltag abschalten, löst körperliche und seelische Verspannungen und setzt Energien frei. Hier ist auch die Umgebung wichtig: Der Raum muß gut geheizt sein; sanftes Licht und leise Musik fördern die Entspannung. Die ausgefeilte Technik tritt beim erotischen Massieren eher in den Hintergrund; viel wichtiger ist es, auf den Partner zu „hören".

Es empfiehlt sich, Massageöl vor dem Auftragen zumindest in der Hand leicht aufzuwärmen. Eine erotische Massage kann am Bauch beginnen. Mit sanften, gleichmäßig kreisenden Bewegungen arbeitet man sich langsam über die Brust und die Schulter nach oben. Die Bewegungen sollten nie zu fest sein und in einem langsamen, symmetrischen Rhythmus ausgeführt werden. Auch der Kopf sollte beim Massieren nicht ausgespart werden, weil sich Verspannungen hier besonders festsetzen. Der Hals wird mit streichenden Bewegungen massiert, danach kannst du den Kopf mit beiden Händen leicht hin und her bewegen. Massiere die Kopfhaut mit den Fingerspitzen, Ohren und Gesicht. Von hier aus geht es über die Arme bis zu den Händen hinunter. Jedes einzelne Fingergelenk wird vorsichtig gelockert – dein Partner wird überrascht feststellen, wie sensibel die Hände sein können.

Von der Brust aus wendet man sich dem Bauch zu, und von dort geht es in die Lendengegend. Die Beine werden gelockert, bis man an den Füßen angelangt ist, denen man sich intensiver widmen sollte, weil die Reflexzonen auf der Fußsohle ein Abbild des gesamten Körpers sind. Hier darf man aber nicht zu sanft zufassen, weil es sonst einfach nur kitzelt. Danach kann man den Partner umdrehen und sich nun vom Nacken über den Rücken bis zum Po hinabarbeiten. Nachdem der gesamte Körper verwöhnt wurde, können die Rollen gewechselt werden. Danach solltest du das restliche Öl einmassieren oder abwischen, ehe ihr zu anderen Praktiken übergeht.

Massage birgt keinerlei Risiken. Man muß aber daran denken, den Schwanz und den Arsch auszusparen, wenn man hinterher noch ficken möchte, weil das anhaftende Öl ein Kondom porös machen kann. Zur Sicherheit kann man zwei Kondome verwenden. Fettfreies Gleitmittel, als Schmiermittel großflächig auf den Körper aufgetragen, trocknet ziemlich schnell und hinterläßt dann ein unangenehmes Spannungs- oder Trockenheitsgefühl. Sinnvoller und sicherer ist es, vor dem Spiel mit Öl zu ficken, erst danach eine Glitschorgie zu veranstalten und dabei zu wichsen. Mit etwas Phantasie lassen sich ganz passable Lösungen finden, die einem auch Tage später kein Kopfzerbrechen mehr bereiten („Hätte ich doch nur nicht …!").

Massageöl kann man sich auch selbst machen, indem man Pflanzenöl ätherische Öle zusetzt. Diese kann man in Apotheken oder in Geschäften kaufen, die Kosmetik zum Selbermachen anbieten.

Anatomie

Der Schwanz besteht aus drei Schwellkörpern, die sich bei Erregung mit Blut füllen und so den Schwanz aufrichten und größer und dicker werden lassen. Die Harn-Samenröhre dient zur Ausscheidung dieser Substanzen. Die Spitze des Schwanzes wird von der hochsensiblen Eichel gebildet, die von der zurückstreifbaren Vorhaut umgeben ist, wenn ihr Besitzer nicht beschnitten wurde. Unter der Vorhaut sammelt sich im Lauf eines Tages eine für viele unangenehm riechende weißliche Masse aus abgestorbenen Hautzellen, Talg und Bakterien, die Smegma genannt wird. Manche Männer lieben den kräftigen Geruch und Geschmack des mehrere Tage nicht gewaschenen Schwanzes, aber die meisten ziehen doch ein einigermaßen frisch gewaschenes Exemplar vor.

An der Unterseite ist die Eichel mit der Vorhaut durch das „Bändchen" (Frenulum) verbunden. Es kann beim Wichsen oder beim Geschlechtsverkehr reißen. Allerdings passiert dies auch häufiger, als man glaubt, durch das Einklemmen des Frenulums in den Hosenreißverschluß. Es blutet meist recht stark, heilt aber nach kurzer Zeit ab und stellt keine ernsthafte Verletzung dar.

Im Sack (Scrotum) sind Hoden und Nebenhoden einer etwas kühleren Temperatur ausgesetzt, als sie im Körperinneren herrschen würde. Deshalb reagiert er sehr empfindlich auf Extremtemperaturen, die er durch Zusammenziehen oder Dehnen bei Kälte bzw. Wärme ausgleicht. Außer dem Testosteron wird in den beiden etwa pflaumengroßen Hoden der Samen produziert und in den beiden länglichen, als Samenspeicher dienenden Nebenhoden, die haubenförmig auf den Hoden sitzen, aufbewahrt. Von dorther gelangt er über zwei Samenleiter von etwa 40 cm Länge, die erst durch die Leistenkanäle in die Bauchhöhle führen, schließlich im Bereich der Vorsteherdrüse (Prostata) in die Harnröhre, die von dort an dann als Harn-Samenröhre bezeichnet wird. Die empfindliche Prostata wird durch eine gefüllte Harnblase stark stimuliert (so kommt es zu der berühmten Morgenlatte), aber auch durch Ficken, Fisten und Dildosex.

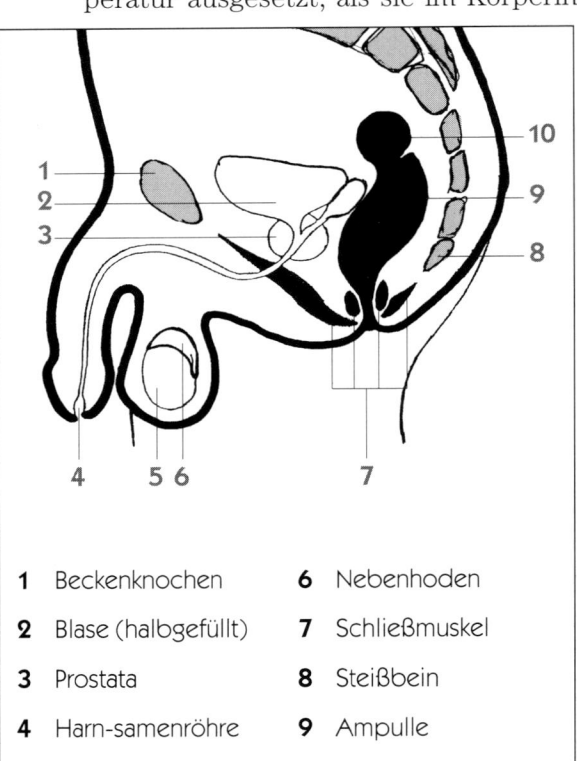

1	Beckenknochen	**6**	Nebenhoden
2	Blase (halbgefüllt)	**7**	Schließmuskel
3	Prostata	**8**	Steißbein
4	Harn-samenröhre	**9**	Ampulle
5	Hoden	**10**	Kohrausch'sche Falte

Den Hauptanteil der Samenflüssigkeit liefert die Vorsteherdrüse. Die Cowper'schen Drüsen produzieren einen weiteren glitschigen Bestandteil, der aber auch schon vor der Ejakulation als „Lusttropfen" aus der Harnröhre austreten kann. Außerdem muß der Samen noch durch die Samenbläschen, bevor er ejakuliert wird; diese setzen ihm noch etwas Fruchtzucker zu, damit die Spermien eine kleine Wegzehrung haben – eigentlich, damit sie ein befruchtungsfähiges Ei erreichen können, aber da die Samenbläschen nicht wissen können, daß ihr Besitzer schwul ist, versehen sie ihre Tätigkeit unbeirrt, obwohl sie eigentlich ziemlich überflüssig ist.

Das Arschloch, der After (Anus), besteht aus zwei Muskelringen, wobei nur der äußere willentlich zu beeinflussen ist. Dieser Schließmuskel wird beim Ficken und bei ähnlichen Praktiken gedehnt – beim Fisten bis zu erstaunlichen Ausmaßen. Dennoch ist es ein Vorurteil, daß dadurch ein ausgeleierter Muskel oder sogar Inkontinenz entstehen kann.

Hinter dem Schließmuskel befindet sich bereits die Ampulle, die den Kot bis zu seiner Ausscheidung aufnimmt und durch Druck- und Völlegefühl signalisiert, daß dort etwas ist, was hinaus will. Im Gegensatz zu den höher gelegenen Regionen des Darms ist sie mit sensiblen Nerven ausgestattet, was beim Geficktwerden die angenehmen Gefühle entwickelt. Weiter höher im Darm können die Nerven nur noch unbestimmte Dehnungsgefühle vermitteln. Der Enddarm verläuft ca. 15 cm mit dem Steißbein und macht dann bei den meisten Menschen eine scharfe Biegung nach links. Genau an dieser Stelle sitzt die Kohlrausch'sche Falte, die fälschlicherweise oft als zweiter Schließmuskel bezeichnet wird. Dahinter beginnt der absteigende Dickdarm. Ab hier ist der Darm sexuell eher uninteressant und sollte in Ruhe seiner Verdauungstätigkeit nachgehen dürfen. Der gesamte Darm ist in der Bauchhöhle durch eine spezielle flexible Haut befestigt, die zwar Bewegungen gut mitmacht, aber auf die beim Fisten oder beim Einsatz größerer Dildos Rücksicht genommen werden muß.

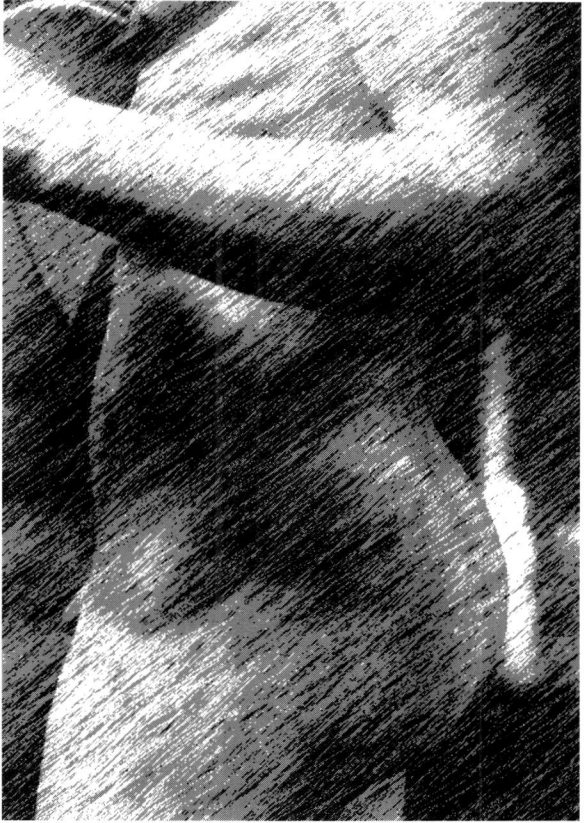

Sexuelle Funktionsstörungen

Dazu rechnet man chronische Lustlosigkeit, Erektionsstörungen, vorzeitigen oder ausbleibenden Samenerguß und Ejakulation ohne Orgasmus. Hier kommen mehrere Ursachenkomplexe in Frage.

Leider sprechen Männer untereinander wenig oder gar nicht über sexuelles Empfinden, und so werden Erfahrungen kaum weitergegeben, und gerade für junge Schwule im oder kurz nach dem Coming-out kann es schwierig sein, Orientierungshilfen zur Entwicklung einer sexuellen Identität zu bekommen.

Unsicherheit und ein Wissensdefizit hinsichtlich des Aids-Infektionsrisikos können letztlich zu den unterschiedlichsten Funktionsstörungen führen. Es gibt Männer, die immer einen Schlappen bekommen, sobald sie versuchen, ein Kondom überzuziehen. Hier hilft nur die aktive Auseinandersetzung mit dem Thema Aids und das Erlernen von Safer-Sex.

Erfahrungsdefizite und mangelndes Können beim Ausüben der sexuellen Praktiken sowie falsche Vorstellungen über körperliche Möglichkeiten und Abläufe führen in einen Teufelskreis aus Erwartungsangst und Enttäuschung. Individuelle Konflikte und Ängste können auch in der Sexualität Ausdruck finden und das sexuelle Erleben erheblich belasten. Es können auch einfach körperliche Störungen vorliegen, die ein sexuelles Handeln beeinträchtigen; überwiegend handelt es sich aber um psychische Probleme.

Orgasmus

Ein Orgasmus geht nicht unbedingt mit einer Ejakulation einher. So kann man beispielsweise beim Ficken, Fisten oder Dildosex einen intensiven analen Orgasmus erleben, obwohl kein Samenerguß auftritt und der Schwanz vielleicht sogar

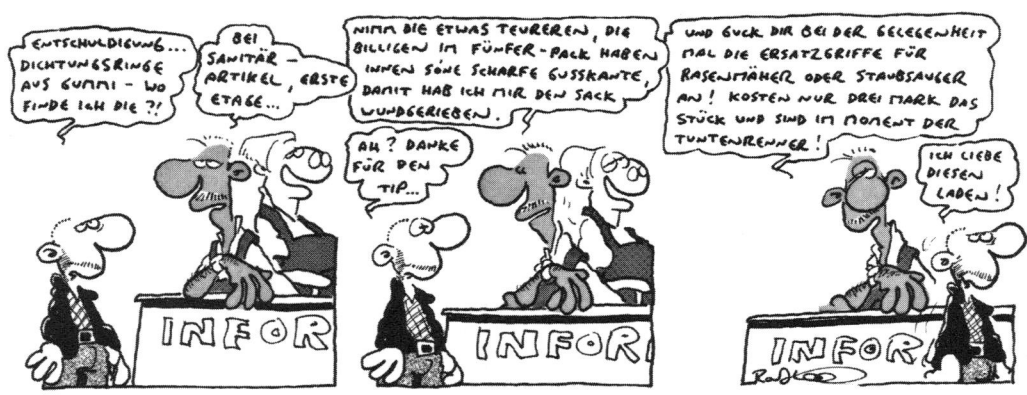

klein und weich bleibt. Andererseits kann es zu einer Ejakulation bei schlappem Schwanz kommen. Oder es wird ein Orgasmus mit Ejakulation erlebt, der sich aber mehr auf den Schwanz konzentriert. Ob ein Höhepunkt mehr als Schwanz-Orgasmus oder als Arsch-Orgasmus erlebt wird, hängt zum Teil von den ausgeübten Praktiken ab.

Das Erleben eines Orgasmus will gelernt werden. Meist ergibt sich das schon recht früh von selbst, wenn man anfängt zu wichsen. Ein analer Orgasmus aber erfordert einiges mehr an Vorbereitung und Reflexion der eigenen Wünsche und eventuell auch etwas Geduld und mehrere Anläufe. Das Akzeptieren der eigenen Bedürfnisse ist die Grundvoraussetzung eines solchen Erlebens.

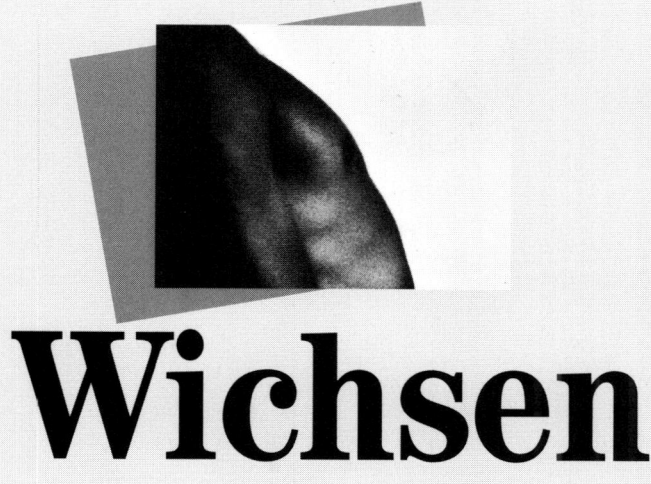

Wichsen

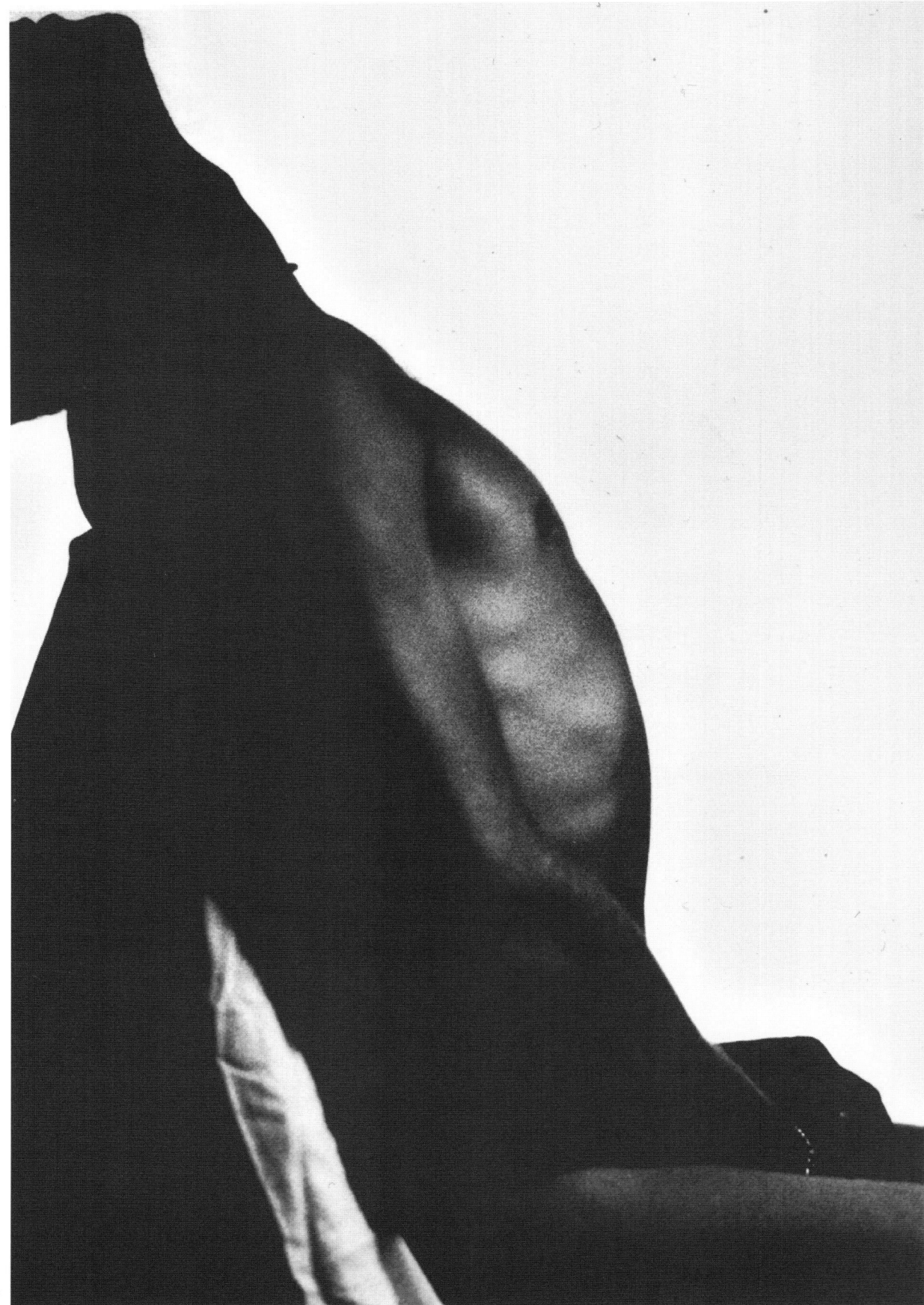

Wichsen

(andere Ausdrücke: Masturbieren,
Selbstbefriedigung, Onanie, „sich einen runterholen")

Unberechtigterweise gilt Wichsen den meisten Schwulen und auch Heteros als Kindersex oder Notbehelf. Das ist natürlich völlig falsch. Dabei ist Wichsen die Sexualpraktik, die fast jeder als erste ausprobiert hat. „Wichsen ist geil und safe" lautete einer der ersten Slogans, die die Deutsche Aids-Hilfe herausgebracht hat. Dieser Hinweis wurde von einer großen Zahl praktizierender Schwuler nur mit einigem Schlucken aufgenommen, denn Safer-Sex und Wichsen wurden von ihnen abwertend gleichgesetzt. Dabei ist Wichsen eine vielseitige Sexualpraktik und gehört sogar zu den risikolosesten, wenn man darauf achtet, daß kein fremder Samen auf offene Wunden gelangt und weder der eigene noch fremder Samen in die Augen gerät, was zum einen unangenehm brennt und zum anderen Entzündungen leicht hervorrufen kann. Außerdem können auf diesem Weg Krankheitserreger ins Körperinnere kommen.

Die vielen, teilweise jahrhundertealten Vorurteile über das Wichsen sind alle falsch, z.B. daß jedem Mann nur 5000 „Schuß" in seinem Leben zur Verfügung stehen. Spätestens beim 5001sten Mal jedoch (das von vielen Schülern schon nach ein paar Jahren Wichspraxis erreicht ist) wird der Wichser merken, daß dieses wie auch alle anderen Gerüchte Verleumdungen einer Sexualform sind, die leider nicht in die unflexiblen, gesellschaftlichen sexualethischen Strukturen paßt. Unwahr ist auch, daß Rückenmarksschwindsucht und Verblödung Folgen des Wichsens seien – auf die Beweise wartet man seit mehr als 100 Jahren. Wichsen läßt den Schwanz auch nicht kleiner und dünner werden, genausowenig wie er dadurch länger oder dicker wird. Richtig ist dagegen, daß sich deutlicher Muskelzuwachs im Bizeps und in der Bauchmuskulatur bei häufigem Wichsen durchaus beobachten läßt – vielleicht die befriedigendste Form des Bodybuildings.

Auch Wichsen als Selbstbefriedigung will gelernt sein! Jeder Junge stellt fest, wie jede kleinste Veränderung von Tempo, Druck oder Winkel den Orgasmus schneller oder langsamer herbeiführt. Beim Wichsen lernt er einen Orgasmus zu bekommen und zu genießen. Sei's als furioser Höhepunkt wie eine Feuerwerksrakete, die sich mit einem Knall zum Schluß mit tausend bunten Sternchen ent-

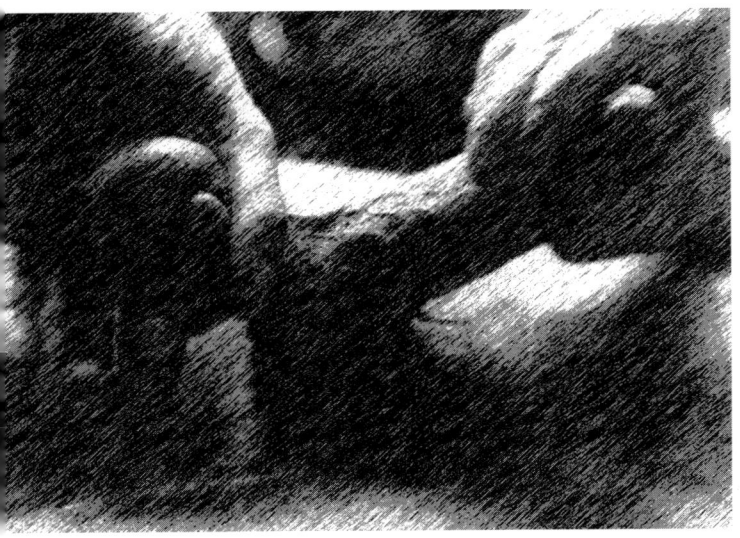

lädt, sei's als großes Finale einer Opernarie, die immer wieder zurückkehrt, neu ansetzt und sich selbst auskostet, wenn man schon abgespritzt hat, aber den Orgasmus noch länger durch ununterbrochenes Weiterwichsen durch den ganzen Körper zittern läßt.

Jeder wird feststellen, daß sein Samen ganz unterschiedlich aussehen kann: Mal kommt ein halber Niagarafall, mal ist es nur ein kümmerliches Rinnsal – und wenn man sich erst so richtig heißgewichst hat, kann es auch Orgasmen ohne Erguß geben, denn Ejakulation und Orgasmus sind nicht zwangsläufig aneinander gekoppelt. Auch die Konsistenz des Spermas variiert stark: Es kann dünnflüssig, sahnig oder (nach längerer Abstinenz) klumpig sein. Ebenso sind Farbe, Geruch und Geschmack nicht immer gleich – letzteres sollte man heutzutage natürlich nur bei sich selbst testen.

All diese Erfahrungen müssen noch einmal erarbeitet werden, wenn man zu zweit wichst. Zunächst einmal wird man merken, daß eine fremde Hand anders zupackt als die eigene, was durchaus gewöhnungsbedürftig ist. Gleichzeitig muß man den Schwanz des Partners anders bearbeiten, als man selbst gewichst werden möchte. Aus dem eigenen Fühlen und dem Einfühlen in den anderen entsteht ein reizvolles Wechselspiel, das bei einiger Erfahrung eine intensive Kommunikation körperlicher Art ermöglicht. Im Idealfall kann das zu einem gleichzeitigen, gemeinsamen Orgasmus führen. Beim zärtlichen Nachspiel darf der Samen auf den Körpern verrieben werden, wenn keine offenen Wunden vorhanden sind – bestimmt ein schönerer Ausklang, als hektisch nach *Wisch & Weg* zu greifen.

Allein, zu zweit oder gar zu vielen – beim Wichsen gehören Liebe und Zärtlichkeit, aber auch tierische Geilheit genauso dazu wie zu jeder anderen sexuellen Praktik.

Wichsen kann man so wunderbar den ganzen Tag über: morgens vor dem Aufstehen mit der berühmten Morgenlatte oder abends vor dem Einschlafen, was viel entspannender und entkrampfender wirken kann als eine Schlaftablette. Es gibt sogar Männer, die im Schlaf wichsen. Viele wichsen auch gerne in der Badewanne, aber aufgepaßt: Bei sehr heißem Wasser gerinnt der Samen und setzt sich an den Körperhaaren fest, was unangenehm pieksen kann.

Hilfsmittel oder lange Vorbereitungen braucht man beim Wichsen nicht. Ist der Schwanz mal zu trocken, was zu leichten Irritationen an der Eichel führen kann, hilft Spucke sofort. Weitere Schmiermittel kann man ausprobieren: Seifenschaum ist toll und sieht sehr lustig aus. Zahnpasta prickelt ungemein, ist aber für viele zu stark. Beim Gebrauch von Ölen und Fetten erlebt man seinen Schwanz besonders intensiv.

Man kann wunderbar in die eigene Hand ficken und sich aufregenden Phantasien hingeben. Für Unerfahrene wird es so möglich, sich seelisch und körperlich auf aktives Ficken vorzubereiten.

Der Tip

Der Tip nicht nur für junges Gemüse: An dieser Stelle sei Lachanophilen (Gemüseliebhabern) empfohlen, sich einmal eine Wassermelone mit einem kleinen Loch in der Schale über den Schwanz zu stülpen und kräftig vorzuficken.

Beim Wichsen hat man die Möglichkeit, in seiner Phantasie alle anderen Sexualpraktiken einmal „auszuprobieren", mit denen man noch keine Erfahrungen gemacht hat. So kann man leichter zu sich selbst und seinen ureigenen sexuellen Bedürfnissen finden. Nebenbei: Auch wenn man beim Wichsen kein Kondom braucht, bietet sich hier eine hervorragende Gelegenheit, Unsicherheit und Berührungsängste abzubauen, indem man spielerisch die richtige Anwendung lernt und sich mit dem neuen Gefühl vertraut macht.

Kurzum – beim Wichsen lernt man sich und seinen eigenen Körper am besten kennen und lieben – eine Grundvoraussetzung, um auch mit dem Partner guten Sex zu haben.

Vakuum-Saugpumpen
(anderer Ausdruck: Schwanzpumpe)

Es gibt verschiedene Modelle dieser Apparate. Alle arbeiten nach dem gleichen Prinzip, nämlich den Schwanz in einem Zylinder durch ein Vakuum zu vergrößern. Sie werden angepriesen zur dauernden Schwanzvergrößerung, was sie aber nicht leisten; die eindrucksvolle Vergrößerung hält nur wenige Stunden an. Immerhin kann man in dieser Zeit viel Spaß mit einem wirklich prallen, dicken Dödel haben.

Zur erfolgreichen Benutzung schmiert man sich den Schwanz am besten mit einer Hautlotion gut ein. Der Zylinder sollte, um das Vakuum möglichst gut einzusetzen, nur etwas länger oder dicker sein als der erigierte Schwanz; Experten dieser in Amerika recht verbreiteten Methode haben häufig eine ganze Kollektion, die sie gezielt nacheinander einsetzen. Die Prozedur des Aufpumpens kann sich über Stunden hinziehen.

Die Gewöhnung an das unangenehme starke Gefühl braucht ihre Zeit; ebenso muß sich das gesamte Gewebe allmählich an eine verstärkte Durchblutung langsam gewöhnen. Es kann sonst leicht zu Blutergüssen und zum Platzen kleiner Adern führen. Die Vorhaut kann sich zu einem dicken Wulst verwandeln. Dies läßt sich vermeiden, wenn man die zurückgezogene Vorhaut leicht mit Gaze- oder schmalen Gummibändern bandagiert. Nimmt man nach einiger Zeit die Saugpumpen ab, hat man einen schönen, dicken Schwanz, der, selbst wenn er nicht erigiert ist, sich schön prall anfühlt und herrlich geblasen werden kann. Mit dem aufgepumpten Schwanz läßt sich natürlich auch wunderbar ficken. Keine Angst, ein Kondom paßt auch über dieses Kaliber.

Unabhängig vom Wunsch nach Safer-Sex haben sich Liebhaber des Wichsens in Nordamerika und Europa zu Wichs-Clubs zusammengeschlossen. Meist wird hier ein Raum zur Verfügung gestellt, in dem alle anwesenden Mitglieder und Gäste ausschließlich diese Sexualpraktik ausführen dürfen und auch wollen. Jack-Off-Parties – abgekürzt J.-O.-Parties – werden in Europa und Amerika ähnlich organisiert. Am bekanntgegebenen Ort gibt es eine kurze Einlaßzeit (meist 1 Stunde), danach wird keiner mehr hineingelassen. Meistens sind es um die 50 Schwule, oft mehr als 100.

Man muß unterscheiden zwischen Wichsen und Selbstbefriedigung: Wichsen kann man alleine, zu zweit und zu mehreren. Sich selbst befriedigen kann man durch Wichsen und zahlreiche andere Praktiken.

Man muß auch unterscheiden zwischen einer Jack-Off-Party und einer Safer-Sex-Party: Bei einer Jack-Off-Party wird nur gewichst – allein oder gemeinsam. Bei einer Safer-Sex-Party werden alle Sexualpraktiken safe ausgeführt.

Gleich am Eingang, häufig nach Bezahlen einer geringen Gebühr für den Veranstalter, werden einem die Spielregeln erklärt: Im Gegensatz zu Safer-Sex-Parties, wo alle möglichen Praktiken safe durchgeführt werden, wird auf J.-O.-Parties ausschließlich gewichst. Jeder entledigt sich seiner Kleidung; Schuhe und Strümpfe läßt man aus hygienischen Gründen jedoch an. Slips oder Jockstraps sind meist nur am Anfang zu sehen. Im Laufe des Abends, mit steigender Spannung und vertrauterem Umgang, werden diese textilen Relikte meist irgendwann verschwinden. Die meisten J.-O.-Parties dauern bis zu vier Stunden und finden in der Regel nicht im Dunkeln statt. Üblicherweise wird im Hintergrund eine unaufdringliche Musik zur Animierung gespielt.

Die Parties sind extrem beliebt und strafen das Vorurteil, Wichsen sei nur ein Ersatz, einfach Lügen. Viele Schwule auf solchen Veranstaltungen lieben das Wichsen über alles und mit ihm das Zusehen und Gesehenwerden. So wurde

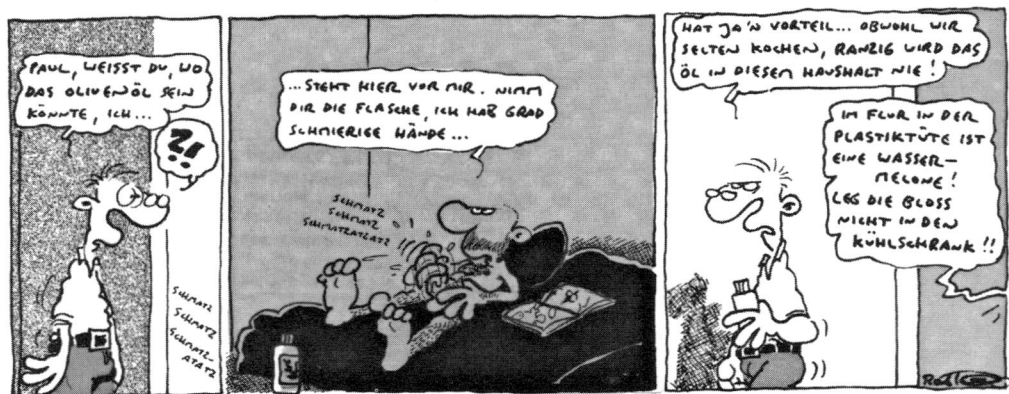

schon eine Welle von Wichstourismus ausgelöst, um an möglichst vielen J.-O.-Parties in Europa teilnehmen zu können. Wer kann jetzt noch behaupten, wichsen sei kindisch?

Wie man's macht:

- Laß kein fremdes Sperma in die Augen, den Mund, die Nase, die Ohren, den Arsch oder auf den Schwanz gelangen, weil die Gefahr einer Infektion mit den unterschiedlichen sexuell übertragbaren Krankheiten und HIV besteht.
- Benutze fremdes Sperma nicht als „natürliches Gleitmittel", weil die zarte Haut an Schwanz und Eichel häufig mikroskopisch kleine Verletzungen aufweist.
- Auch das eigene Sperma sollte nicht in die Augen gelangen, weil es zu Entzündungen führen kann (besonders, wenn man Kontaktlinsen trägt).

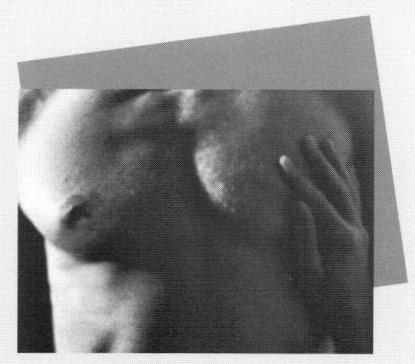

Blasen

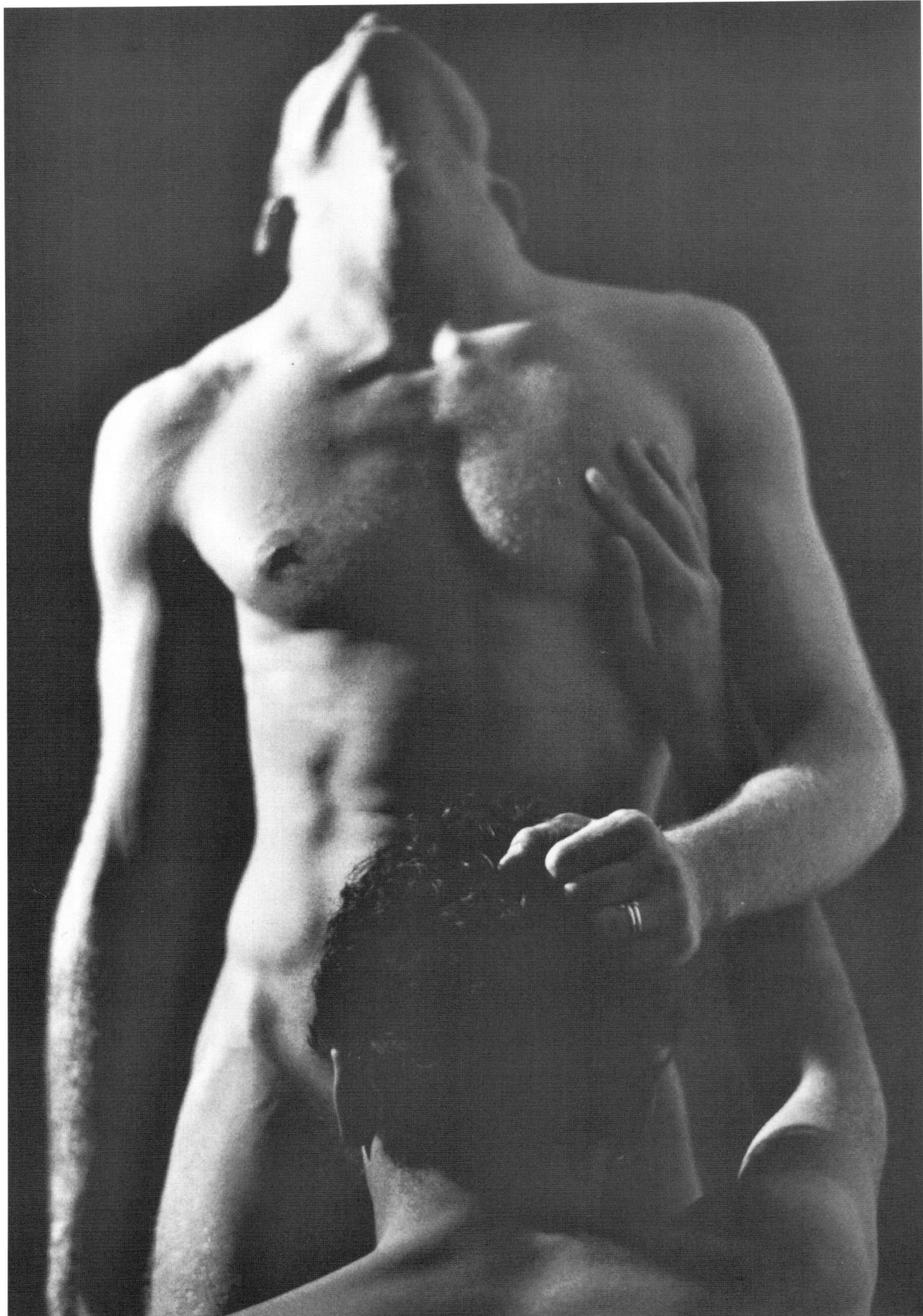

Blasen

(andere Ausdrücke: Oralverkehr, französisch)

Blasen ist eine Sexpraktik, die sich mit wenig Aufwand überall betreiben läßt: im Park, in der Oper, unter Wasser, in der Sauna und bei Tisch. Was man braucht, hat man dabei, nämlich Mund und Schwanz. Natürlich solltest du einen Partner haben, denn nur wenige schaffen es, sich selber zu blasen.

Oralverkehr hat viele Fans, die ihn als Präludium, Intermezzo oder ganze Symphonie schätzen; mancher betreibt ihn auch als einzige Sexualpraktik. Da die Haut am Schwanz besonders zart ist, hat sie eine ähnliche Sensibilität wie die der Lippen oder des Arschlochs. Durch sanftes Streicheln mit der Zunge und den Lippen, durch Knabbern, Beißen, Saugen und Massieren lassen sich gewaltige, köstliche Empfindungen hervorrufen. Wir haben noch niemanden erlebt, der nicht genießerisch die Augen geschlossen hätte, wenn ihm kunstvoll einer geblasen wird. Dabei wird sicher zum einen der Nervenkitzel ausgekostet, ganz in der Gewalt des anderen zu sein, und zum anderen ist es ein Spiel mit der Grenze der Empfindsamkeit. Wer jemand anderem einen blasen möchte, sollte sich langsam an dessen Grenze herantasten, denn die Empfindlichkeit des Schwanzes ist nicht bei allen Männern gleich.

Extrem sensible Stellen sind meistens die Corona (der dicke untere Rand der Eichel), eventuell die Vorhaut (vor allem, wenn sie hin und her geschoben wird oder wenn man mit der Zunge darunterfährt) und das Frenulum (das Bändchen an der Unterseite des Schwanzes zwischen Eichel und Schaft). Falls es reißen sollte – was leicht geschehen kann, wenn man sich mit den Zähnen nicht vorsieht – blutet es sehr stark, denn der Schwanz ist ja gut durchblutet. Eine schwerwiegende Verletzung ist das nicht, aber der Kontakt mit dem Blut sollte vermieden werden. Wird die Wunde sauber gehalten, verheilt sie schnell. An diese kritischen Stellen geht man mit besonderer Aufmerksamkeit heran: unabhängig davon, ob der Partner die härtere Gangart bevorzugt und gesaugt und gebissen werden möchte, oder ob er gerade das zarteste Zungenspiel aufregend findet. Beim kräftigen Saugen kann übrigens auch ein Knutschfleck entstehen.

Ein Anfänger hat vielleicht zunächst Probleme, einen fremden Schwanz in den Mund zu nehmen, weil damit ja auch gepinkelt wird. Beim Blasen wird man mit Urin kaum in Kontakt kommen, weil die Harnröhre beim erigierten Schwanz abgeknickt wird. Wir wissen alle, wie schwierig es ist, mit steifem Schwanz zu pinkeln.

Natürlich ist der Schwanz beim Blasen nicht immer steif. Es gibt viele, die ausgesprochen gerne geblasen werden, aber keinen prall-steifen Schwanz dabei bekommen. Nebenbei: Einen schönen, dicken, weichen Schwanz zu blasen kann viel Vergnügen bereiten. Aber zurück zum Thema: Wer sich also ein wenig ekelt, einen fremden Schwanz in den Mund zu nehmen, kann seinem Partner ein gemeinsames Bad vorschlagen, bei dem mit viel Seifenschaum herumgeglitscht wird und er sich eigenhändig davon überzeugen kann, daß der Schwanz des Partners gründlich gewaschen wurde. Oder er überwindet sich – nach wenigen Minuten dürfte er vom fremden Geruch und Geschmack eh nichts mehr merken. Wer weiß, vielleicht gehört er bald zu den Kennern, die das kräftige Odeur eines mehrere Tage ungewaschenen Schwanzes zu schätzen wissen?

Ein Anfänger wird feststellen, wie groß ein Schwanz sein kann, sobald er versucht, ihn ganz in den Mund zu nehmen. Sehr schnell wird man einen Würgereflex verspüren, der in alltäglichen Situationen durchaus sinnvoll ist, verhindert er doch, daß zu große Bissen in unsere Kehle gelangen. Genau darum geht es hier aber, also muß man üben, um diesen Reflex überwinden zu können. Derjenige, der geblasen wird, tut übrigens gut daran, sich etwas zurückzuhalten, wenn er merkt, daß sein Partner Schwierigkeiten hat, und rammt ihm nicht sein Ding noch tief in den Rachen.

Dazu kommt, daß die Zunge Größenverhältnisse wie unter einer Lupe mit 20facher Vergrößerung wahrnimmt. Stammgäste von McDonald's werden wahrscheinlich weniger Probleme haben, da sie darin geübt sind, ihren Mund weit aufzureißen, um sich einen gewaltigen Happen einzuverleiben. Im Unterschied dazu gilt beim Blasen: Vorsicht mit den Zähnen! Entspannung ist auch hier das oberste Gebot; dann langsam probieren, soviel wie möglich aufzunehmen.

Der Tip

Der Tip für Schleckermäulchen: Solltest du ein Prachtexemplar erwischt haben und schaffst es beim besten Willen nicht ganz, kannst du es mit Eichelblasen versuchen. Dabei wird nur die Eichel in den Mund genommen und ähnlich bearbeitet wie eine schöne, große Kugel Eis im Sommer. Wenn du dazu auch noch mit der mit Spucke befeuchteten Hand eng um den Schwanz greifst, hat der Partner den Eindruck, mit seinem Schwanz weit im Mund zu stecken.

Während der Aktive sich mit Zunge und Lippen an das Objekt seiner Begierde herantastet, achtet er natürlich auf die Signale, die sein Partner ihm gibt: wann er lustvoll stöhnt, wann er zurückzuckt. Kommunikation ist auch mit vollem Munde möglich! Langsam und genüßlich erforscht er nun den Schwanz des anderen, die Vorhaut und die Harnröhrenöffnung sind unter Umständen empfind-

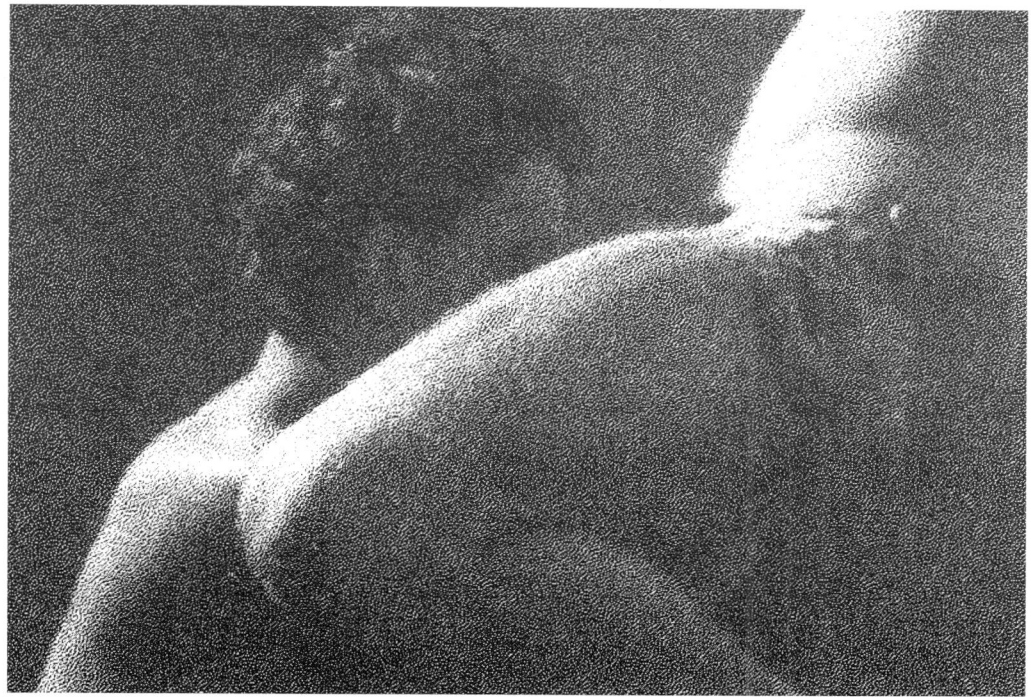

lich und besonders dankbar für kleine Aufmerksamkeiten. Oder ist der andere gar beschnitten? Das ist hierzulande ja nicht so häufig, während in den USA eine dicke Vorhaut als Seltenheit gewürdigt wird.

Wer Blasen zu seiner Passion machen möchte, übt vielleicht mit einem weichen Dildo natürlicher Größe (die mit dem Saugfuß sind besonders praktisch, weil sie z.B. an Badezimmerkacheln ganz phantastisch haften). Das hört sich albern an, aber auch beim Sex macht nur Übung den Meister – und das Üben nur am lebendigen Objekt führt häufig zu unglücklichen Situationen. Das unbeobachtete Training hilft, Unsicherheiten zu überwinden. Mit der Zeit findet man heraus, wie die Kehle am besten entspannt werden kann, welche Stellung am bequemsten ist usw.

Bevor es Aids gab, wurde von Schwulen dem Lusttropfen keine besondere Aufmerksamkeit geschenkt. Im „Wonne- oder Lusttropfen", der unabhängig vom Sperma austritt und die Harnröhre sozusagen vorschmiert, ist das HI-Virus enthalten, allerdings in sehr geringer Konzentration. Über das Infektionsrisiko streiten sich Mediziner: Wir können nur empfehlen, sich selber schon einmal Gedanken zu machen, inwieweit man bereit ist, hier mit einem Restrisiko zu leben. Wer allerdings offene Wunden im Mund oder gerade eine Zahnbehandlung hinter sich hat, der sollte damit vorsichtig sein. Kurzzeitiges Zahnfleischbluten direkt nach dem Zähneputzen ist unbedenklich, da sich diese kleinen Wunden sofort wieder schließen. Sollten größere Verletzungen vorhanden sein, muß auf das Blasen ohne Kondom verzichtet werden.

Und wenn man nun den Schwanz von oben bis unten bearbeitet, können sich die Aktivitäten auch auf die Umgebung ausdehnen: So erfährt man, ob der andere sich gerne die Eier massieren läßt (Achtung! Manche vertragen dort gar nichts, andere eine ganze Menge).

Und was tun, wenn es doch mal kommt? Falls dein Partner doch aus Versehen mal in deinem Mund abspritzen sollte, brauchst du nicht gleich in Panik zu geraten. Schlucke den Samen aber nicht hinunter, sondern spucke ihn einfach raus.

Blasen ist für viele im wahrsten Sinne des Wortes ein Appetithappen, dem dann der üppige Hauptgang folgt. In dieser Situation kommt es oft gar nicht zum Orgasmus. Wer aber weiter gehen will, muß darauf achten, nicht in den Mund seines Partners abzuspritzen. Dabei liegt die Hauptlast der Verantwortung beim Geblasenen, denn er merkt am ehesten, wann es ihm kommt. Kann er das nicht mit Sicherheit sagen und seinen Schwanz rechtzeitig rausziehen, sollte er auf Kondome bestehen oder aufs Blasen verzichten. Wer als aktiver Bläser auf Nummer Sicher gehen will, weil er seinen Partner noch nicht gut kennt und darum schwer einschätzen kann, wann es dem kommt, oder weil ihm einfach das Risiko zu groß ist, sollte ebenfalls auf ein Präservativ bestehen. Das ist für den, der bläst, sicherlich unangenehmer als für seinen Partner. Ein kleiner Trost sind vielleicht die Kondome mit Geschmack: Erdbeere, Zitrone, Pfefferminze, Banane (sehr sinnig) usw. – aber wann gibt es endlich Ochsenschwanz?!

Wie man's macht:

- Spritze niemals in den Mund deines Partners.
- Benutze unbedingt ein Kondom, wenn im oder am Mund Verletzungen vorliegen oder du unsicher bist, den Zeitpunkt des Abspritzens bestimmen zu können.

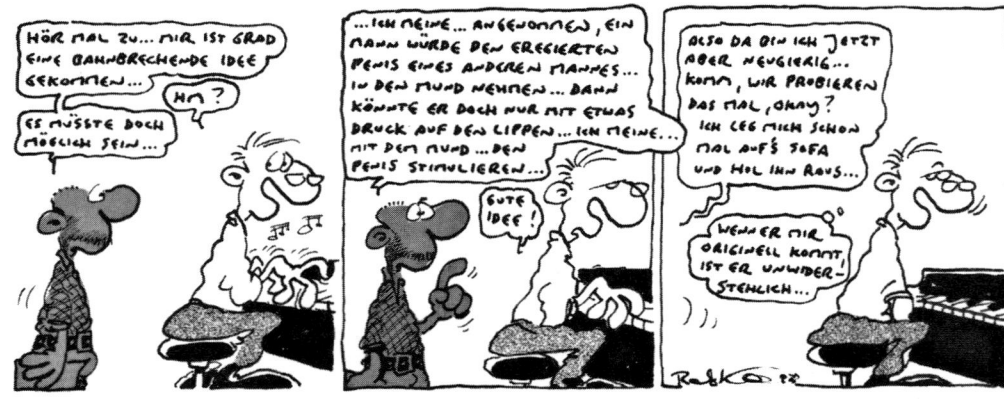

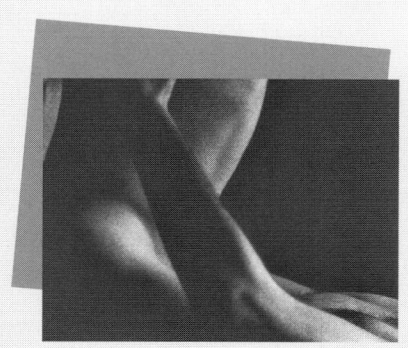

Ficken

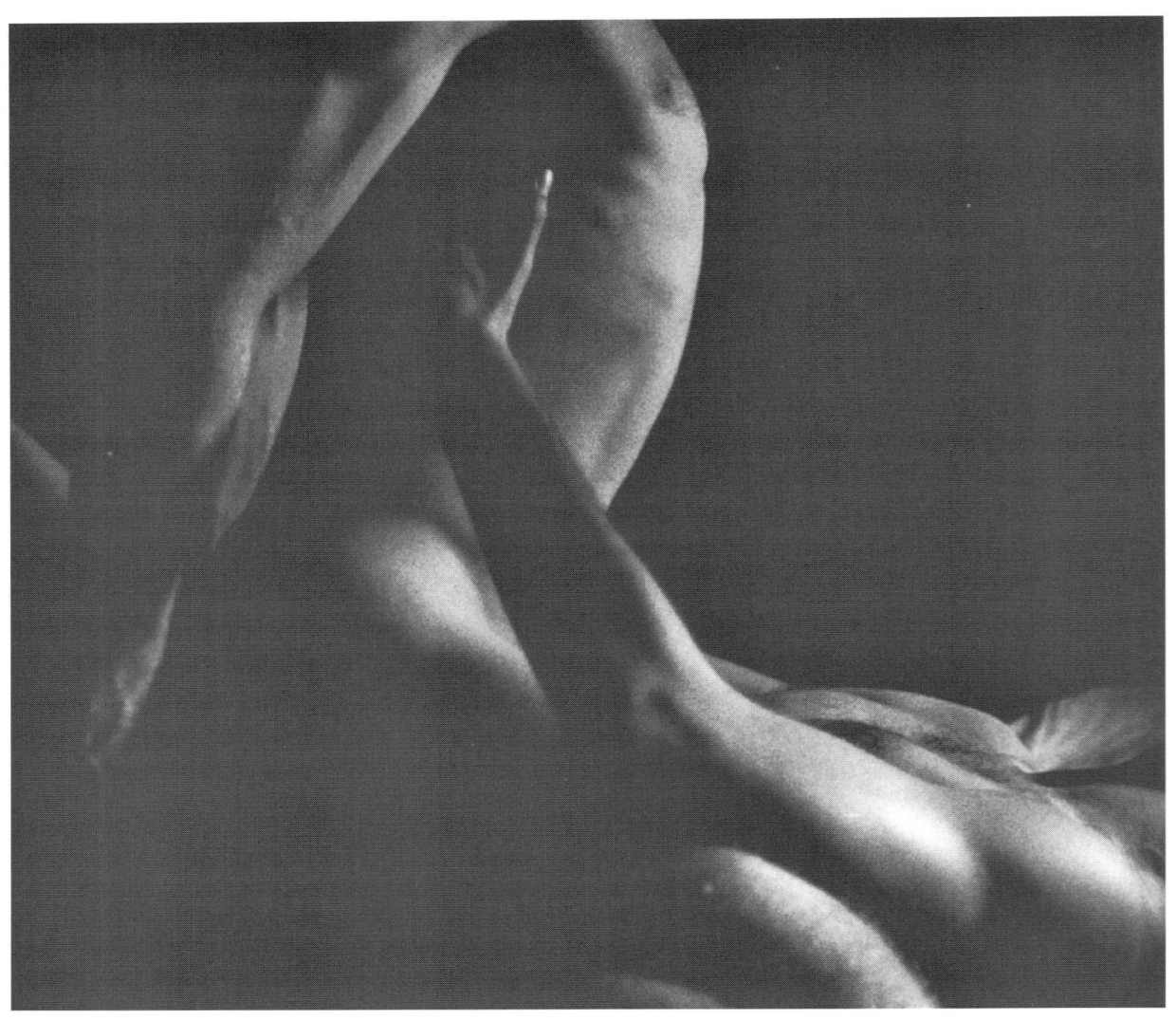

Ficken

(andere Ausdrücke: Bumsen, Vögeln, Fucking, Analverkehr)

Ficken ist ein Grundbaustein schwuler Sexualität, variantenreich und nicht allzu schwierig auszuführen. Mancher Mann bringt es als Aktiver zur Meisterschaft, während andere lieber nur passiv sind – am meisten haben wohl diejenigen davon, die beides genießen können. Ficken ist aber auch die Sexualpraktik, die am stärksten zur Verbreitung des HI-Virus beiträgt, wenn sie ohne Kondom ausgeführt wird.

Ans Ficken denkt jeder einmal, aber wer gerade in seinem Coming-out steckt, hat mitunter Probleme, es unbefangen auszuprobieren, weil er damit einen deutlichen Schritt in sein schwules Leben tut. Selbstverständlich haben auch Heterosexuelle Analverkehr, aber nur der Schwule wird als „Arschficker" diffamiert. Dieser Beleidigung sollte man selbstbewußt entgegentreten. Hat man die tabuisierte Grenze zum Arschficken überschritten, wird man neue Freuden entdecken, die sich niemand entgehen lassen sollte. Bevor ein Anfänger sich eine große Flasche Gleitmittel kauft und drauflosfickt, sollte er sich über die anatomischen Gegebenheiten klarwerden. Wer passiver Anfänger ist, liest hierzu am besten den Abschnitt über Anatomie durch, bevor er, wie viele, aufgibt und behauptet: „Bei mir geht das nicht!".

Viele haben damit Schwierigkeiten, daß beim Ficken manchmal Kot ins Spiel kommt. War man vorher auf der Toilette, ist die Ampulle ziemlich leer. Wer es mag und sich als Anfänger traut, kann sich vor dem Ficken einen kleinen Einlauf machen, dann ist die Ampulle auf jeden Fall sauber und leer.

Man unterscheidet zwischen Klistieren und Einläufen. Beide dienen der Darmreinigung. Bei einem Klistier wird mehr oder weniger die Ampulle gespült, ein Einlauf geht etwas weiter und bei einem hohen Einlauf wird der biegsame Gummischlauch bis hinter die Kohlrausch'sche Falte geführt und dadurch eine fast vollständige Spülung erreicht. Die Verletzungsgefahr ist aber bei hohen Einläufen sehr groß. Für die meisten Zwecke ist ein Klistier vollkommen ausreichend. Sollte hier ein einmaliges Spülen nicht genügen, kann man ja nachspülen, um eventuell nachgerutschten Kot zu entfernen. Das sollte einem nie peinlich sein.

Für Klistiere gibt es unterschiedliches Zubehör. In Sex-Shops und im Versandhandel kann man einen Spülstab kaufen, der aus Edelstahl besteht und ungefähr die Größe eines Wiener Würstchens hat. Am angerundeten oberen Ende hat er mehrere Löcher, am unteren Ende ein Schraubgewinde, mit dem man ihn am Schlauch der Handbrause befestigen kann. Die Wassertemperatur hat Auswirkungen auf die Gründlichkeit der Spülung: 30°C (etwas weniger als handwarm) bewirkt ein schnelles Austreiben des Kotes; 40°C (etwas mehr als handwarm) läßt mehr Kot aus höher gelegenen Darmregionen nachrutschen. Das ist zwar gründlicher, aber nicht immer notwendig.

Das wunschgemäß temperierte Wasser strömt durch die Löcher des Spülstabs heraus. Das abgerundete Ende schiebt man sich nicht zu tief in den Arsch. Ein kleines Sieb, wie man es von Wasserhähnen kennt, kann in den Anschluß eingelegt werden und verhindert, daß man sich Rost- und Kalkpartikel aus den Wasserrohren in den Hintern bläst. Ein sanftes Rinnsal genügt; starker Wasserdruck kann die äußerst dünne und empfindliche Darmschleimhaut verletzen. Dieses Risiko ist besonders groß, wenn man statt eines Spülstabes den Brauseschlauch allein verwendet. Man prüft ihn auf Ecken und Kanten und drückt ihn, wenn keine Verletzungsgefahr besteht, von außen gegen das Arschloch, ohne ihn einzuführen. Pro Spülung sollte ca. ein halber Liter Wasser aufgenommen werden; drei bis fünf Spülungen müßten genügen. Das ganze macht man am besten über der Wanne, weil es tropft und spritzt.

Egal, ob man ein Einmal-Klistier, einen Spülstab oder sonst etwas verwendet, es empfiehlt sich, etwas Gleitmittel auf den Stab oder Schlauch zu schmieren, ehe man ihn einführt. Wenn man Hämorrhoiden hat, ist in jedem Fall Vorsicht geboten.

Eine praktische Spülmethode sind Einmal-Einläufe aus der Apotheke. Sie kosten um 4 DM und enthalten destilliertes Wasser und meistens einen Zusatz wie Glyzerin. Wir empfehlen *Practo-clyss*, weil sie einen flexiblen Einführschlauch haben und deshalb bequem zu benutzen sind. Hat man sich den Inhalt des Einlaufbeutels in den Darm laufen lassen, sollte man versuchen, die Flüssigkeit eine Weile zu halten. Spätestens nach 10 Minuten wird man den Druck verspüren, sich auf der Toilette zu erleichtern. Nach einigen Schüben ist der Darm zumindest im Bereich der Ampulle sauber – frei von irgendwelchen Krankheitserregern ist man aber keineswegs.

Für alle Fälle empfiehlt es sich, mehr als einen Einmal-Einlauf parat zu haben. Manchmal muß man ein zweites Mal nachspülen, und außerdem müssen die Apotheken diese Dinger häufig erst bestellen, so daß es sich lohnt, wie ein Eichhörnchen einen kleinen Wintervorrat anzulegen.

Ein bis zwei Klistiere pro Woche sind vertretbar. Spült man öfter, kann es zu Schädigungen der Darmflora oder zu Beeinträchtigungen der Verdauungstätigkeit kommen. Werden Spülstäbe oder andere Vorrichtungen von mehreren Personen benutzt, sind sie nach jedem Gebrauch gründlich zu reinigen und zu desinfizieren.

Der Schließmuskel ist mit sehr vielen Nervenendigungen ausgestattet und deshalb hochempfindlich. Die Ampulle dagegen weist schon weniger Nerven auf und ist mit Drüsen ausgestattet, die für ein schlüpfrig-feuchtes Milieu sorgen. Dieses natürliche Gleitmittel tritt bei allen Männern in unterschiedlicher Menge auf.

Die Ampulle kann auf erstaunliche Ausmaße gedehnt werden, sowohl was ihren Umfang als auch die Länge angeht. Wird aber anfangs zu schnell hineingestoßen, kann es sein, daß die Ampulle noch nicht genügend entspannt ist und der Aktive gegen die Kohlrausch'sche Falte stößt. Das kann schmerzhaft sein, und man sollte dann eine sanftere Gangart oder sogar eine Pause einlegen, bis sich alles wieder beruhigt hat. Aber man kann selber viel zu seiner Entspannung beitragen, wenn man darauf achtet, selbst entspannt zu sein. Dazu tragen geeignete Stellungen genauso bei wie eine als angenehm empfundene Umgebung und selbstverständlich auch ein Partner, von dem man wirklich gerne gefickt werden möchte. Reichlich fettfreies Gleitmittel und der richtige Stoßwinkel (Faustregel: Immer an der Wirbelsäule lang) begünstigen ein schmerzloses und lustvolles Ficken.

Wenn also der Aktive loslegen kann und soll, zieht er (oder läßt es seinen Partner machen) ein Kondom über seinen Schwanz, schmiert nochmal das Arschloch des Passiven gründlich ein und versucht dann, seinen Schwanz durch den Schließmuskel langsam zu drücken. Ist der gut vorbereitet, wird er das Ding sicher bereitwillig schlucken.

Der Anfänger hat es schwer, das Druckgefühl, das ihm der eingeführte Schwanz vermittelt, als angenehm zu empfinden. Automatisch wird er zunächst das Bedürfnis haben, sich davon wieder zu befreien. Allmählich gewöhnt er sich daran und lernt es zu genießen. In dieser Phase spielt es eine große Rolle, daß er sich mit seinen sexuellen Wünschen auseinandersetzt. Sollte es das erste Mal sein, kann es vielleicht weh tun, aber das wird schon bald vergehen und anderen Gefühlen Platz machen. Der Aktive spürt eine unglaublich heiße, feuchte Enge, die seinen Schwanz weich und trotzdem fest umschließt und beim Rein und Raus massiert. Er wiederum stößt immer wieder sanft gegen die Prostata des anderen, was zu einem sehr intensiven Orgasmus führen kann. Der Schwanz des Gefickten kann trotz heftiger Geilheit schlapp werden. Das hat nichts zu bedeuten.

Beide Partner können sich beim Ficken je nach Stellung an den Brustwarzen bearbeiten, sich streicheln, beißen, lecken, kneifen oder küssen. Schön ist der sehr intensive, ja euphorische, Augenkontakt, der sich unter Umständen ergibt und Momente besonders starker Nähe schafft. Der Aktive kann seinen Partner auch wichsen oder es ihn selber tun lassen. Zum Abspritzen solltest du dich aus dem Körper deines Partners zurückziehen. Sollte beim Ficken dein Schwanz kurz mal schlapp werden, muß du darauf achten, daß das Kondom nicht abrutscht. Am besten hältst du es mit zwei Fingern an deiner Schwanzwurzel fest und ziehst beides zusammen raus. Zieh dir ein neues über, wenn dein Schwanz wieder steif wird.

Wer bisher zwar aktiv war, hat trotzdem häufig den Wunsch, wenigstens einmal zu erfahren, wie es sich anfühlt, gefickt zu werden – traut sich aber nicht. Anfänger wollen es auch oft lieber vorher alleine ausprobieren. In beiden Fällen kann es hilfreich sein, es erst mal in Ruhe allein zu Hause zu versuchen. Besorge dir einen sehr weichen Dildo, der in seinen Ausmaßen einem natürlichen Schwanz entspricht. Das Geld, das du dafür ausgibst, ist gut angelegt, denn wenn du's richtig machst, kannst du mit deinem neuen Spielzeug viel lernen. Dann mach es dir zu Hause gemütlich – allein. Ganz in Ruhe. Um dich zu entspannen, sollte es an nichts mangeln.

Bevor du es das erste Mal oder auch wieder einmal mit einem echten Partner versuchst, solltest du mit ihm ein paar Worte darüber sprechen, damit er sich auf dich einstellen kann und nicht wie der Minotaurus über sein Opfer herfällt

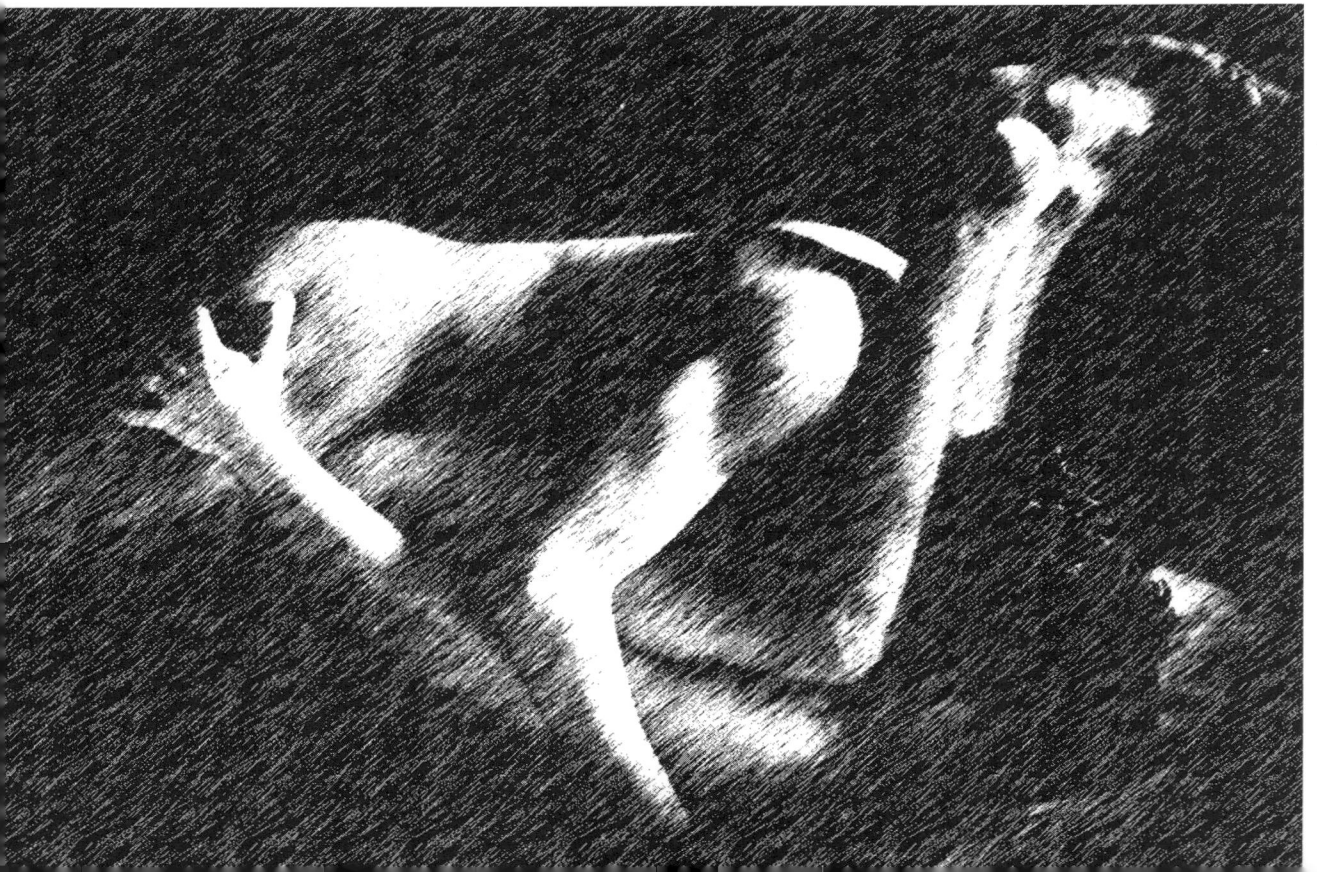

(das darf dann später kommen!). Er sollte außerdem bereit und fähig sein, über Safer-Sex nicht nur zu reden, sondern ihn auch zu praktizieren.

Wenn du es als Aktiver mit einem Partner zu tun hast, der sich bisher noch nie ficken ließ oder bei seinen seltenen Versuchen keine guten Erfahrungen machte, hast du die einmalige Chance, ihm zu neuen Freuden zu verhelfen! Deine Handlungen sollten ruhige Sicherheit ausstrahlen und Geborgenheit vermitteln. Versuche ihn durch Streicheln und Massieren, durch Blicke und vielleicht ein bißchen Dirty-Talk (wenn er das mag) zu erregen. Wende seinem Arsch deine besondere Aufmerksamkeit zu. Wenn er sich ficken lassen möchte, ist er hier für alle Zuwendungen empfänglich. Du kannst ihm den Arsch lecken oder rasieren, wenn ihr das geil findet, vielleicht sind ein paar zarte Klapse auf den Po ebenfalls hilfreich – das solltest du mit größter Sensibilität ausprobieren. Deine eigenen Wünsche nach Abspritzen oder Ficken stelle ruhig etwas zurück und gehe langsam und behutsam vor, wenn ihr schließlich zur Sache kommen wollt.

Vielleicht ist die Rückenlage mit angezogenen Beinen und einem Kissen unterm Po dem Passiven besonders angenehm, weil ihr euch dabei in die Augen schauen könnt und du alle Reaktionen besonders gut ablesen kannst. Auch eine Bauchlage, vielleicht mit angezogenen Knien, ist bequem – in einem Spiegel neben der Matratze kann der Passive sehen, was vor sich geht, und du kannst wiederum sein Gesicht sehen. Ein Kissen unter seine Hüften hebt seinen Arsch leicht an und macht ihn damit zugänglicher. Wenn dieser erste Fick nun glücklich verlaufen ist, denk auch an ein Nachspiel. Die Intensität eines analen Orgasmus ist häufig größer als die beim Abspritzen, und für deinen Partner ist das vielleicht eine neue, überwältigende Erfahrung, die er erst unter Zittern und Stöhnen verarbeiten muß.

Über diese beiden Stellungen hinaus gibt es eine ganze Zahl von Positionen, die man beim Ficken einnehmen kann. Jeder wird sicher seine Lieblingsposition finden, wenn er ein bißchen herumprobiert. Die gängigsten Stellungen seien hier kurz erläutert.

Der Passive kann sich auch auf den Schwanz des Aktiven hocken, der auf dem Rücken liegt. Dabei kann er Tempo und Tiefe des Eindringens selbst bestimmen. Allerdings erfordert diese Stellung gute Oberschenkelmuskeln und einige Körperbeherrschung.

Der Aktive kann auch gut in seinen Partner eindringen, wenn der auf allen Vieren kniet und ihm seinen Arsch entgegenreckt. Dabei kann er bequem nach vorne langen und ihn auch noch wichsen.

Beliebt ist auch das Ficken im Stehen, vor allem im Park, auf der Klappe und in der Küche. Hierzu muß der Passive seinen Arsch aber schon gut entspannen können, und er sollte einen festen Halt haben. Der Aktive fickt ihn von hinten, ebenfalls stehend.

Schwierigkeiten kann es geben, wenn die Partner unterschiedlich groß sind. Eine Variation des bekannten Themas ist das Hochstellen eines Beins (z.B. auf dem Rand der Kloschüssel). Man stützt sich mit den Händen auf den eigenen Oberschenkel ab und streckt den Arsch ordentlich nach hinten raus. Das Loch geht hierbei fast von selbst auf.

Kondome:
(andere Ausdrücke: Pariser, Präser, Fromms, Lümmeltüte, Gummi)

Egal, ob man Anfänger ist oder Routinier, Analverkehr soll niemals ohne Kondom stattfinden. Kondome schützen natürlich vor HIV und anderen Infektionen wie Tripper, Syphilis und bei HIV-Positiven vor vielen Infektionen, die bei einem Nicht-Infizierten gar nicht gefährlich wären. Eine noch ungeklärte Frage ist, ob zwei Positive Kondome benutzen sollten, um sich vor einer „Hyperinfektion" oder einem anderen Virusstamm zu schützen. Wir raten generell zum Kondomgebrauch.

Verwende nur neue Kondome. Gummis, die in der Hosentasche, Brieftasche oder im Autohandschuhfach aufbewahrt werden, können schon nach wenigen Tagen unbrauchbar sein. Benutze zum Öffnen der Verpackung keine scharfen Gegenstände, und sei vorsichtig mit langen Fingernägeln. Am besten die Verpackung an der dafür vorgesehenen Kerbe aufreißen.

Beim Überstülpen zieht man die Vorhaut zurück und wickelt das Kondom vorsichtig ab. Der aufgerollte Wulst muß dabei nach außen gerichtet sein. Manche schmieren sich den Schwanz vorher mit einigen Tropfen Gleitmittel ein. Kondome immer nur einmal verwenden. Benutzte Präser gehören in den Mülleimer, nicht ins Klo.

Wir empfehlen die Marken: **Hot Rubber** (ohne Reservoir), **HT Spezial** (mit Reservoir) und **Okeido** (mit Reservoir, einziges Kondom in Deutschland mit Übergröße).

Spezialkondome mit Noppen, Rillen und ähnlichen zauberhaften Applikationen sind für einen Anfänger ungeeignet; ähnlich ungeeignet sind auch die mit Geschmack: Sie reißen leicht, und ganz abgesehen davon – der Arsch hat zwar viele Nerven, aber keine Geschmacksnerven!

Auch wenn der Arsch nicht sehen kann, benutzen viele gerne farbige Kondome; gerade die schwarzen sind besonders beliebt. Wir empfehlen den **Black Jack** aus Schweden.

Egal, für welches Kondom man sich entscheidet, beim Gleitmittel hat man keine Wahl: Es muß fettfrei sein. Die Herstellerauszeichnung „wasserlöslich" ist leider irreführend, da fett- und ölhaltige Gleitmittel durch Emulgatoren durchaus auch wasserlöslich sind und damit für das safe Ficken mit Kondomen ungeeignet. Wer Öl und anderes Fett einsetzen möchte, sollte sich des erhöhten Risikos bewußt sein.

Wir empfehlen: **KY**, **Hot Lubricant**, **Gay Glide** und **Softglide Masculin**.

Eine Position, die viel Körperkontakt ermöglicht, ist das Ficken von der Seite. Der Passive liegt seitlich mit angewinkelten Beinen, und der Aktive schmiegt sich von hinten an und stößt kräftig zu. Ist die Unterlage hart genug, kann er den Passiven auch in der Hocke beglücken. Angenehm sind der steilere Stoßwinkel und die Tatsache, daß der Passive nicht viel Körperkraft braucht, um sich in der richtigen Position zu halten.

Anregend für beide Partner kann es sein, den Passiven dekorativ über Sessel oder Sofalehnen, über den Eßtisch oder den Rand der Badewanne (wenn ein schönes, heißes Schaumbad eingelassen ist) zu drapieren und ihn so ordentlich durchzunudeln.

Außer diesen Stellungen gibt es zahllose weitere; der Phantasie sind keine Grenzen gesetzt. Egal, welche Stellung man einnimmt, wichtig ist beim ersten Mal der behutsame Umgang mit dem passiven Partner.

Natürlich kann man nicht nur zu zweit ficken. Wer ein durchtrainiertes Loch hat, kann sich bei einem Dreier auf ein „Sandwich" einlassen. Liegender- oder sitzenderweise läßt er sich von hinten den Schwanz reinschieben und dann, wenn der erste wieder auf dem Weg nach draußen ist, von vorne den Schwanz des zweiten Partners. Eine gewisse Koordination der Bewegungen ist nötig, um ein unbeabsichtigtes Rausrutschen der Schwänze zu vermeiden. Sind die beiden „Brötchenhälften" prall, knusprig und gut geschmiert, fühlt sich die kleine Schinkenscheibe gut aufgehoben.

Auch zu viert, zu fünft usw. macht das Spaß. Gruppensex ist bei jeder Sexpraktik möglich, egal, ob man gemeinsam wichsen, ficken oder Pißspiele machen will.

Und was tun, wenn es doch mal schiefgeht? Selbst bei der Verwendung von geeigneten Kondomen und dem richtigen Gleitmittel kann es passieren, daß doch einmal ein Kondom platzt. Selbst wenn sich jetzt Sperma im Darm befinden sollte, ist es besser, keine Spülung vorzunehmen, weil dadurch der empfind-

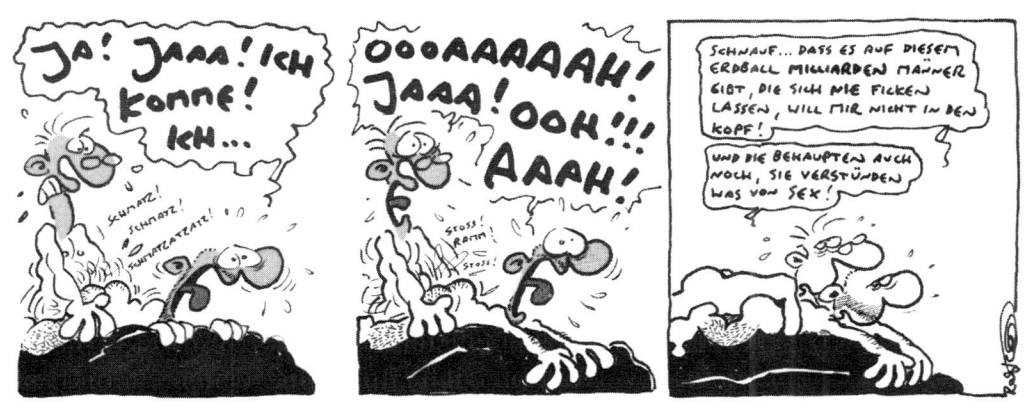

lichen Darmschleimhaut kleine Wunden zugefügt werden können, die das Infektionsrisiko natürlich extrem vergrößern würden. Die eventuell infektiöse Substanz würde außerdem durch die Gedärme gewirbelt. Man kann versuchen, ein abgerutschtes Kondom vorsichtig zu entfernen. Wenn das nicht gelingt, ist es besser abzuwarten, bis es auf natürlichem Wege von selber erscheint. Es ist unwahrscheinlich, daß es sich noch umstülpt und entleert.

Wie man's macht:

- Ficke niemals ohne geeignete Kondome.
- Benutze nur fettfreies Gleitmittel; Vorsicht: Wasserlösliches Gleitmittel ist nicht unbedingt fettfrei (Siehe Gleitmitteltabelle im Anhang).
- Spritze auch mit Kondom möglichst nicht im Körper des anderen ab.
- Benutze Kondome nur einmal; nimm für jeden neuen Partner ein frisches.
- Blut und Sperma dürfen nicht in den Körper des Partners gelangen; eine Infektion ist über winzige Wunden, wie sie beim Ficken z.B. im Bereich der Analschleimhaut leicht auftreten, immer möglich. Die Augen sowie kleine Wunden am Nagelbett oder am Mund sind ebenfalls gefährdet.

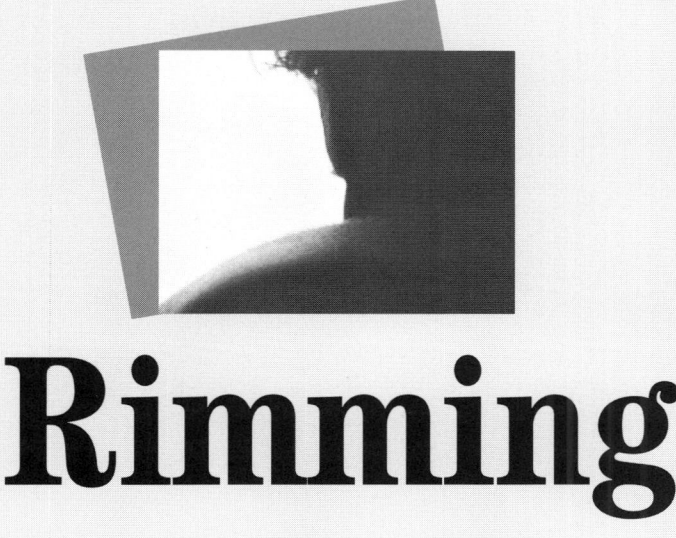

Rimming

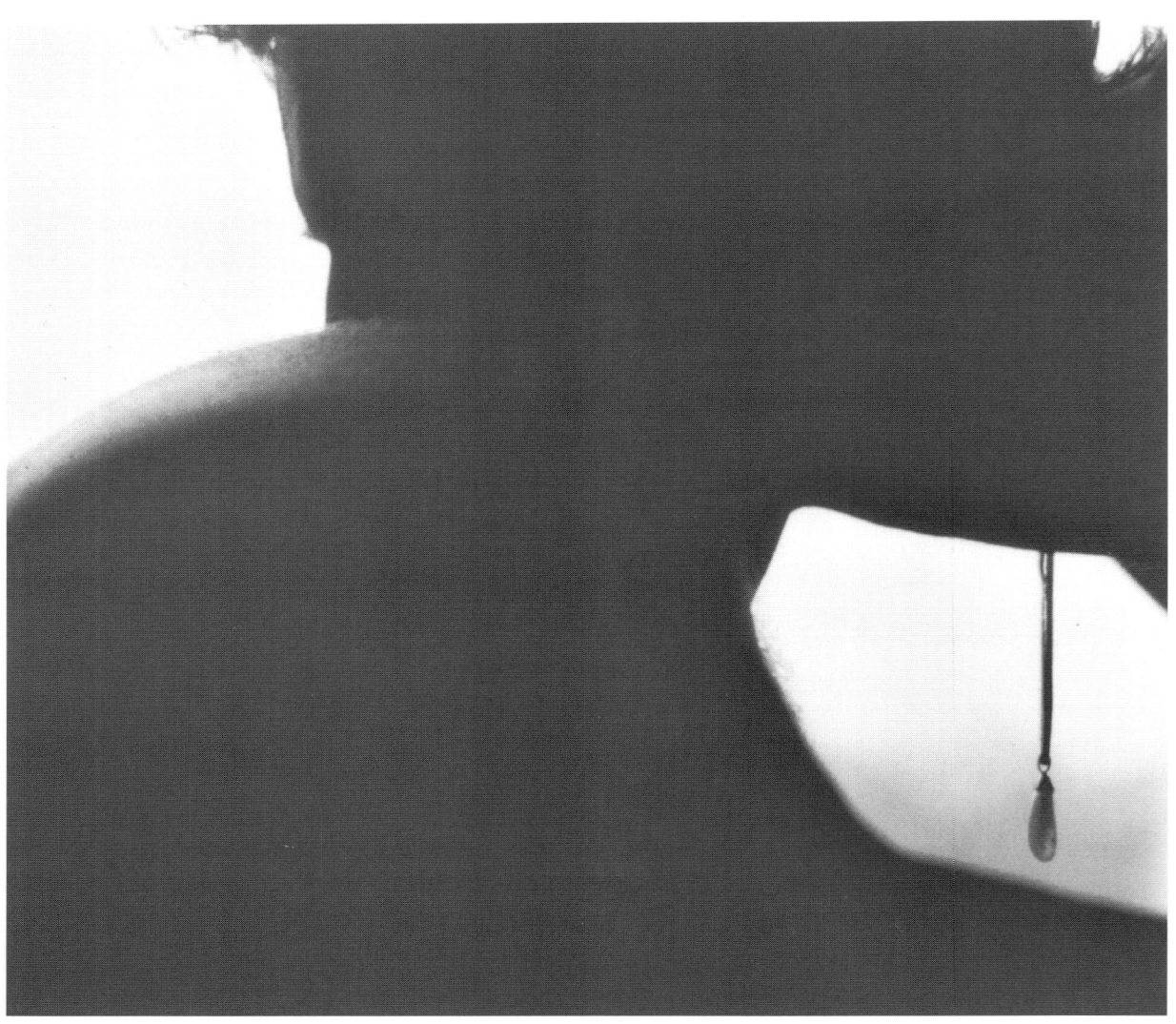

Rimming

(andere Ausdrücke: Arschlecken, Anilingus)

Unter Schwulen wird dem Arsch als erogener Zone eine besondere Aufmerksamkeit entgegengebracht. Deshalb ist es nicht weiter verwunderlich, daß viele das Arschlecken praktizieren. Bei fast jedem sexuellen Kontakt wird der Arsch gestreichelt, vielleicht geklapst und gezwickt. Und geküßt. Was liegt dann näher, als die Arschbacken großzügig und zärtlich mit der Zunge zu streicheln und zu beißen? Da kann das Arschloch natürlich nicht ausgespart werden. Wer damit noch nicht so vertraut ist, kann anfangs den Schließmuskel mit einem Finger und viel Spucke umkreisen und die Arschbacken auseinanderziehen. Wenn sich der Passive langsam entspannt, spürt der Aktive, wie sich der äußere Muskelring lockert. Der direkt dahinter liegende zweite Ring kann vielleicht noch geschlossen sein. Ist der Passive bereit, sich noch mehr hinzugeben, wird der Aktive versuchen, die ganze Furche des Arsches bis über den Damm zu den Eiern hin mit langsamen Zungenstrichen zu durchlecken. Er fühlt dann, wie sensibel und weich die Haut am Loch ist, wie bereitwillig sich der Arsch der Wärme des Mundes öffnet. Auch Anpusten der feuchten Haut ruft durch die Kühle angenehme Gefühle hervor. Ein Drei-Tage-Bart oder ein Schnäuzer kann durchaus angenehm prickeln oder kitzeln, wenn man es nicht zu doll treibt und die Haut wund reibt.

Der Tip für gänzlich Unbeleckte: Beide Partner fühlen sich sicherer, wenn sie ein gemeinsames Bad nehmen und sich eigenhändig unter Einsatz von viel Seifenschaum von der Sauberkeit des anderen überzeugen. Wer ganz sicher gehen möchte, kann sich vorher einen kleinen Einlauf machen.

Auch Anfänger verlieren unter dem Ansturm sinnlicher Gefühle bald ihre Hemmungen, und starke Gefühle der Verschmelzung steigen bei beiden auf; der Aktive wird seine anfängliche Zurückhaltung ablegen und mit Lippen und Zunge den ganzen Arsch seines Partners liebkosen. Jetzt kann er versuchen, mit der Zunge ganz in das Loch einzudringen und so den Widerstand des inneren Muskelringes zu überlisten. Durch starkes Ansaugen kann er den Muskel noch wei-

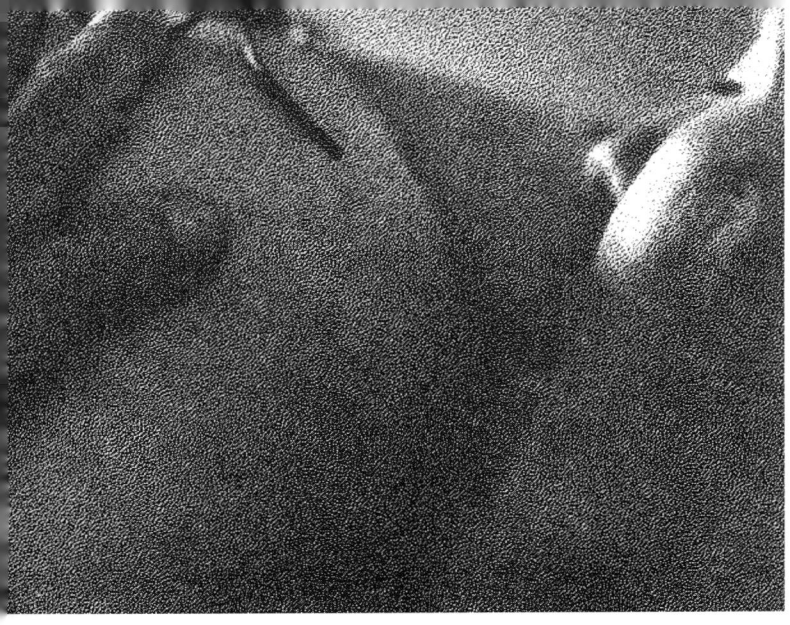

ter lockern und ihn bei gut durchtrainierten Löchern mehrere Zentimeter nach außen stülpen. Hier ist äußerste Vorsicht mit den Zähnen geboten, um die zarte Schleimhaut nicht zu verletzen.

Für viele sind gerade die Gerüche dieser Körperregion anregend – auch wenn man sich frisch gewaschen dem Partner präsentiert, riechen Schwanz, Eier und Arsch immer etwas anders, etwas animalischer als z.B. die Schultern.

Die Empfindungen am Arsch werden intensiver wahrgenommen, wenn er rasiert ist. Es empfiehlt sich, die Rasur möglichst am Tag vorher vorzunehmen, weil dabei meist winzige Verletzungen entstehen, die ein gewisses Infektionsrisiko schaffen. Hier ist eine Enthaarungscreme statt einer Rasur sinnvoll.

Jede Stellung, bei der beide Partner ordentlich zulangen können, ist geeignet – besonders die abgewandelte 69er Position, bei der man sich gegenseitig bearbeiten kann. Rimming ist nicht nur als Vorspiel zum Ficken sehr beliebt, sondern leitet auch nahtlos in andere Praktiken über. Die entspannte Rosette kann gut ein paar Klapse vertragen. Butt-Plugs und Dildos werden jetzt gerne angenommen!

Ein Spekulum, auch Entenschnabel genannt, ist ein ärztliches Untersuchungsinstrument, das zum Öffnen und Offenhalten des Schließmuskels und des Darmstückes dahinter dient. Ein Arzt kann damit den Arsch so öffnen, daß er hineinsehen und ggf. bestimmte Behandlungen durchführen kann. Das Spekulum ist ca. 15 bis 20 cm lang, vorne schmal zulaufend und nach hinten breiter werdend; der Querschnitt ist rund; es ist hohl und kann der Länge nach aufgeklappt werden. Sowohl der Öffnungswinkel als auch die Öffnungsgröße können fixiert werden. Einzig die Spekula aus chirurgischem Stahl sind stabil genug, um den Kräften des Schließmuskels und des Darms genügend Widerstand entgegenzubringen. Die Handhabung eines Spekulums, besonders das Zurückziehen, erfordert einige Erfahrung, um nicht die Darmschleimhaut einzuklemmen. Billige Plastikspekula sind weder stabil genug, noch lassen sie sich wirklich hygienisch reinigen und desinfizieren. Außerdem bieten sie nicht das authentische Gefühl von kühlem Metall, das sich langsam in den Arsch schiebt, ihn dehnt und den Blicken des Partners ausliefert.

In den USA sind beim Rimming zum Schutz vor möglichen Ansteckungen *dental dams* (Zahnschützer) in Gebrauch. Dabei handelt es sich um viereckige Latex- oder Gummistücke, die über das Arschloch gehalten werden. Durch diese schützende dünne Gummihaut hindurch wird dann wie gewohnt geleckt, allerdings kann man natürlich nicht so intensiv eindringen. Bei uns sind diese Latexstückchen in Geschäften für medizinischen oder Dentalbedarf erhältlich. Ihr Gebrauch ist bei uns bisher relativ wenig verbreitet, aber warum soll sich das nicht ändern?

In puncto HIV gilt Rimming mittlerweile als risikoarm. Leider kann man sich aber mit anderen Krankheitserregern und mit Parasiten anstecken. Wem Rimming zu riskant ist und wer sich mit *dental dams* nicht anfreunden kann, der weicht vielleicht auf die Achselhöhlen aus. Sie sind ähnlich sensibel und bereiten dem Schleckermäulchen ebenfalls einen salzig-kerligen Genuß.

Wie man's macht:

* Rimming gilt als safe; allerdings kannst du dich mit Parasiten oder Krankheiten wie Hepatitis infizieren.
* Besondere Vorsicht ist für Immungeschwächte mit weniger als 200 Helferzellen/mcl geboten, weil bei ihnen Infektionen insbesondere mit Salmonellen, Shigellen oder Kryptosporidien zu hoch fieberhaften Darmentzündungen mit Ausstreuungen der Erreger in die Blutbahn (Sepsis) führen können.
* Auch Zahnschützer beugen nicht unbedingt einer Schmierinfektion vor.

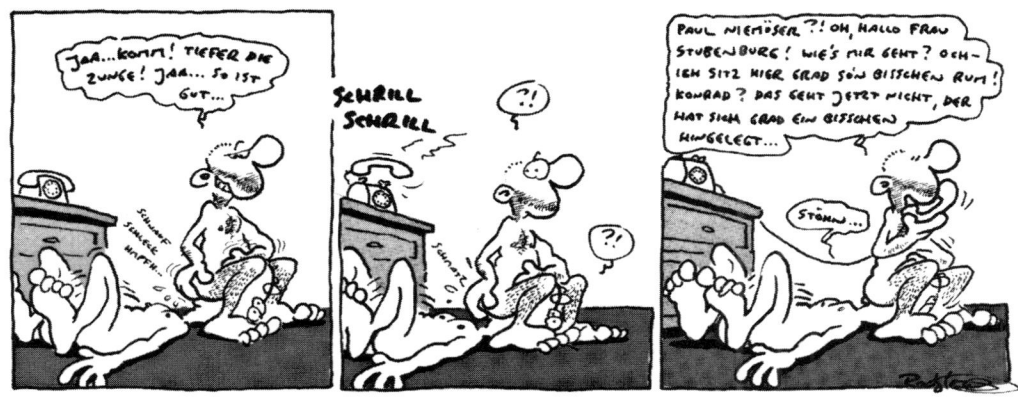

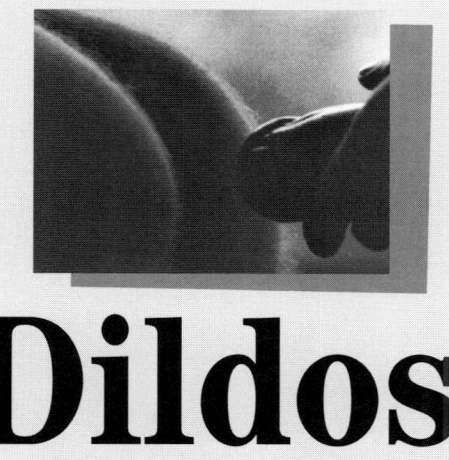

Dildos

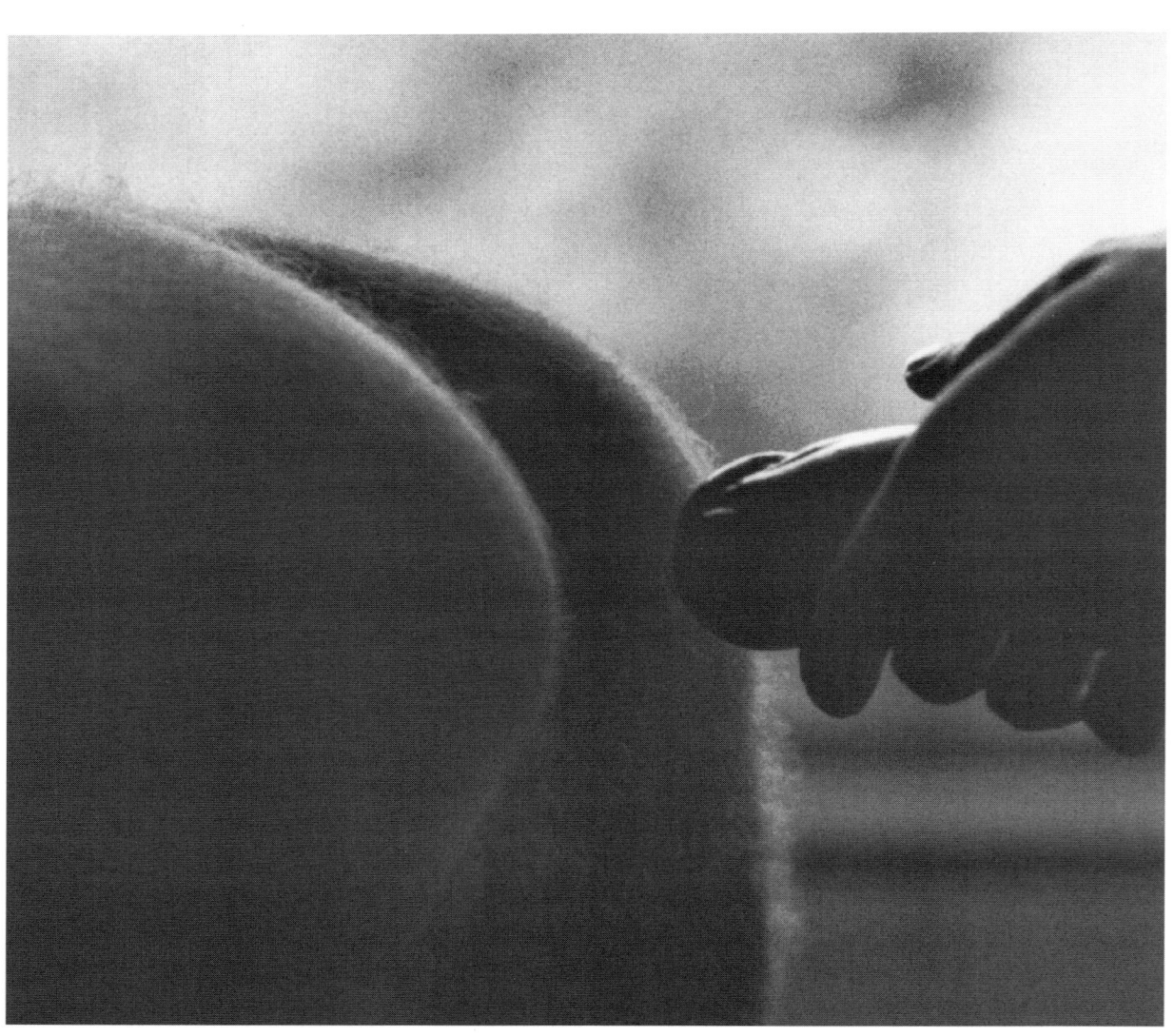

Dildos

(andere Ausdrücke: Kunstglied, Gummischwanz)

Kein zweites erotisches Hilfsmittel blickt auf eine so lange Geschichte zurück wie der Dildo. Dennoch führte er in der Neuzeit bis vor kurzem bei uns unberechtigterweise ein Schattendasein; es war beim Dildo zunächst einmal die Angst vor Aids, die ihn als Partnerersatz popularisierte. Doch Liebhaber in aller Welt sehen im Dildo mehr als nur einen Ersatz.

Besonders die Bemühungen um neue vielfältige und befriedigende Formen von Safer-Sex haben dazu geführt, daß in den Sex-Shops Dildos wie warme Würstchen über den Ladentisch gehen. Doch wegen dieser Renaissance steht vor allem der Anfänger dem Dildo oft etwas hilflos gegenüber. So viele Formen, so viele Möglichkeiten. Dildos sollten möglichst nur reine Materialkörper sein. Alle technischen Zusätze, wie elektrische Vibratoren, pneumatische Pumpen oder Spritzvorrichtungen sind nicht nur extrem verschleißanfällig, sondern schränken auch den eigentlichen Gebrauch erheblich ein. Stabilisierungdrähte und Kurbelwellen im Inneren können sogar lebensgefährliche Verletzungen hervorrufen!

Der Tip

Der Tip für allzu Gierige: Als Anfänger kauft man sich am besten einen einfachen Dildo, der dem natürlichen Glied zumindest äußerlich sehr ähnlich ist. Leider begeht man oft den grundlegenden Fehler, den Dildo mehr als nur eine Nummer zu groß zu wählen. Er sollte zwar immer eine Herausforderung, ja ein kleines Abenteuer, sein, also etwas größer, etwas länger als gewohnt – aber wer mit Bergsteigen anfängt, beginnt auch nicht mit der Eiger-Nordwand.

Allein mit dem Vorsatz, möglichst unauffällig und schnell einen Dildo zu erwerben, irgendeinen Sex-Shop zu betreten und mit hochrotem Kopf wahllos den erstbesten Kunstschwanz zu kaufen, kann nur zu Enttäuschungen führen. Man sollte beim Kauf überlegen, wo das Ding eigentlich bleiben soll. Im Zweifelsfall hält man sich den Dildo einmal kurz vor den Unterleib. Sollte er bis ans Brustbein reichen, überschätze man sich nicht: Den größten Teil dieses Kunstschwanzes wird man wahrscheinlich nie kennenlernen. Schade ums Geld, denn Dildos sind nicht gerade billig. Normale Größen kosten um 90 DM, größere Exemplare um 120 DM und die größten Doppeldildos ab 170 DM.

Dildos haben meist eine der Eichel ähnliche Spitze. Modelle mit Vorhaut sind zumindest in Europa fast völlig vom Markt verschwunden. Sie waren nicht nur ausgesprochen albern, sondern auch besonders anfällig für Materialermüdung, was – wir werden noch häufiger darauf hinweisen – zu Verletzungen führen kann.

Das andere Ende eines Dildos kann sehr unterschiedlich aussehen. Egal, ob es sich dabei um einen Griff, einen Standfuß oder eine mehr oder weniger naturalistische Nachbildung eines Hodensacks handelt, sollte ein Dildo hier besonders sicher und gut in der Hand liegen und nicht wie eine abgeschnittene Fleischwurst aussehen, denn diese lieblos gestaltete Meterware rutscht schnell aus der Hand und verschwindet unter Umständen spurlos im Arsch und ist manchmal nicht ohne Zuhilfenahme eines Arztes hervorzuholen. Die attraktiven Doppeldildos werden zwar am anderen Ende nicht dicker, können aber durch ihre Länge ohnehin kaum aus Versehen ganz in jemandem verschwinden.

Sollte ein Dildo die erwünschte Form und Größe aufweisen, muß er auf seine Qualität geprüft werden. Man bittet den Verkäufer bei verpackter Ware, solche Geschenkpackungen zu öffnen, oder fragt nach einem Ansichtsexemplar. Der er-

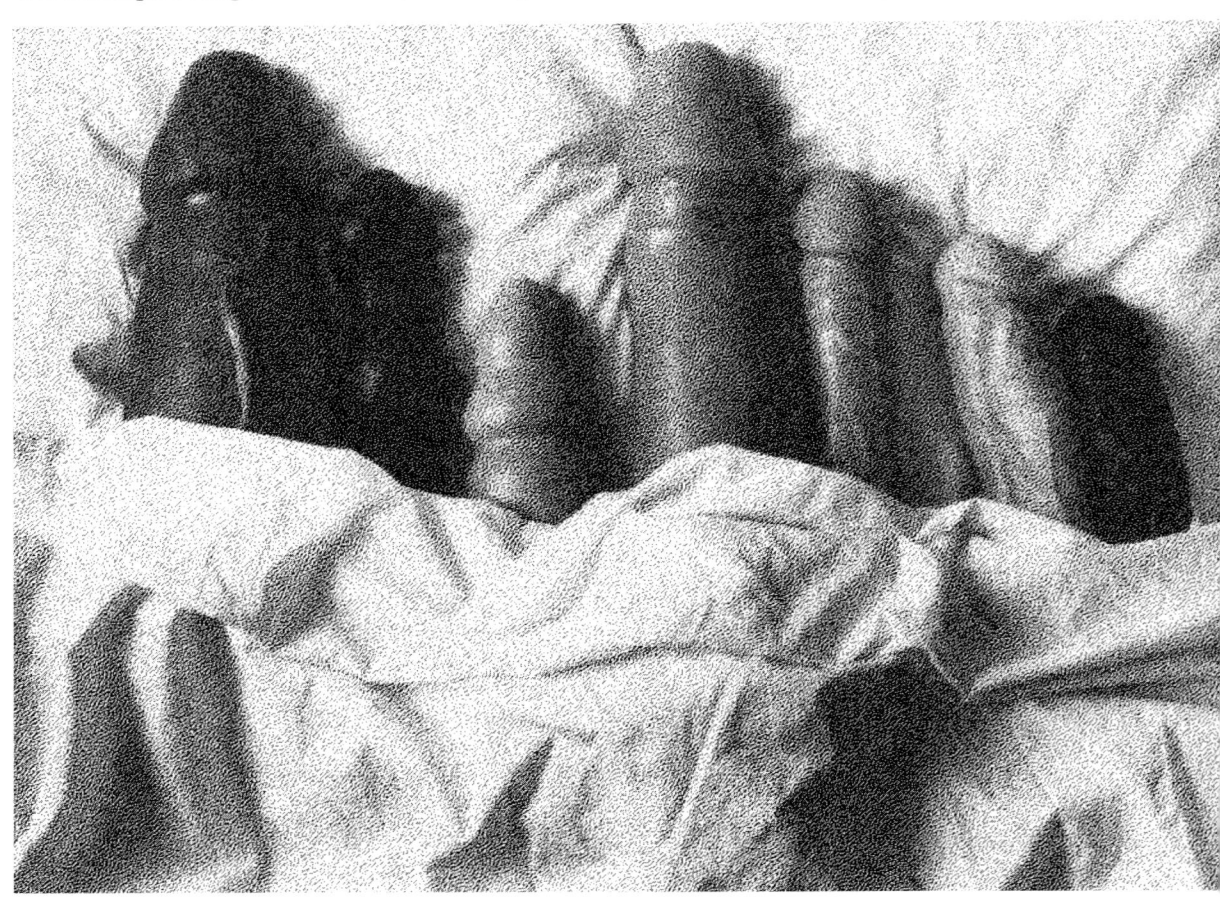

fahrene, ja souveräne, Benutzer prüft die Qualität mit leichtem Fingerdruck: Die Ware soll beim Drücken leicht nachgeben. Das ist ein Zeichen dafür, daß der Dildo elastisch ist, d.h. aus vulkanisiertem Latex, Naturgummi oder ähnlichen Kunststoffen hergestellt.

Ware, die auf Fingerdruck nicht nachgibt, besteht häufig aus Plastik, was unter Umständen erhebliche Verletzungen hervorrufen kann. Wo auf sehr kräftigen Fingerdruck hin eine Delle entsteht, die nicht wieder zurückgeht, ist der Dildo aus Styropor geschäumt und nur mit einer dünnen gummiartigen Schicht bedeckt. Gerade diese Art ist in den letzten Jahren immer häufiger im Handel zu finden; ihr äußerst geringer Preis sollte nicht davon ablenken, daß es sich hier um sehr bedingt einsatzfähige Ware handelt. Sie ist zu leicht, zu fest und verschleißt schnell, da sich die beiden Kunststoffe durch Wärmeeinfluß und Unterwanderung von Ölen und Fetten trennen.

Ein Dildo, der sich bei Fingerdruck äußerst elastisch zeigt, ist im Handel leider selten zu finden. Diese extrem beweglichen, superweichen Kunstschwänze sind das Nonplusultra, wenn man seine Kenntnisse im Bereich der Analerotik erheblich vertiefen will. Hier darf es auch mal ein Viertelpfund mehr sein.

Dildos sind nur selten aus reinem Latex, sondern aus Weichplastik (PVC) oder Polyäthylen, einem anorganischen Material. Sie werden in Spritzgußtechnik hergestellt und während der Arbeitsvorgänge aufgeschäumt, bzw. es werden dem Material Weichmacher zugefügt. Obwohl das Material relativ dicht ist (Latex hat wesentlich größere Poren), setzen sich Hautpartikel, Öle und Fette in der Oberfläche fest, reagieren dort und bewirken, daß auch das Leben eines Dildos irgendwann zu Ende ist.

Dildos sind meistens in Folie eingepackt und sehr schön glänzend. Doch nach dem Auspacken und kurzem Gebrauch verschwindet der durch Einölen erzielte Glanz, was allerdings kein Zeichen von Qualitätsverlust darstellt. Bei reinem Naturgummi ist unbedingt zu beachten, daß sie nicht geknickt werden; das ansonsten sehr angenehme Material ist ausgesprochen bruchanfällig. Bei jedem Dildo mit Rissen besteht Verletzungsgefahr – jetzt kann er höchstens noch als Briefbeschwerer oder Türstopper verwendet werden.

Wenn man seine Wahl getroffen hat, antwortet man dem Verkäufer auf seine Frage: „Soll ich ihn einpacken?" bitte nicht mit „Ja, aber machen Sie den Preis ab, es soll ein Geschenk sein." Das ist altmodisch, und es glaubt einem sowieso keiner. Verblüffe den Verkäufer lieber mit „Nein, lassen Sie ihn unverpackt, ich benutze ihn gleich hier."

In letzter Zeit drängen äußerst realistisch aussehende Dildos aus den USA auf den europäischen Markt – nicht nur die naturgetreue Nachbildung von Pornostar Jeff Strykers Prachtstück, sondern auch „Kong", der Abguß eines nicht weiter namentlich genannten Amerikaners. Der scheint auch noch einen größeren Bruder zu haben, denn mittlerweile gibt es ein dickeres und längeres Exemplar namens Kris Lord. Sie sind in fast jedem Sex-Shop erhältlich. Diese Dildos sind in verschiedenen Schichten aufgebaut, die sozusagen die menschliche Anatomie nachahmen. Das äußere Material sieht menschlicher Haut nicht nur sehr ähnlich, es fühlt sich auch so an. Diese realistischen Nachbildungen haben viele Liebhaber gefunden, aber manch einer empfindet gerade diese frappierende Ähnlichkeit als gruselig.

Kommt solch ein kleiner Freund in die Jahre, trennen sich leider die verschiedenen Schichten seines Innenlebens, und er muß den Weg alles Irdischen gehen. Das Jeff-Stryker-Modell hat übrigens noch einen weiteren Schwachpunkt: Der Hersteller bringt ihn mit beweglichen Hoden auf den Markt; doch wird der Sack einmal zu fest gedrückt – squitsch! – platzen die Plastikhoden heraus. Ein greulicher Anblick und natürlich irreparabel. Jeff scheint nicht gerade viel zu vertragen.

Für neue Erfahrungen eignet sich auch ein Dildo, der in seiner Form überhaupt nicht mehr an einen Schwanz erinnert, sondern eher an ein barockes, gedrechseltes Tischbein. Solch ein Dildo sieht aus, als sei er aus großen, hintereinander aufgereihten Kugeln zusammengesetzt. Das abwechselnde Dehnen und Entspannen des Schließmuskels wird als extrem geil empfunden.

Interessant und sehr abwechslungsreich sind auch aufblasbare Dildos, die aber leider – wie schon erwähnt – sehr verschleißanfällig sind. Von normaler Größe lassen sie sich durch einen kleinen Gummiballon zu erstaunlichen Maßen aufpumpen und später durch ein Ventil wieder zurückschrumpfen. Aufgepumpt sind sie noch elastischer als die weichsten Gummidildos. Sie sind sehr gut für Anfänger geeignet, müssen aber sorgsam gepflegt werden. Damit sie nicht platzen (was schlimme Folgen haben könnte), darf man sie niemals zu dick aufpumpen. Es ist sinnvoll, vor der ersten Benutzung auszuprobieren, mit wieviel Pumpbewegungen die erwünschte Größe erreicht wird, da man beim eingeführten Dildo ja nicht mehr sehen kann, wie dick er ist. Um Materialermüdung und Angriffe durch Öle und Fette zu vermeiden, sollte man ihnen immer ein Kondom überziehen.

Butt-Plugs, auch Po-Stöpsel genannt, sind eigentlich keine Dildos. Es gibt sie in wirklich allen Größen; sie erinnern in ihrer Form an Eier oder Tannenbäume. Am unteren Ende verjüngen sie sich zunächst und enden dann in einem breiten Standfuß. Man schiebt den Plug bis zum Anschlag in den Arsch, wo er an der schmalsten Stelle stoppt. Selbsttätig kann er nicht heraus- oder weiter hineinrutschen, kann aber mit der Hand rein und raus bewegt werden. Manche lieben es, ihren Stöpsel über längere Zeit zu tragen, nicht nur beim Sex, sondern auch am Arbeitsplatz oder beim Einkaufen. Fans von Klistierspielen setzen Plugs gerne als eine Art Korken ein.

Wer als Aktiver einen Partner zum Sex mit Dildos bewegen will und nicht auf Bereitwilligkeit trifft, sollte nicht darauf bestehen, da ein Insistieren auf eine bestimmte Sexualpraktik immer überaus verkrampfend ist und meist ein Ende des Abenteuers bedeutet. Man kann einen Partner aber sehr gut erregen, indem man zunächst einmal mit dem Dildo dessen Körper reibt. Anfängliche Skepsis weicht schnell einer Aufnahmebereitschaft.

Wer als passiver Partner Dildosex ausgeführt haben möchte, kann auf größere Schwierigkeiten stoßen. Für viele Aktive ist Dildosex etwas Fremdes und Überflüssiges. Es ist oftmals nötig, sie davon zu überzeugen, daß ein Dildo kein Ersatz, sondern eben etwas ganz anderes ist. Bei Partnern, die im Sex nicht nur eine schnelle Lustbefriedigung sehen, sondern auch einen psychischen und körperlichen Grenzgang, hat man selten Schwierigkeiten.

Völlig beliebig ist die Wahl der Körperhaltung. Selbst die Lage auf dem Rücken ist möglich. Ein Kissen oder die Knie des davorhockenden aktiven Partners unter dem Po des Passiven machen diese Stellung fast zum Ideal. Noch entspannter ist der Körper in einer Hockstellung, die auch die beste Position ist, wenn man sich ganz allein an einem Dildo gütlich tun will. Da der Schließmuskel auf schnelle Bewegungen und Veränderungen mit Verkrampfung reagiert, sollte man ihn einfühlsam einschmieren und mit den Fingern dehnen, bevor der Dildo verwendet wird.

Obwohl eine bewußte Temperaturwahrnehmung nur am Schließmuskel stattfindet und die Ampulle, die Kohlrausch'sche Falte und der Aufsteigende Dickdarm keine Gefühle für heiß und kalt „absenden", reagieren sie doch auf Temperaturunterschiede. Um eine körperliche Schädigung auszuschließen, muß (wie auch bei Einläufen) gelten: nicht zu kalt und nicht zu heiß. Reagiert der menschliche Körper innerlich doch auf Kälte mit Zusammenziehen, ja Verkrampfung, löst und entspannt er sich andererseits durch Wärme. Ein kalter Dildo wird eher als Fremdkörper empfunden – manch einer weiß in bestimmten Situationen dieses Gefühl einer Manipulation durch etwas Fremdes durchaus zu schätzen. Liebhaber von warmen Dildos dagegen ergötzen sich nicht selten an der geradezu animalischen Wärme des guten Stücks.

Um einen oder auch mehrere Dildos zu erwärmen, bieten sich verschiedene Methoden an. Will man einen Dildo im Wasserbad erwärmen, legt man ihn nackt wie Gott ihn schuf in eine größere Menge warmen bis sehr heißen Wassers, so daß er ganz bedeckt ist. Dies kann im Handwaschbecken oder in der Dusch- oder Badewanne stattfinden. Bei kleineren Dildos genügt manchmal schon ein Topf mit heißem Wasser. Wichtig: Nicht kochen! Je nach Größe dauert das Erwärmen 60 bis 90 Minuten. Die besonders dicken Exemplare für Experten werden im Kern allerdings nie und nimmer warm.

Man kann einen Dildo auch in der Backröhre eines auf maximal 100°C eingestellten Elektroherdes erwärmen. Vom leider im unteren Temperaturbereich et-

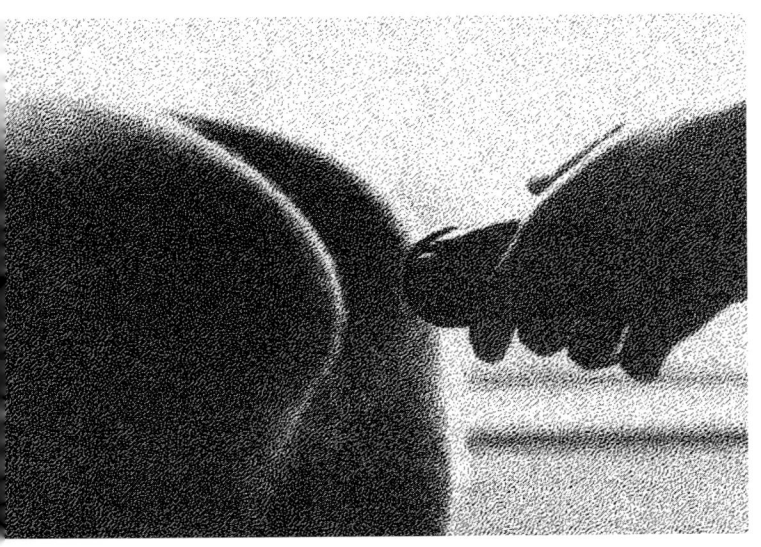

was unsensiblen Gasherd können wir auch wegen der offenen Flamme nur abraten. Das Backblech oder der Rost wird in die Mitte des Backofens geschoben. Es ist absolut notwendig, den Dildo durch ein trockenes Handtuch zu schützen; die Berührung mit den Wänden der Backröhre ist zu vermeiden. Backzeit: 30 bis 45 Minuten. Problematisch bei dieser Methode ist, daß sich nach Gummi riechende Ablagerungen im Ofen bald festsetzen, was beim harmlosen Kuchenbacken als störend empfunden werden kann.

Die Mikrowelle ist für die Erwärmung von Dildos völlig ungeeignet, ja lebensgefährlich. Mikrowellen bringen Wassermoleküle zum Schwingen und erhitzen so die im Mikrowellenherd befindliche Speise. Dildos werden aber im Inneren so heiß, daß die Gummimasse den Schmelzpunkt überschreiten kann. Die trügerisch warme Außenschicht kann bei Gebrauch platzen wie ein Würstchen – die hervorquellende, kochendheiße Masse würde zu fatalen Verletzungen im Analbereich führen.

Wer technischen Fortschritt dennoch nutzen will, kann seine Dildos aber wunderbar in einer zusammengeklappten Heizdecke erwärmen, die praktischerweise gleich neben dem Bett liegen kann. Eine Heizdecke bietet den Vorteil, Dildos problemlos warmzuhalten; trotzdem sollte man sie nicht unbeobachtet lassen.

Ob roh oder zubereitet genossen, stellt sich die Gretchenfrage: „Wie hältst du's mit der Gleitcreme?" Anders als beim normalen Analverkehr, wo keine öl- und fetthaltigen Gleitmittel benutzt werden dürfen, wenn man Safer-Sex betreiben will, stellt die Verwendung von *Crisco* oder *Vaseline* beim Dildosex kein Problem dar. Wenn man fettfreie Gleitmittel wie *KY* oder *Hot Rubber Lubricant* nimmt, kann man jederzeit auch normalen Analverkehr mit Kondom haben. Wenn mit Dildos lieber Öle oder Fette benutzt werden, was meist der Fall ist, kann hinterher auch mit Kondom nicht mehr gefickt werden. Lediglich vorher kann man mit Kondom und fettfreiem Gleitmittel bumsen. Ein zwischenzeitliches inneres und äußeres Entfetten ist nur oberflächlich möglich und damit Unsinn.

Extremer Dildosex ist, wie Faustficken, eine Praktik, die höchstes Vertrauen in den aktiven Partner voraussetzt. Als besonders befriedigend empfinden es viele, wenn es langsam zelebriert wird und eine allmähliche Steigerung erfahren werden kann. Man muß den passiven Partner erforschen. Der eine hat Schwierigkeiten, etwas weiter als bis zur Kohlrausch'schen Falte aufzunehmen, da diese nicht willentlich zu beeinflussen ist. Der andere hat Schwierigkeiten, seinen Schließmuskel über ein gewisses Maß hinaus zu entspannen.

Ist diese erste Hürde genommen, sollte der mit Gleitmittel eingeschmierte Dildo jetzt leicht hin und her bewegt werden. Ab und zu sollte er einmal gedreht werden oder einen anderen Winkel annehmen. Solange ein Dildo nur in der Ampulle steckt, ist so gut wie jedes Tempo in jeder erwünschten Heftigkeit auszuführen. Nach kurzer Zeit ist der Schließmuskel daran gewöhnt. Jetzt kann man sich auch dafür entscheiden, einen dickeren Dildo zu benutzen oder bei gleicher Dicke tiefer zu gelangen. Darauf muß der Engpaß an der Kohlrausch'schen Falte langsam vorbereitet werden. In den meisten Fällen ist ein längeres, mitunter jahrelanges Training nötig, bis sie wirklich überwunden werden kann. Dahinter nimmt der Darm eine stark gekrümmte Form an; ein weicher, elastischer Dildo ist in der Lage, sich dem Darm anzupassen – und nicht umgekehrt.

Entspannt sich der Passive völlig und schnappt gierig nach dem Dildo, kann es passieren, daß ein Dildo ganz in seinem Arsch verschwindet. Bei einem kleineren Dildo ist das relativ harmlos. In diesem Fall ist es wichtig, daß der passive Partner die Ruhe bewahrt, seine Stellung nicht verändert und der aktive Partner beruhigend auf ihn einwirkt. Die Darmaktivität befördert den Dildo dann meist nach kurzer Zeit wieder hervor. Wenn der Dildo nicht wieder das Licht der Welt erblicken sollte, wenn es weh tut oder u.U. auch blutet, kann eine gefährliche Verletzung vorliegen. In diesem Fall ist sofort ein Arzt oder ein Krankenhaus mit chirurgischer Abteilung aufzusuchen. Hat man aus Versehen einen Dildo mit Vibrator „verschluckt", empfiehlt es sich, gleich zum Arzt zu gehen, weil der Dildo sich durch die Vibration voran arbeiten kann.

Als Vibratoren werden Dildos mit batteriebetriebenem Innenleben bezeichnet. Hier kann man zwei Gruppen unterscheiden: Die etwas kleineren, starren Vibratoren, die als Massagestäbe angeboten werden, und größere, weichere Exemplare, die mit einem kleinen Motor ausgestattet sind, der sie in kreisende, schlängelnde oder stoßende Bewegungen versetzt. Besonders diese letzte Sorte kann gefährlich sein, weil die weiche Außenhülle nicht genug Schutz vor der Mechanik des Innenlebens bietet. Solche Konstruktionen sind oft bis zu regelrechten Fickmaschinen ausgebaut. Das Problem bei ihrer Anwendung besteht darin, daß der Benutzer nur schlecht die Kontrolle über sie behalten kann, während er sich ihnen hingibt. Bei den Massagestäben besteht das Risiko, daß sie ihrem Benutzer aus der Hand schlüpfen und somit brummend in ihm verschwinden.

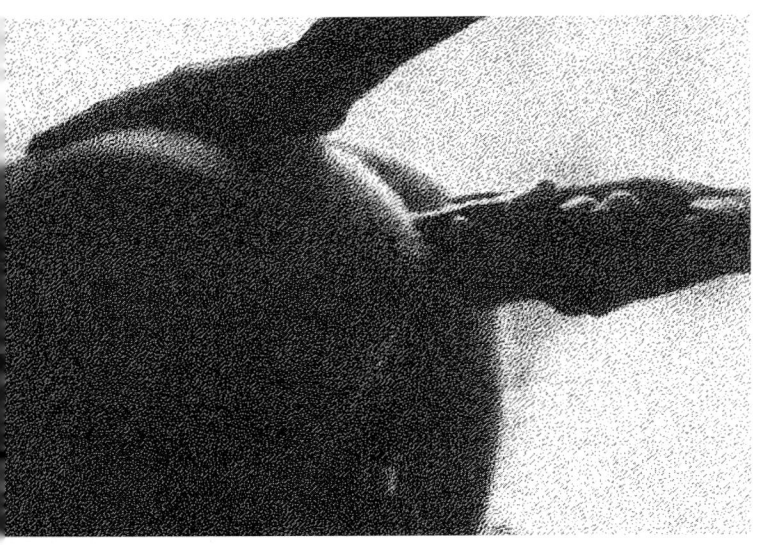

Analkugeln und ähnliches sind bei Schwulen beliebt, die sich ihren Arsch gern stopfen lassen. Analkugeln sind mehrere kleinere oder größere Kugeln, die durch eine Schnur verbunden sind. Man schiebt sie sich nacheinander in den Arsch, läßt die Schnur zur Sicherheit raushängen und kann, z.B. im Moment des Orgasmus, sie der Reihe nach wieder rausziehen.

Erste Voraussetzung, den Arsch zu stopfen, ist, ihn zu spülen. Ist dann viel Platz, kann er wieder gefüllt werden – diesmal von außen. Dazu werden runde Gegenstände langsam durch das gut eingeschmierte und vorgedehnte Loch geschoben. Wer so abgefüllt wurde, genießt das Gefühl von Schwere und Völle im Arsch. Egal, ob er allein ist, oder ob er das ganze in eine Nummer mit seinem Partner eingebaut hat, möchte er vielleicht eine Weile so bleiben und dann langsam die Füllung Stück für Stück wieder absetzen.

Außer Analkugeln werden gerne auch Billardkugeln benutzt (anhand der Nummern kann man kontrollieren, ob sie in der selben Reihenfolge herauskommen, in der sie hineingeschoben wurden). Hat man sich Billard- oder Stahlkugeln eingeschoben und nicht alle zurückerhalten, sollte man sich beim nächsten Aufenthalt auf dem Klo vorsehen: Schon eine einzige mit Druck und Geschwindigkeit „ausgespuckte" Kugel kann durchaus ein Toilettenbecken zerschlagen!

Aber auch Eiswürfel, die kurz in heißes Wasser getaucht wurden, um scharfe Kanten abzuschmelzen, oder gekühlte Cherry- oder Fleischtomaten werden benutzt. Handwarme, hart gekochte Eier ohne Schale können ebenfalls eingesetzt werden. Hierbei ist es unbedingt wichtig, sie lange genug abkühlen zu lassen, da sie Hitze im Inneren hervorragend speichern. Wird eins zerdrückt, könnte es sonst zu schweren Verbrennungen kommen.

Lose Gegenstände sollten beim Reinschieben und beim Herauskommen gezählt werden, damit man weiß, ob auch alle wieder da sind. Taucht ein Gegenstand auch nach einigen Stunden Wartens gar nicht wieder auf, muß man wohl oder übel ins Krankenhaus.

Um generelle Verletzungen zu vermeiden, solltest du beim Dildosex auf heftige Bewegungen und zu starken Druck verzichten. Der passive Partner sollte möglichst tief und regelmäßig atmen und der Aktive sich auf diesen Rhythmus mit einer harmonischen Bewegung des Dildos einstellen. Bei diesem tiefergreifenden Erlebnis kann es sehr schnell zum Erguß kommen – der Dildo übt einen sehr starken Reiz auf die Prostata und die Harnblase aus. Zeit sollte man sich schon reichlich nehmen, reichlich sollte auch die Verwendung von Gleitmitteln sein. Es sei noch darauf hingewiesen, daß Dildos immer nur von einem Partner benutzt werden sollen, bevor sie mit Seife intensiv gereinigt und desinfiziert werden. Dildos gehören nicht in die Geschirrspülmaschine, die Wassertemperatur ist zu gering für eine Desinfektion, und die scharfen Spülmittel greifen die Oberfläche an.

Wie man's macht:

- Benutze Dildos immer nur für einen Partner; versieh sie sonst jeweils mit einem neuen Kondom oder säubere und desinfiziere sie ausgiebig vor dem Weiterreichen.
- Bumsen (natürlich mit Kondom) darf man nur vor dem Dildosex, wenn Öl und Fett als Gleitmittel genommen wurden.

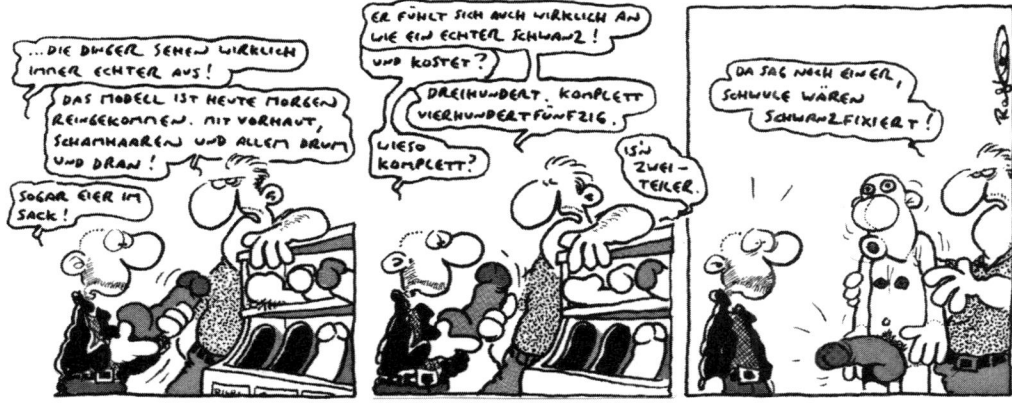

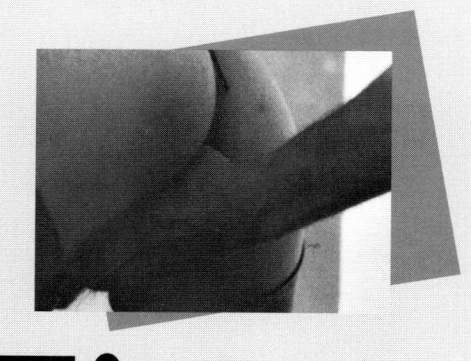

Fisten

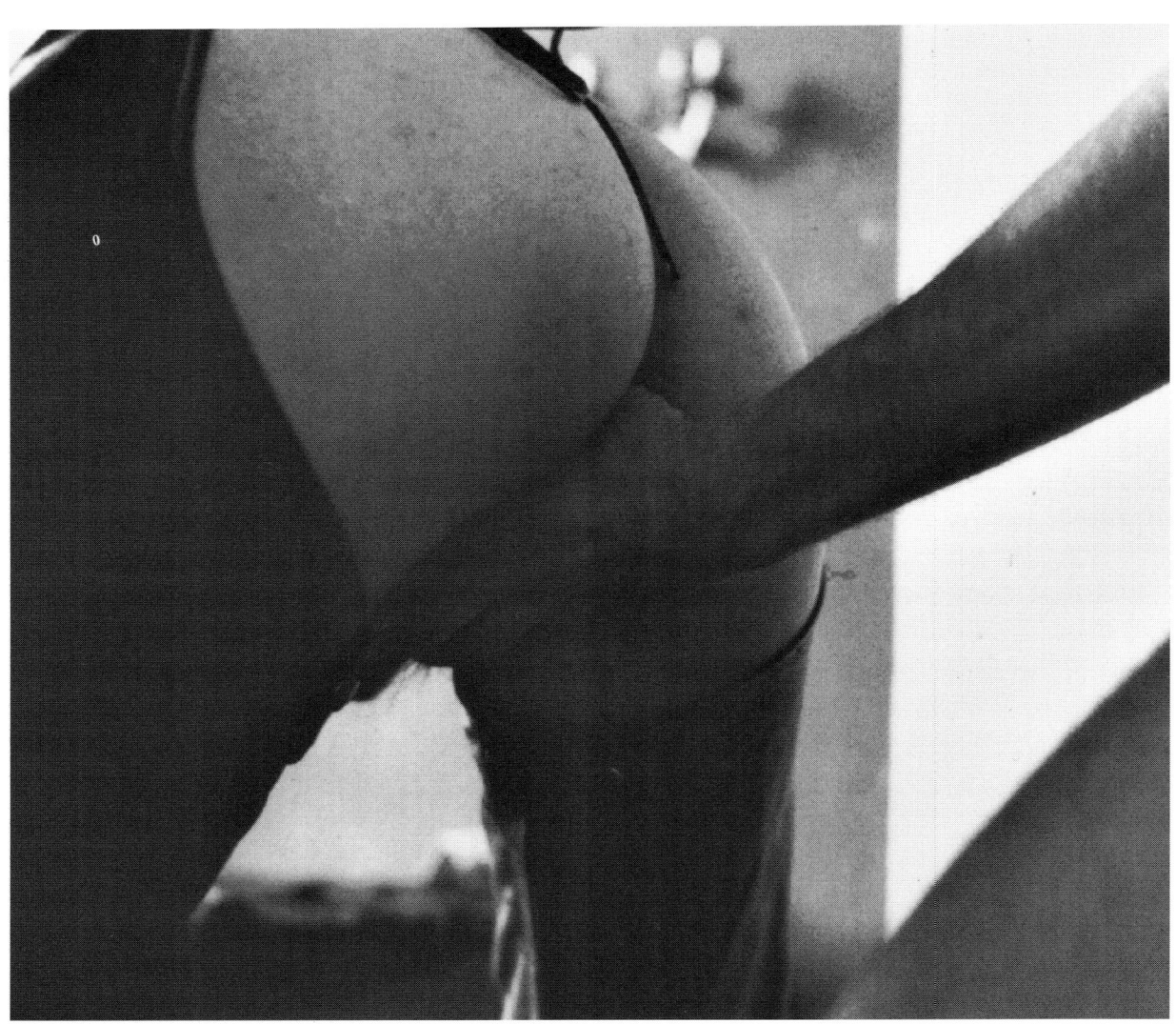

Fisten

(andere Ausdrücke: Faustficken, Handballing,
Fistfucking, Fisting, FF)

Beim Fisten wird der Arsch mit der Faust oder mit dem Unterarm gefickt. Das hört sich brutal an, und selbst manch erfahrener Proktologe hält diese Sexualpraktik für nicht ausführbar. Ohne Frage ist Fisten sehr riskant, obwohl das Risiko einer HIV-Infektion unter bestimmten Voraussetzungen als sehr gering eingestuft werden kann.

Im vollen Bewußtsein der Risiken und mit der nötigen Vorsicht ausgeführt, bringt Fisten dem aktiven und passiven Partner eine umfassende seelische und körperliche Befriedigung. Während vor zwanzig Jahren nur eine Handvoll Leute das Fisten aus Amerika nach Europa einführte, praktizieren es heute viele Schwule aus den unterschiedlichen Szenen. Gleichzeitig ging die Anzahl der dabei auftretenden Verletzungen stark zurück, was unserer Meinung nach auf die gewachsene Fingerfertigkeit und eine bessere Information der Fister über Risiken und Know-how zurückzuführen ist. Auch häufig geäußerte Ängste, daß der Schließmuskel bis zur Inkontinenz ausleiern könnte, haben sich nicht bestätigt.

Fisten ist eine Sexualpraktik, bei der man sich sehr viel Zeit nehmen muß. Es bedarf einerseits mitunter jahrelangen Trainings, bis man wirklich eine Faust bzw. einen Arm aufnehmen kann; andererseits beanspruchen auch die einzelnen Sessions jeweils mehrere Stunden. Wer sich fisten läßt, geht an die Grenzen seiner Hingabe. Fisten wird zu Recht auch als Psycho-Sex bezeichnet.

Entscheidend ist das positive Gefühl dem anderen gegenüber – das Gefühl, ihm zu vertrauen und sich ihm (im wahrsten Sinne des Wortes) öffnen zu können. Das gilt auch für den aktiven Partner, wenn mehr in seelisch-sensueller Hinsicht. Sicherlich kann Fisten auch in der Anonymität einer Sauna stattfinden, obwohl die private Umgebung meistens bevorzugt wird. Allein schon die Vorbereitungen erfordern einige Zeit, die jedoch – liebevoll gestaltet – zum Bestandteil des Gesamtablaufs werden und die Partner auf das Kommende einstimmen können.

Es darf nicht zu kalt sein. Der Aktive kommt ganz schön ins Schwitzen, und der Passive wird durch die enorme Anstrengung auskühlen. Eventuell muß auch im Sommer ein kleiner Heizlüfter aufgestellt werden – es muß so warm sein, daß man sich entspannen kann. Ein T-Shirt und Socken sind empfehlenswert.

Der Tip

Der Tip für Aufgeschlossene: Wer die wohltuende Wirkung von Wärme auf Körper und Seele kennenlernen möchte, legt sich eine Heizdecke unters Laken.

Es empfiehlt sich, auf das Bett ein fettundurchlässiges Laken aufzulegen. Leder oder Wachstuch ist unbedingt Gummi vorzuziehen, das von dem Fett porös wird. Alle Accessoires wie Gummihandschuhe, Poppers, Dildos, *Crisco*, Papiertücher usw. werden bereitgelegt. Der Gefistete wählt Musik aus, die ihn in Stimmung bringt – egal, ob Volksmusik oder Klassik. Eine wirkungsvolle Lichtregie schafft eine entspannte Atmosphäre und macht das Fisten zu einem optisch beeindruckenden Erlebnis. Fisten kann man im Bett, auf dem Sofa oder Fußboden; Könner treiben's im Stehen.

Der beliebte Klassiker schlechthin ist der Sling – eine Art Hängematte aus Leder, die an stählernen Ketten zwischen den Wänden gespannt wird und es dem Passiven besonders gut ermöglicht, sein Körpergewicht abzugeben und sich zu entspannen. In ihm liegt es sich besonders bequem, wenn man sich stundenlang durchficken oder -fisten lassen möchte. Im Gegensatz dazu muß man auf einem Bett stets mit gewisser Anstrengung das Gleichgewicht wahren oder sich abstützen. Im Sling hat man das Gefühl, auf einer Wolke zu schweben, das von den sanften Schaukelbewegungen noch verstärkt wird. Die Beine werden komfortabel durch Fußschlaufen gestützt; sie können natürlich auch mit Lederfesseln fixiert werden. Der Arsch hängt halb über die untere Kante des Slings. Ein Luxus-Sling bietet die Möglichkeit, durch ein kleines Lederkissen diesen Körperteil noch weiter darzubieten.

Schwanz, Eier und Titten sind gut zugänglich und können neben dem Arsch ausreichend verwöhnt werden. An den oberen Ketten können die Hände des Passiven gefesselt werden, so daß er sich gar nicht mehr rühren kann. Der Sling sollte so hoch hängen, daß der Aktive für ausgedehnte Sessions bequem auf einem Hocker sitzend den Arsch seines Partners bearbeiten kann.

Die Haken müssen sehr stabil sein und wirklich belastbar im Mauerwerk verankert werden. Rigipswände und hohle Decken sind absolut ungeeignet, denn diese würden die freigesetzten Spannungskräfte nicht aushalten. In diesem Fall kann eine Balkenkonstruktion hilfreich sein. An seinen Ketten wird der Sling eher verspannt als aufgehängt. Er soll zwar Bewegungen leicht nachgeben, aber nicht wie eine Hollywood-Schaukel hin und her schwingen. Beim Aufhängen des Slings bzw. beim Eindübeln der Wandhaken ist darauf zu achten, daß die Ketten symmetrisch verspannt sind. Ungleichheiten wirken sich negativ auf das gewünschte Schwebegefühl aus.

Eventuell freuen sich beide Partner über einen großen Spiegel, in dem sie sich beobachten können. Der Aktive soll entspannt sitzen oder sicher stehen können. Da immer Fett auf den Boden gerät, ist es sinnvoll, Schuhe anzubehalten, um nicht auszurutschen. Teppichbesitzer dürfen ihre kostbaren Perserteppiche mit alten Laken o.ä. abdecken, ohne sich der Lächerlichkeit preiszugeben.

Stillos ist es dagegen, mit Zeitungspapier kleine Pfade durch die Wohnung zu legen und dem Gast zu bitten, nur auf diese knisternden Wege zu treten, die übrigens gerne an fettigen Fußsohlen haften.

Die klassische Stellung ist die Knie-Ellbogen-Lage, weil so der Arsch leicht nach oben gestreckt wird, der Passive aber noch die Möglichkeit hat, sich vor oder zurück zu bewegen, um der Hand des Aktiven auszuweichen oder entgegenzukommen. Die Rückenlage wird meist im Sling eingenommen. Die Beine sind angezogen und leicht gespreizt; so kann man natürlich auch auf dem Bett oder sonst überall liegen. Vielleicht wird der Arsch durch ein Kissen leicht erhöht und dem Aktiven wirkungsvoll präsentiert.

Gefährlich ist eine Stellung, die leider in manchen Sex-Handbüchern ausdrücklich empfohlen wird: Dabei setzt sich der Passive auf den aufgestützten Unterarm des Aktiven. Er kann so zwar das Tempo des Eindringens selbst bestimmen, aber es ist durchaus möglich, daß er abrutscht oder das Gleichgewicht verliert. So kommt es sehr schnell zu lebensgefährlichen Verletzungen, z.B. einem Darmriß.

Im Grunde sind viele Stellungen möglich, die aber nur unter der Voraussetzung eingenommen werden sollten, daß man das Gleichgewicht wahren und nicht abrutschen kann.

Wenn beide Partner das „Setting" vorbereitet haben, geht es daran, sich mit einem Einlauf den Darm zu leeren und die Fingernägel zu schneiden. Ein Einlauf ist zweckmäßig, weil der Kot in der Ampulle das ungehinderte Fisten unmöglich macht. Auch wenn es Spezialisten gibt, die sich gerne ungespült fisten lassen, reizen die Partikel und Säuren im Kot den Arsch doch sehr und sind eher hinderlich. Trotz sorgfältigen Spülens kann im Verlauf der Session etwas Kot aus dem oberen Darmbereich nachrutschen. Dann sollte man in aller Ruhe nachspülen, ohne die Angelegenheit zu dramatisieren.

Die Fingernägel müssen extrem kurz sein, da scharfe Kanten oder lange Nägel die empfindliche Darmschleimhaut verletzen können. Die Nägel werden mit einer guten Schere geschnitten und dann mit einer guten Nagelfeile glatt und rund gefeilt. Mit der Zunge fühlt man, ob jede scharfe Kante oder Ecke wirklich abgefeilt wurde.

Finger und Hände werden vor dem Fisten mit einer Nagelbürste und Bimsstein gereinigt. Da man leicht Keime, feinste Splitter und Staubpartikel in den Darm bringen kann, stützt man sich nicht zwischendurch beim Fisten mit der Hand auf dem Fußboden o.ä. ab.

Um das Risiko einer HIV-Infektion zu minimieren, empfiehlt sich das Tragen von Gummihandschuhen. Sie bestehen meistens aus Latex (z.B. *Peha-soft*) und sind in verschiedenen Größen in Apotheken und Sanitätsgeschäften erhältlich;

dickere Sorten gibt es auch in Haushaltswarengeschäften, aber bitte nicht mit Spülhandschuhen verwechseln. Sie müssen hauteng anliegen, weil Falten den Arsch wund reiben, und brauchen nicht steril verpackt zu sein, weshalb man auch zu den preisgünstigeren Großpackungen greifen darf. Diese Handschuhe verwendet man nur einmal und natürlich nicht für verschiedene Partner.

Die schwarzen, manchmal ellenbogenlangen Gummihandschuhe, die in Sex-Shops oder Leder- und Gummiläden angeboten werden, sind für mehrfachen Gebrauch bestimmt. Sie müssen gereinigt und desinfiziert werden, was ziemlich kompliziert ist. Sie sollten gekennzeichnet und nur für einen Partner verwendet werden, dann genügt es, sie mit sehr heißem Wasser und Spülmittel gründlich zu säubern.

Fisten ohne Gummihandschuhe stellt ein weitaus geringeres Risiko dar als Ficken ohne Kondom. Trotzdem schränken Gummihandschuhe das Risiko einer HIV-Infektion erheblich ein, weil auch kleine unbedenkliche Verletzungen meist blutig sind.

Auch wenn Handschuhe getragen werden, versteht es sich von selbst, daß jeder seine Hände mit heißem Wasser und Spülmittel (entfernt Fett besonders gut) reinigt und eventuell desinfiziert, ehe er sich einem anderen Partner zuwendet; das gleiche gilt für Dildos und andere Toys.

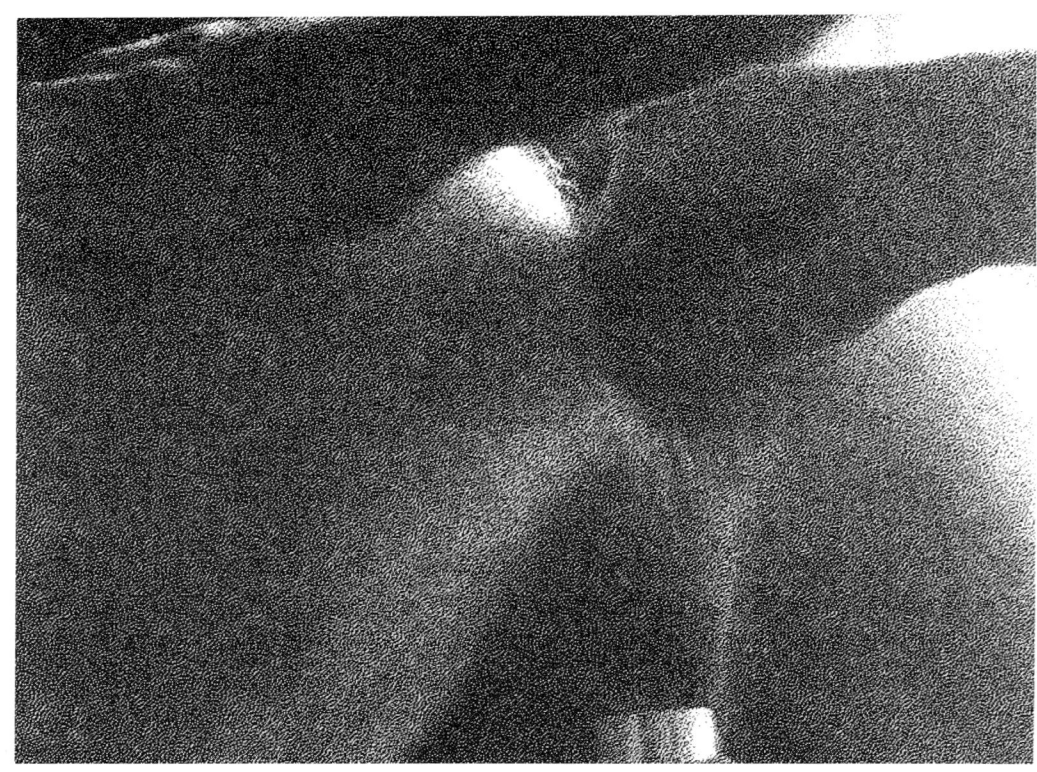

Die beeindruckende Dauer der „Fistsessions" (meistens drei Stunden bis zu zwei Tagen) erklärt sich auch durch die Pausen, die ganz unterschiedlich verlaufen können und vor allem der Regeneration und Entspannung dienen. Auf jeden Fall ist für Getränke zu sorgen, den Passiven dürstet es meist sehr. Dankbar werden stets vorbereitete Platten mit Schnittchen angenommen!

Wer aktiv fistet, trägt die ganze Last der Verantwortung. Er nimmt den Partner in einer Art und Weise wahr, die weit über das normale Ficken hinausgeht. Er spürt nicht nur die enorme Wärme, sondern auch Atmung, Muskelbewegung und Herzschlag von innen. All dies vermittelt ihm die Wünsche und Empfindungen seines Partners. Einerseits hat er sich nach diesen Wünschen zu richten, da er, obwohl aktiv, nicht der bestimmende Teil ist, andererseits liegt es in seiner Verantwortung, verbalen Forderungen nach „mehr, tiefer" nicht nachzugeben, wenn er die körperlichen Möglichkeiten des Passiven nicht als ausreichend einschätzt. Beim Passiven sind nämlich die Augen manchmal größer als … na ja. Der Fister befindet sich also auf einer höchst komplizierten Gratwanderung zwischen den verschiedenen Wünschen und ihrer Verwirklichung. Er muß sich für diese besondere Art der Wahrnehmung sensibilisieren. Fisten will eben gelernt sein!

Kenntnisse der Anatomie sind für beide Partner unerläßlich. Der Schließmuskel wird langsam und zärtlich mit gut vorgefetteten Dildos und/oder Fingern geweitet. Wer will, kann auch vor dem Gebrauch von Fett mit fettfreien Gleitmitteln und Kondomen ficken. Die Finger werden dann langsam nacheinander spielerisch eingeführt. In dieser Phase des zärtlichen Dehnens und Weitens entspannt sich der Passive langsam, sein Loch wird größer, und die Partner kommen sich sehr nahe. Anders als beim Ficken kann der Aktive deutlich sehen, wie sich die Rosette öffnet. Für Anfänger ist dieses zärtliche Öffnen meist schon so erregend, daß in den meisten Fällen zunächst mit nur vier Fingern gefistet wird.

Jetzt kann versucht werden, auch den Daumen einzuführen. Das ist nicht so leicht, weil mit ihm gleichzeitig die ganze Breite der Knöchel aufgenommen werden muß. Der nächste schwierige Punkt ist dann die Handwurzel kurz vor dem Handgelenk. Hier ist es nicht die Breite, die das so kompliziert macht, sondern die Fingerspitzen berühren nun bereits die empfindliche Kohlrausch'sche Falte. Von jetzt an wird von beiden Partnern äußerste Disziplin verlangt; jede Bewegung hat mit größter Vorsicht und Langsamkeit zu erfolgen, da das Verletzungsrisiko hier ganz besonders hoch ist. Die Hand sollte innen langsam am Rückgrat entlang bewegt und dann, leicht gekrümmt in Richtung Bauchnabel, weiter nach vorne geschoben werden. Beide Partner müssen sicher abgestützt sein und heftige oder überraschende Bewegungen vermeiden; der passive Partner neigt aufgrund der enormen Empfindungen leider zum Herumhampeln.

Falls es gelingt, die Kohlrausch'sche Falte genauso vorsichtig und schrittweise zu dehnen wie den Schließmuskel, kann der Gefistete nun bereits die ganze Hand aufnehmen. Der Darm geht dann keineswegs gerade weiter, sondern macht in den meisten Fällen versetzt nach links einen Knick. Danach geht es wie bei einer Schlaufe nach oben weiter. Ist man dem Verlauf des Darms glücklich gefolgt, stülpt er sich fast selbständig über die ganze Hand und paßt sich ihrer Form an. Bei diesem gesamten Vorgang ist allerreichlichster Gebrauch von Gleitmitteln zu machen.

Die Handvoll *Crisco* mehr wirkt manchmal Wunder. Eine halbe Dose pro Person sollte nach einer Sitzung eigentlich aufgebraucht sein, ansonsten muß man sich überlegen, ob man nicht am falschen Platz gespart hat. Fister, die schon lange dieser Praktik frönen, können manchmal einen Arm bis zur Schulter, in seltenen Fällen auch zwei Arme bis zum Ellenbogen aufnehmen. Diese einnehmenden Wesen bringen häufig ihre aktiven Partner dazu, um eine Pause zu flehen, während es sonst eher umgekehrt ist. Bis man soweit ist, dauert es natürlich eine Weile, man sollte da schon in Jahren rechnen.

Beim Herausziehen ist es wichtig, die Hand langsam, mit einem gewissen Gegendruck, zurückzuziehen und die andere Hand gegen den Schließmuskel zu pressen. Auch wenn der Passive auf Schnelligkeit drängt, muß man Ruhe bewahren, da hier Eile nur schaden kann. Das ist besonders bei Anfängern wichtig: Haben sie erst einmal eine Faust drin, stellt sich bei ihnen meist das Gefühl ein, es keine Sekunde länger aushalten zu können. Sie pressen von innen die Hand mit unglaublichem Druck reflexartig nach außen. So kommt es leicht zu kleinen Rissen am Schließmuskel, die nicht unbedingt gefährlich sind, aber alle weiteren Aktivitäten bis zur vollständigen Heilung verbieten – und das wäre doch schade. Der Aktive muß also darauf vorbereitet sein, daß sein Partner ihn plötzlich sektkorkenartig herausdrängen will. Er sollte ihn mit besänftigenden Worten auffordern, ruhig und gleichmäßig zu atmen. Eventuell darf er auch etwas autoritär werden, um einen aufkeimenden Anfall von Panik zu beseitigen.

Wenn alles geklappt hat, kann der ganze Vorgang beliebig oft wiederholt werden, meist schneller oder indem die geballte Faust (Daumen nach innen!) durch den Schließmuskel gedrückt wird. Erst jetzt wird es zum Faustficken; dies sollte aber ausschließlich in der Ampulle stattfinden. Das Loch bleibt bei besonders ekstatischem Fisten weit geöffnet. Der passive Partner kann einen intensiven Orgasmus erleben – zur Beruhigung, spätestens jetzt schließt sich das Loch wieder.

Da der passive Teil während des Fistens in höheren Sphären schwebt, kann es passieren, daß er „Neins" und „Auas" von sich gibt, ohne daß er eigentlich will, daß sein Partner aufhört. Es ist deshalb dringend geboten, ein Codewort zu vereinbaren, das den Aktiven wirklich zum Aufhören bewegt, während er unbewußt Gejammertes geflissentlich überhören kann. In der Szene hat sich das Wort „Stop" eingebürgert.

Helles Blut in geringer Menge, gerade soviel, um das Gleitmittel leicht rosa zu färben, deutet auf eine vermutlich oberflächliche, unbedenkliche Verletzung hin. Wer auf Nummer Sicher gehen will, stellt das Fisten für dieses Mal ein. Da schon in der Ampulle und erst recht weiter innen

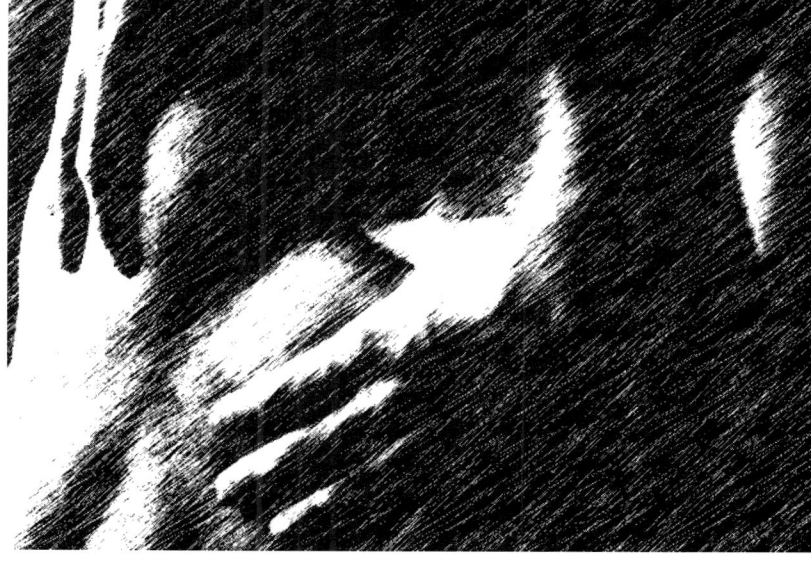

im Darm sehr wenig Nervenendigungen vorhanden sind, werden Verletzungen kaum wahrgenommen und können deshalb schlecht eingeschätzt werden, was ihr Ausmaß angeht.

Das Schlimmste, was beim extremen Analsex passieren kann, ist ein Darmriß. Auf folgende Symptome muß unbedingt geachtet werden, denn ein Darmriß ist eine lebensgefährliche Verletzung, die sofort in einem Krankenhaus behandelt werden muß. Zunächst gibt es einen kurzen, stechenden Schmerz; manchmal kommt auch etwas dunkelrotes Blut aus dem Darm. Diese Blutung kann nach kurzer Zeit aufhören, und man fühlt sich für die nächsten Stunden normal. Wegen dieser unspektakulären Symptome bleibt ein Darmriß leicht unbemerkt, bis der Schock einsetzt. Das sterile Bauchfell ist mit Kot und Blut in Kontakt gekommen und reagiert jetzt mit starken Reflexen – die Bauchmuskeln werden bretthart, dazu können starke, wellenartige Schmerzen auftreten. Häufig nimmt der Betroffene eine Schonhaltung ein und liegt mit angezogenen Knien da. Der Puls beschleunigt auf bis zu 100 Schläge in der Minute; der Betroffene wird blaß, und kalter Schweiß tritt aus. Er fühlt sich sehr unruhig und ängstlich. Im Krankenhaus muß der Arzt sofort erfahren, was geschehen ist. Falsche Scham ist völlig fehl am Platz! Ein Darmriß wird genäht, manchmal wird vorübergehend ein künstlicher Darmausgang gelegt. Später ist die normale Darmfunktion in den meisten Fällen unbeeinträchtigt, es können aber Verwachsungen auftreten, die das Fisten unmöglich machen.

Aber, wie schon anfangs erwähnt, sind durch das steigende Know-how der Fisterszene Verletzungen wie ein Darmriß in den letzten Jahren stark zurückgegangen.

Fisten erfordert in jeder Phase Einfühlungsvermögen und Aufmerksamkeit. So muß auch der aktive Partner dem anderen helfen, nach einem Orgasmus wieder unter die Sterblichen zurückzukehren. Auf jeden Fall sollte man dafür sorgen, daß der passive Partner sich nun entspannen und erholen kann: Man kann leise mit ihm sprechen, ihn entfetten, ihn zudecken oder ihm helfen, sich auszustrecken. Der Gefistete gibt jetzt häufig undeutliche Wortschöpfungen von sich, die einem Ralf-König-Comic entlehnt sein könnten. Keine Sorge, das ist ganz normal! Er hat sich in einer Traumwelt befunden; wenn sein Partner diese Phantasien kennt und darauf einsteigen kann, schlägt eventuell der Gong zur zweiten Runde.

Wie man's macht:

- Sauberkeit ist oberstes Gebot. Wasche und desinfiziere dir die Hände vorher, zwischendurch und nachher.
- Schneide und feile dir die Fingernägel; leg allen Schmuck (Ringe etc.) ab.
- Benutze enganliegende Gummihandschuhe.
- Für jeden Partner muß es eine eigene Gleitmitteldose oder -tube geben, die am besten mit seinem Namen beschriftet ist und die nur für ihn allein benutzt wird.
- Willst du nach dem Fisten noch ficken, müßt ihr unbedingt ein Kondom benutzen. Wurde beim Fisten statt eines fettfreien, kondomverträglichen Gleitmittels Fett verwendet, dürft ihr nicht mehr bumsen. Die Analschleimhaut ist durch das Fisten bereits irritiert und noch weniger resistent gegenüber Krankheitserregern.
- Reinige und desinfiziere Toys und Dildos gründlich, ehe jemand anders sie benutzt.
- HIV-Positive mit weniger als 200 Helferzellen/mcl sind besonders gefährdet durch zahllose Krankheitserreger, die über die ungeschützten Hände des Aktiven in ihren Darm gelangen können. Wir empfehlen Gummihandschuhe, um dieses Risiko zu vermindern.

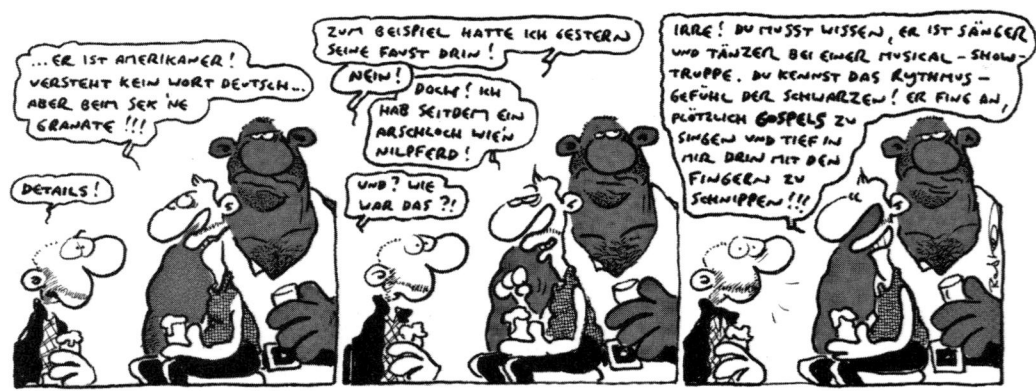

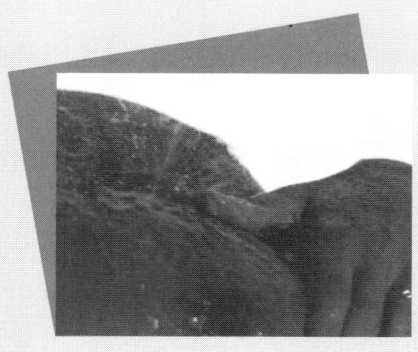

Dirty

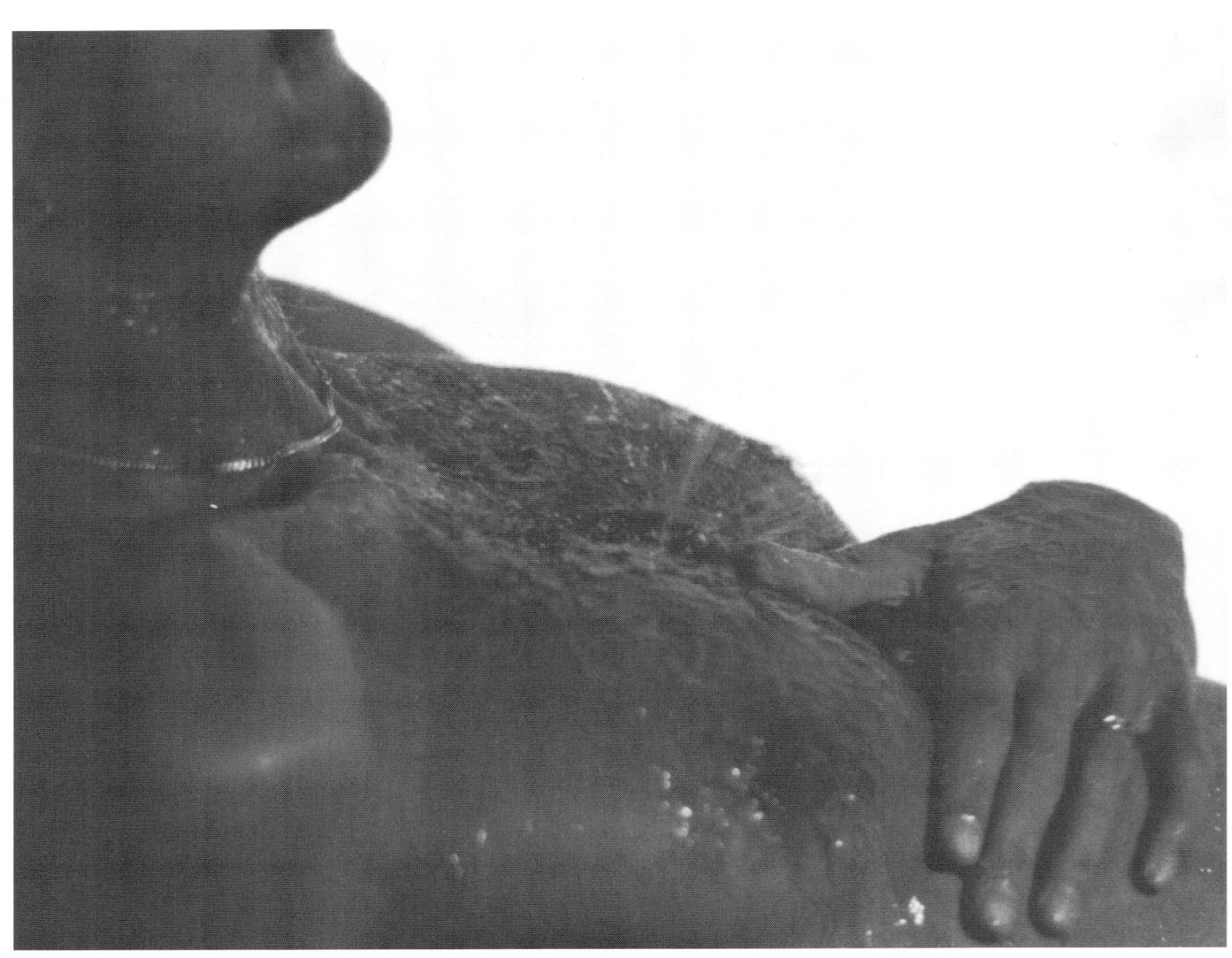

Dirty

Körperflüssigkeiten sind in unserer Gesellschaft stark verpönt; man spricht nicht darüber. Aber beim Sex gehören sie nun einmal dazu. Animalische Sinneseindrücke lassen sich nicht erst durch Spiele mit Urin oder Kot erwecken, sondern auch durch Schweinigeleien mit Öl und Schlamm.

Pißspiele
(andere Ausdrücke:
Watersports, Golden Shower, Natursekt, NS, Second-hand-Bier)

Unter den Körperflüssigkeiten ist Urin besonders tabuisiert. Dennoch scheint Pisse eine starke sexuelle Faszination auszüüben. Es gibt so viele Möglichkeiten, sich mit diesem edlen Tropfen zu vergnügen. Spiele mit Pisse reichen von zart bis hart, die daran geknüpften Phantasien von Verbrüderung bis Demütigung.

In einem deutschen Volkslied heißt es, „Wenn alle Brünnlein fließen, so muß man trinken …" Für Freunde des Watersports ist es natürlich genau umgekehrt: Man muß trinken, damit das Brünnlein fließt! Pißsex bleibt unangenehm dem Zufall überlassen, wenn man sich nicht zuvor mit einer ausreichenden Menge von Flüssigkeiten versorgt hat. Besonders harntreibend sind neben dem Nierentee aus der Apotheke (der allerdings nicht jedermanns Geschmack ist) andere Getränke wie Bier, Tee, Kaffee, Cola und Mineralwasser.

Der Tip für Feuchtfröhliche: Individuelle Vorlieben und Reaktionen aber mal außen vor gelassen, können wir nur sagen, daß eine Kombination von Tee und Bier, nacheinander getrunken, hervorragende Resultate bringt.

Wenn die Blase erst mal drückt, kann's losgehen. Das ist aber leichter gesagt als getan. Denn kaum möchte man pissen und sieht die erwartungsvollen Blicke des anderen auf sich gerichtet, wird die Blase bockig. Es kneift zwar, aber nichts passiert. Schon im Kindesalter wird man darauf trainiert, nur in eine Pißrinne oder ins Klo zu pinkeln. Erst nach längerem Drücken und dem Phantasieren der Niagara-Fällen (Intellektuelle bevorzugen vielleicht ein Gedicht von Konrad Ferdinand Meyer) kommen die ersten Tropfen, dann ein kleiner Strahl, dann noch einer und dann endlich erlösend die ersehnten Fontänen. Für jemanden, der es nicht erträgt, wenn ihm beim Pissen zugesehen wird, ist die Situation natürlich ungünstig. Mit etwas Übung gelingt es aber, das Warten zu erotisieren, die Spannung bis zum ersten Tropfen auszukosten, tiefe Blicke zu tauschen und die Atmosphäre durch einen kleinen Dirty-Talk anzuheizen. Vielleicht hilft eine Naturgeräusche-Kassette mit Regen und Plätschern?

Wenn's dann aber kommt, wohin mit dem „Golden Shower"? Die Matratze in einen Schwamm verwandeln oder den guten Seidenanzug auf ewig ruinieren? Bevor man so weit geht, lieber auf den hoffentlich begierigen Partner. In der privaten Umgebung eignet sich gerade für Anfänger das heimische Badezimmer. In der Dusche, in der Badewanne oder auf den gekachelten Fußboden haben die meisten ihre ersten Erfahrungen gesammelt. Alle Spuren lassen sich hier wieder leicht beseitigen. Möchte man sich im gemütlichen Bett anpissen, ist ein Gummilaken oder eine Plastikteichfolie unerläßlich; Kissen und Federbett läßt man natürlich beiseite, wenn sie nicht durch wasserfeste Bettwäsche geschützt werden. Für ausgedehntere Pißorgien, bei denen nicht mehr kännchenweise, sondern in Hektolitern gemessen wird, ist ein preisgünstiges Kinderplanschbecken das Richtige. Orte, die *a priori* geeignet sind, findet man leicht: Beim Sex im Park versickert alles, und in Dunkelräumen kommt es eh nicht so darauf an, vor allem muß man da ja nicht selbst putzen. Für viele ist es gerade wichtig, dort von einem beliebigen Kerl oder gar mehreren vollgepißt zu werden. Von der Realisierung der Phantasie, in einer Badewanne voll fremder Pisse zu planschen, können wir nur abraten. Das Risiko einer Hepatitis-Infektion ist bei solchen Massen-Pißorgien einfach zu hoch.

Nicht risikofrei, aber ungefährlicher, als in der Pisse fremder Männer zu baden, ist es, sich im Dunkelraum von mehreren anpissen zu lassen: „Abperlen lassen!" lautet hier die Safer-Sex-Devise. Dabei sollte man darauf achten, Pisse nicht in Mund und Augen zu bekommen. Dieses Risiko dürfte leicht zu meistern sein, wenn man sich gegenseitig in die Hosen und Stiefel pißt. Der in Dunkelräumen notgedrungen enge Körperkontakt und die Wärme lassen einen animalischen Geruch aufsteigen. Wenn es gut geheizt ist, kühlt die nasse Kleidung auch nicht so schnell und unangenehm aus wie z.B. im Park. Veranstaltet man gemütliche Pißorgien zu Hause, entfällt das lästige Problem mit dem Heimweg – dafür ist es aber weniger prickelnd, denn Meister Propper steht sozusagen immer im Blickwinkel.

Für sehr viele ist es eine erotische Phantasie, die Pisse ihres Partners zu trinken. Bei den meisten wird diese Vorstellung aber niemals Wirklichkeit. Eine HIV-

Infektion ist genauso unwahrscheinlich wie bei dem Kontakt mit Spucke oder dem „Lusttropfen". Hepatitis ist allerdings keine Krankheit, die man auf die leichte Schulter nehmen sollte, und das Risiko, sich damit zu infizieren, ist recht groß. Natürlich finden sich auch Rückstände von eingenommenen Medikamenten im Urin. Risikolos ist es, wenn jeder seine eigene Pisse trinkt. Da es recht schwierig ist, wenn auch nicht unmöglich, sich selbst in den Mund zu pissen, wird man seine Pisse in einem Gefäß auffangen müssen. Traditionell bewährt hat sich die „Ente", die Urinflasche aus dem Krankenhaus; sie bietet den Vorteil, im Liegen hineinpissen zu können. Sonst ist der Bierkrug ein klassisches Gefäß für Second-hand-Bier oder vielleicht auch eine Cola- oder Bierbüchse, während Mokkatäßchen gänzlich unmöglich und auch kaum ausreichend sind.

Die Nieren bilden den Urin, womit sie der Entschlackung des Körpers dienen und den Wasser- und Salzhaushalt regulieren, sowie das Säure-Basen-Gleichgewicht im Blut aufrechterhalten. Innerhalb 24 Stunden werden in den Nieren 150 (in Worten: Einhundertfünfzig!) Liter Primärharn – bestehend aus Blutplasma mit allen im Plasma befindlichen Stoffen – filtriert und zu ca. 1,5 Liter Urin konzentriert. Über den Urin werden, grob gesagt, Stoffe, die der Körper nicht mehr braucht, ausgeschieden. Dazu gehören u.a. Wasser, Elektrolyte, organische Säuren, Hormone, Vitamine, Farbstoffe etc. Deshalb ist es klar, daß das, was man ißt und trinkt, Einfluß auf die Zusammensetzung der Pisse hat.

Pisse schmeckt sehr unterschiedlich, je nachdem, was der Spender getrunken hat: Cola macht sie süßlich und dunkelgelb; Bier (natürlich auch alkoholfreies) verleiht dem edlen Naß eine herbe Note und eine hellgelbe Farbe. Wer dunkelgelbe Pisse liebt, kann dies durch die Einnahme von Vitamin B erreichen, zuviel belastet allerdings die Leber. Aber auch anderes hat Einfluß auf das Aroma: Spargel ist harntreibend und gibt ihr einen unverwechselbaren Geruch, und die Pisse von Rauchern schmeckt immer nach Nikotin.

Was zieht nun ein Freund von Wasserspielen an? Schifferkleidung? Ein Cocktailkleid? Einen Schwimmring? Natürlich ist alles möglich. Besonders beliebt sind aber Gummi, Unterwäsche und Jeans. Feinripp-Unterwäsche – natürlich in weiß – weich, saugfähig und gewaschen (sonst perlt von der Appretur so mancher Tropfen ab), erlebt eine Renaissance – ob lang oder kurz, Einteiler oder Beutelbuxen.

Der Tip

Der Tip für trockene Anfänger: Überrasche deinen Partner damit, mit Unterwäsche in der halbvollen Badewanne zu liegen – aber den Badeschaum weglassen!

Zerfranste, zerfetzte, ausgebleichte und tausendmal gewaschene Jeans haben manche Leute in jeder Größe im Schrank vorrätig, um ihre Gäste stilecht einzukleiden. Dieser Service bietet den Vorteil, daß sie dann auch wieder in der Kleidung gehen können, in der sie gekommen sind, ohne daß der teure *BOSS*-Anzug irreparablen Schäden nimmt.

Ein besonderer Fetisch sind vollgepißte Jockstraps. Häufig werden sie via Kontaktanzeige auch per Post ausgetauscht und so durch die ganze Welt geschickt. In Textilien halten sich der Geruch von Pisse und auch deren Flecken besonders gut; der erotische Moment kann so – ähnlich wie mit einem Foto – länger festgehalten werden.

Äußerst beliebt beim Pißsex ist das Füllen von Stiefeln (Achtung: Nikolaustag am 6.12.!). Es ist bekannt, daß schlecht sitzende Motorrad- oder Reitstiefel geschmeidiger werden, wenn man ein paarmal in sie hineingepißt hat. Schnürstiefel dagegen lassen sich mittels ihrer langen Senkel hervorragend an abgebundenen Eiern befestigen; haben sich diese an das Gewicht gewöhnt, kann man den Zug steigern, indem man langsam hineinpißt. Gummistiefel wiederum bieten den Vorteil, keinen Tropfen zu vergeuden. Der Träger kann stundenlang in eigener oder fremder Pisse herumwaten – Vorsicht, wenn du nach einer anstrengenden Nacht zu Hause die Beine hochlegen möchtest!

Wie man's macht:

- Auf unverletzter Haut gilt Pisse generell als ungefährlich. Du solltest sie aber nicht in offene Wunden, z.B. Schlagverletzungen, gelangen lassen.
- Eine HIV-Infektion durch Pisse ist noch nicht nachgewiesen worden. Doch mit anderen Krankheitserregern kann man sich leicht infizieren. Völlig gefahrlos kann nur die eigene Pisse getrunken werden.
- Für Immungeschwächte mit weniger als 200 Helferzellen/mcl sind vor allem das Cytomegalie-Virus (CMV) und Kryptokokken gefährlich, die durch Pisse übertragen werden können.

Katheterspiele

Katheterspiele sind eine Unterart des Watersports, jedoch eine Spezialität für sich. Sie sind nicht jedermanns Geschmack und setzen erhebliche Kenntnisse voraus, was das Einführen eines Katheters und die damit verbundenen Gefahren betrifft.

Zunächst bedarf es eines eingespielten Teams, damit der Passive nicht in Panik gerät, wenn es ans Einführen geht. Der Aktive muß über anatomische Kenntnisse des Schwanz-Blasen-Trakts verfügen, eine ruhige Hand haben und Sicherheit ausstrahlen. Befolgt man allerdings die folgenden strengen Regeln, kann das Katheterspiel sehr reizvoll sein.

Auf jeden Fall ist auf absolute Sterilität der Utensilien zu achten, da die Harnröhre und die Blase steril sind und es vermieden werden muß, gefährliche Mikroorganismen dorthin gelangen zu lassen. Eine weitere Gefahr liegt darin, daß die Harnröhre gezerrt oder gerissen werden kann oder daß die Blase durchstoßen wird, wenn der Katheter zu tief eingeführt wird.

Man sollte ausschließlich handelsübliche Katheter benutzen, wie sie auch beim Arzt verwendet werden, und auf Selbstgebasteltes verzichten. Am geeignetsten sind flexible Katheter; abgeschnittene Schläuche dürfen nicht genommen werden, da die scharfen Schnittstellen zu gefährlichen Verletzungen führen können.

Man unterscheidet Tiemann- oder Mercier-Katheter, die ein leicht gebogenes Ende haben und deshalb den Blasenschließmuskel leichter passieren als einen Nelaton-Katheter, der ein gerades Ende hat. Dann gibt es Ballon-Katheter, die einen kleinen, in der Blase aufzufüllenden Ballon haben, der das Zurückgleiten des Katheters verhindert und die deshalb als Dauerkatheter verwendet werden.

Katheter und Zubehör kauft man nur im medizinischen Fachhandel (siehe Branchenbuch). Bei gekonnter Benutzung ist die Verletzungsgefahr schon mal gemindert.

Der Passive liegt auf dem Rücken mit leicht angewinkelten Knien auf einer festen, geraden Unterlage. Sein Arsch kann durch ein Kissen etwas erhöht werden. Alle erforderlichen Geräte müssen bereitliegen.

Der Aktive reinigt und desinfiziert seine Hände, außerdem trägt er sterile Einmal-Handschuhe aus Latex. Der Katheter wird ebenfalls nur einmal und nur bei einer Person verwendet. Nach Zurückstreifen der Vorhaut (so vorhanden) wird der gesamte Genitalbereich mit einem Desinfektionsmittel gereinigt; besondere Sorgfalt ist der Harnröhrenöffnung zu widmen. Zum Reinigen verwendet man sterile Wattebäusche oder Tupfer. Der Katheter darf, wenn er aus seiner sterilen Verpackung entnommen wurde, nicht mehr irgendwo anders abgelegt werden. Die Harnröhre wird mit Einmal-Gleitmittel (*Instillagel*, *Skandicaingel*) versorgt, das schon in einer 10-ml-Spritze ohne Nadel gekauft werden kann und zusätzlich ein Anästhetikum enthält. Dazu wird erst die Harnröhrenöffnung mit einigen Tropfen benetzt, dann der restliche Inhalt ohne jeden Druck in die Harnröhre gespritzt. Der Schwanz muß leicht gestreckt werden, damit das Gleitmittel nicht wieder herauspullern kann. Einmal-Gleitmittel ist dem manchmal verwendeten *Katheterpurin* aus Flaschen vorzuziehen, weil beim Eintauchen des Katheters in die Flasche die Gefahr der Verunreinigung besteht.

Das Gefäß, in dem die Pisse aufgefangen werden soll, muß bereitstehen. Der Schwanz wird hinter der Eichel gepackt und leicht gestreckt; dann wird der Katheter langsam in die Harnröhre eingeführt. Bei einem Tiemann- oder Mercier-Katheter muß die Spitze nach oben zeigen.

Jede Katheterisierung hat ohne jegliche Gewaltanwendung zu erfolgen! Spürt man beim Hinaufschieben des Katheters den kleinsten Widerstand, genügt manchmal eine kleine Drehung, um aus einer Schleimhautfalte wieder in die

Harnröhre zu gelangen. Da die Harnröhre nicht gleichmäßig dick ist, sondern sich manchmal verjüngt, muß man u.U. einen dünneren Katheter nehmen.

Das Überwinden des Blasenschließmuskels ist ein kurzer, schmerzhafter Moment; direkt danach beginnt der Urin zu fließen. Tiefer darf der Katheter nicht geschoben werden! Um das zu gewährleisten, wird er solange vorsichtig zurückgezogen, bis keine Pisse mehr fließt, dann wieder 2 cm vorgeschoben. Ein zu tiefes Einsetzen führt zu Blasenwandreizungen.

Pißt man oder spritzt man, nachdem der Katheter langsam und vorsichtig entfernt wurde, kann es brennen, was aber normal ist. Katheter dürfen übrigens nicht mit Fett in Kontakt kommen! Während der Katheterspiele kann ein Cockring getragen werden.

Es ist unbedingt auf die Größe des Katheters zu achten; einem Anfänger schiebt man nicht gleich den dicksten und größten rein. Am besten verwendet man ausschließlich Katheter mit einem Durchmesser von 16-18 Charr. (Charriere ist die Maßeinheit bei Kathetern.)

Sitzt der Katheter gut, kann das Spiel losgehen. „Was und wozu?" wird sich mancher fragen. Ganz einfach – die Kontrolle über einen körperlichen Vorgang, das Pissen, wird in die Hand des Aktiven gegeben und kann einen weiteren Akt der Unterwerfung darstellen. Dazu werden gerne Katheter benutzt, die eigentlich als Dauerkatheter im Krankenhaus gedacht sind. Sie sind im vorderen Schlauchbereich abklemmbar; an dem Ende, das in der Blase bleibt, befindet sich ein kleiner Ballon, der von außen mit destilliertem Wasser aufgefüllt werden kann (die Füllmenge ist auf dem Trichter jedes Ballonkatheters aufgedruckt). Ein derartiger Katheter muß locker in der Harnröhre liegen, also lieber einen etwas dünneren verwenden. Zum Dauerkatheter gehört ein Beutel, in dem der Urin aufgefangen wird. Man kann ihn aber auch ohne benutzen. Durch Abklemmen des Katheters kann man den Passiven so zwingen, den Urin bei sich zu behalten bzw. seine Blase nur mit Erlaubnis zu entleeren. Auch hier ist Vorsicht geboten, denn der Urin könnte bei zu voller Blase und zu langer Stauung in die Harnleiter zurückgedrängt werden. Das muß wegen einer Entzündungsgefahr unbedingt vermieden werden. Die Klemme am Schlauchende, das ein nicht unerhebliches Stück (ca. 80 cm) aus dem Schwanz herausragt, ruft ein besonderes Gefühl von Schwere hervor, das sehr reizvoll sein kann.

Der lange Schlauch verlockt manche dazu, ihn in den Arsch des Passiven einzuführen, der sich so selbst in den Arsch pißt. Damit ist natürlich jede Sterilität unmöglich gemacht. So können Keime aus dem Darm in die Blase gelangen, weil je nach Lage und Druck Urin wieder zurück in die Blase gedrückt wird. Auf diese Spielart sollte vernünftigerweise verzichtet werden. Statt dessen kann ein Butt-Plug das Spiel bereichern. Mit einem Plug im Arsch wird das gesamte Verdauungssystem in die Gewalt des Aktiven gegeben. Nunmehr kann sich der

Passive vollkommen der Lust hingeben; er hat, wenn er dazu noch gefesselt ist, seinen Alltag und seine gewöhnlichen Verantwortungen abgegeben.

Bedenkliche Symptome bei und nach Katheterspielen: Tritt Blut im Urin auf, muß ein Arzt aufgesucht werden, wenn die Blutung nicht innerhalb weniger Minuten aufhört.
Kann der Katheterisierte innerhalb von sechs Stunden nach Entfernung des Katheters nicht pissen, muß ein Arzt aufgesucht werden.

Symptome einer Blasenentzündung können sein: Stechen und Brennen während des Pissens, starker Drang, häufig pissen zu müssen, das Gefühl, den Urin nicht halten zu können, und Schmerzen im Becken nach dem Pissen.

Der Aktive kann nicht nur das Pissen kontrollieren, sondern auch via Katheter Flüssigkeiten in die Blase des Passiven einführen. Es bietet sich dazu ausschließlich destilliertes Wasser oder sterile Kochsalzlösung an. Man achte darauf, daß die Flüssigkeit körperwarm und die Menge angemessen ist. Eine normale Blase faßt ungefähr 30 – 40 ccm, eine große ca. 55 ccm.

Ein Dauerkatheter sollte nicht länger als 24 Stunden gelegt bleiben, weil es sonst zu einer Infektion kommt. Sollte sich der Ballon nicht mehr entfernen lassen, weil der zum Ballon führende Kanal verstopft ist, bleibt nur der Weg ins Krankenhaus, da alle Methoden, den Ballon zu entfernen, wirklich nur in die Hände von Fachpersonal gehören.

Man muß sich bei Katheterspielen vor Augen halten, daß sie nur von erfahrenen Personen ausgeführt werden dürfen. Da selbst ausgebildetes Personal häufig Infektionen und manchmal Verletzungen verursacht, raten wir generell von dieser Sexualpraktik ab.

Wie man's macht:

- Zur Verhütung von Infektionen achte auf größte Hygiene.
- Säubere und desinfiziere dir die Hände, ziehe sterile Einmal-Handschuhe an.
- Verwende nur steriles Zubehör.
- Benutze reichlich Katheter-Gleitmittel.
- Keinerlei Gewaltanwendung.
- Pisse nicht über Katheter „austauschen".
- Katheterspiele dürfen, wenn überhaupt, nur von Erfahrenen praktiziert werden. Wir raten aber generell davon ab.

Klistiere

Klistiere werden nicht nur zur Reinigung des Darms und zur Vermeidung des Kontakts mit Scheiße eingesetzt, sondern finden auch in einer eigenen Sexualpraktik Anwendung. Diese Sexualpraktik steht sozusagen zwischen dem „sauberen" und dem „schmutzigen" Sex.

Der Rahmen für Klistierszenen reicht von klinischen Arzt-Patienten-Spielen bis zu Scat. In einer S/M-Szene liegt der Schwerpunkt auf der Kontrolle der Ausscheidungen durch den Meister. Der M bekommt ein Klistier oder einen Einlauf und wird dann mittels eines Butt-Plug „zugekorkt". Der Druck in seinen Gedärmen ist natürlich unangenehm, erinnert aber gleichzeitig stets an die Macht seines Herrn. Erst mit dessen Einwilligung findet er Erleichterung.

In anderen Szenerien wird eine sterile Krankenhaus-Atmosphäre mit Gynäkologen-Stuhl, altmodischen Klistierspritzen oder Irrigatoren – ein Gefäß oder ein Beutel mit Maßeinteilung (ca. 2 Liter) – geschaffen; der Arsch des „Patienten" wird mit allen möglichen Instrumenten untersucht. Ihm werden vom „Arzt", dessen Autorität er sich unterwerfen muß, ein oder mehrere Klistiere verpaßt. Außer Wasser werden auch Öl oder andere Flüssigkeiten verwendet. Es geht weniger um das Spiel mit der Scheiße, als um die Prozedur des Einfüllens und Ausscheidens.

Für Klistierspiele werden mit Vorliebe Utensilien benutzt, die einen großen Showeffekt bieten. Der Patient liegt auf der rechten Seite oder mit angezogenen Beinen auf dem Rücken. Neben ihm wird in ca. 1 Meter Höhe der Irrigator aufgehängt. Nicht höher hängen, sonst kann es durch den Wasserdruck leicht zu Verletzungen kommen. An ihm ist ein 1,5 Meter langer Schlauch befestigt, in den manchmal ein Glaszwischenstück eingesetzt ist, damit man den Durchlauf der Flüssigkeit beobachten kann. Am anderen Schlauchende befindet sich ein Ansatzstück aus Hartgummi mit einem Abstellhahn. Das Darmrohr hat eine seitliche Öffnung und keinen Abstellhahn, wird mit einer Schlauchklemme geschlossen und ist darmschonender, weil das Wasser seitlich austritt und nicht mit Druck frontal in den Darm strudelt. Das Endstück wird mit etwas fettfreiem Gleitmittel eingeschmiert und dem Patienten vorsichtig parallel zur Wirbelsäule in den Arsch geschoben. Vorher läßt man etwas Wasser abfließen, damit keine Luft in den Darm gerät und Blähungen verursacht. Vorsicht bei Hämorrhoiden oder anderen Analproblemen. Langsam läßt man ca. 0,5 Liter in den Passiven einlaufen, der dabei ruhig atmen und nicht pressen sollte. Nach dem Einlauf klemmt man den Schlauch ab oder schließt den Hahn, um wiederum den Eintritt von Luftblasen zu vermeiden, bevor der Schlauch die Luft aus dem Gefäß ansaugen kann. Der „Patient" sollte die Flüssigkeit so lange wie möglich bei sich behalten; wie schon gesagt, helfen dabei manche Aktive durch den Einsatz eines Butt-Plugs nach. Um Verletzungen zu vermeiden, sollte diese Phase nicht zu lange ausgedehnt werden.

Ein anderes Gerät zum Klistieren ist die Klistierspritze, die ungefähr 200 ml aufnehmen kann. Sie ähnelt einer großen Injektionsspritze mit abgerundeter „Nadel". Auch hier muß darauf geachtet werden, keine Luft in den Darm zu bringen und das Wasser langsam und vorsichtig einzuspritzen. Dieses Instrument ist ausschließlich dazu da, etwas in den Arsch zu spritzen, nicht etwas daraus abzusaugen. Ähnlich funktionieren die ballförmigen, roten Gummispritzen. Sie haben eine abschraubbare Plastiktülle, die in zwei Größen erhältlich ist – eine für die Scheide (mit einem Loch) und eine für den Arsch (mit fünf Löchern). Sie werden unter der Bezeichnung „Frauendusche" im Handel angeboten und sind etwas kompliziert zu handhaben, weil es fast unmöglich ist, die Luft vor dem Einspritzen abzulassen. Ebenso schwierig ist es, beim Herausziehen das Ansaugen von Wasser und – schlimmer noch – Analschleimhaut – zu verhindern. Wir können diese Geräte nicht empfehlen.

Wie man's macht:

- Verwende nur geeignete Geräte.
- Führe Geräte vorsichtig in den Arsch ein, niemals mit Gewalt.
- Führe Einläufe weder mit zu hohem Wasserdruck noch in zu großer Wassermenge aus.
- Suche bei blutenden Verletzungen sofort einen Arzt auf.

Eine ganz spezielle Spielart des Dirty-Sex ist die „Baby-Phantasie". Zu diesem Phantasiekomplex gehört das völlige Abgeben aller anerzogenen Körperkontrollen. Der Erwachsene versetzt sich in ein Alter zurück, in dem er bedingungslos geliebt wurde und alle „Schweinereien" machen konnte, ohne zur Verantwortung gezogen zu werden. Der Windelträger darf in seine Windeln pissen und kacken. Sein Partner säubert, pudert und wickelt ihn wie ein Baby oder Kleinkind, er bekommt ein Fläschchen oder einen Nuckel und wird umsorgt und verhätschelt wie in seiner Babyzeit. Die Verabreichung von Babykost ist nur etwas für Hartgesottene.

In diesem Rollenspiel ist es für Aktive ein Ausdruck ihrer Macht, ihren Partner zu einem Kleinkind mit Windeln zu degradieren und so die Kontrolle über ihn zu übernehmen. Kombinationen mit weiteren Sexualpraktiken wie Rasieren und Spanking sind häufig anzutreffen.

Scat
(andere Ausdrücke: Scheißspiele, Kaviar)

Für viele Schwule bedeutet es fast immer Stop, wenn beim Sex Scheiße ins Spiel kommt. Sowohl unsere Erziehung zur Sauberkeit als auch die angeborene Ablehnung des Geruchs sind dafür verantwortlich. Kot wird beim Analverkehr häufig als sehr störend empfunden, weil er die Schleimhäute reizt und ein problemloses Rein und Raus verhindert (vor allen Dingen, wenn man am Tag zuvor Haselnüsse gegessen hat).

Doch es gibt Liebhaber, die gerade darauf Wert legen, daß bei ihren sexuellen Aktivitäten Scheiße nicht ausgespart bleibt. Dieser Liebhaberkreis ist ausgesprochen klein. Die Szene kennt sich untereinander, und eine rege Reisetätigkeit führt die Mitglieder zueinander. Zum offen getragenen braunen Taschentuch, auch in Szenebars, kann sich allerdings kaum jemand durchringen. Selbst in der härtesten Szene ist Scheiße häufig ein letztes Tabu. Von den meisten wird Spielen mit Scheiße (*scat*) als das allerallerletzte betrachtet. Scheiße ist noch viel stärker tabuisiert als Pisse; so ist es zwar normal, daß auf öffentlichen Toiletten eine lange Reihe pissender Männer nebeneinandersteht. Es ist aber absolut undenkbar, in ebenso trauter Gemeinsamkeit nebeneinander zu kacken.

Kot stellt für einige einen verehrungswürdigen Fetisch dar, den man geben kann, der dankbar empfangen wird, den sich vielleicht die Jünger eines angebeteten Meisters teilen und der in einer rituellen Handlung weitergereicht wird.

Dieser Fetisch wird von anderen gesammelt, getrocknet, etikettiert und dann zu besonderen Gelegenheiten wieder hervorgeholt und in ein sexuelles Spiel mit einbezogen. Manche Leute haben eine Gesteinssammlung, andere sammeln eben andere Brocken.

Für manche geht die Verschmelzung mit ihrem Partner so weit, daß sie dessen Arschloch aus nächster Nähe sehen und fühlen möchten, wie es schon beim Rimming geschieht. Als Steigerung dessen wollen andere zusehen, wenn der Partner scheißt, eventuell auch mit Lippen und Zunge fühlen, wie sich der Schließmuskel öffnet und die Scheiße herausgedrückt wird. Das soll nicht darüber hinwegtäuschen, daß es auch den eingefleischtesten Liebhabern nicht ohne weiteres möglich ist, Scheiße zu essen. Aber gerade in der Überwindung dieser Schranken, in der Aufhebung der Grenzen zwischen den Körpern, liegt für sie das erotische Erlebnis. Es sind meist nur geringe Mengen, die geschluckt werden können, eher wird der Kot zwischen den Körpern, zwischen Mund und Arsch hin und her geschoben, verteilt und zermatscht wird.

Der Geruch wird meist auch von Scat-Freunden als unangenehm oder eklig empfunden; auch hier liegt die Lust im Überwinden der Ekelschranke. Durch Verreiben kann der Geruch verändert wahrgenommen werden, er wird eventuell abgeschwächt und so erträglicher. Auch Parfümstoffe wie Moschus oder Zibet riechen in starker Konzentration ekelhaft, in Verdünnung sind sie Wohlgerüche. Kot wird durch Verdünnung vielleicht nicht gerade zum Wohlgeruch, aber doch erträglicher. Auf den Geruch hat auch die Ernährung Einfluß: Nach Fleischgenuß stinkt Scheiße mehr als bei vegetarischer Kost.

Der Tip für Wurstmaxen: Wer ausgeleierte Rosetten mag oder gerne dem Partner beim Scheißen zusehen möchte, ohne mit dem Kot in Berührung zu kommen, kann eine erste Annäherung vornehmen, indem er einen stabilen, bruchsicheren Glas-Couchtisch entfremdet: Von unten kann er seinen Freund über sich hockend beim Kacken beobachten (Spitzendeckchen vorher entfernen). Vielleicht kann das Präsentieren und Essen der Wurst erleichtert werden, wenn sie hübsch angerichtet wird – z.B. als Bananasplit mit Kirsche und Papierschirmchen. Kokosraspeln machen sich farblich gut – aber Vorsicht: Kokos ist nicht jedermanns Sache!

Die meisten Anhänger haben ihre ersten Erfahrungen in Parks und Wäldern gemacht. In der frischen Luft verzieht sich auch der unangenehme Geruch besser – wird damit zur gesunden Landluft. Probleme mit dem Saubermachen der Umgebung gibt's auch nicht, alles geht seinen natürlichen Gang. Ein Teich in der Nähe oder ein Wasseranschluß ist selbstverständlich günstig, weil man ja irgendwie wieder nach Hause kommen muß. Allerdings beschränken sich Aktivitäten in freier Natur auf die wärmere Jahreszeit – wohin also im Winter? Hier bieten sich außer Ställen nur noch gekachelte Badezimmer oder speziell ausgerüstete Privaträume an.

Solche Räume sind mit abwaschbaren Teichfolien ausgelegt, im günstigsten Fall gekachelt. Scat-Fans bauen sich Gestelle, z.B. eine an Ketten aufgehängte Klobrille o.ä., die es ermöglichen, beim Scheißen zuzusehen bzw. sich unter den Geliebten zu legen und seine Liebesgaben zu empfangen. So ein Spezialraum ist oft bis auf 40°C aufgeheizt und wird abgedunkelt. Der innere Raum wird sozusagen im äußeren Raum nachgebildet. Gerne wird meditative Musik dazu genommen, und man läßt sich viel Zeit, um das Erlebnis möglichst lange auszukosten.

Sehr beliebt sind die in Holland oder Frankreich veranstalteten Dirty-Feten, die dort in passender Umgebung in großen Gruppen gefeiert werden. Hier treffen sich aus aller Welt angereiste Liebhaber zu einer Art „Grüne Woche von hinten".

Durch den Darm wird nichts eigentlich „Verbrauchtes" ausgeschieden; was so den Körper verläßt, ist gar nicht benutzt worden. Es handelt sich um unbrauchbare Rückstände, die durch den Darm wandern und dabei „ausgelaugt" und mit Verdauungssäften durchmengt werden, wobei die Überbleibsel und Ballaststoffe durch die Darmfäulnis zersetzt werden.

Scheiße ist normalerweise von halbfester Konsistenz, dunkelbrauner Farbe und typischem Geruch, der in größerer Verdünnung an Jasmin erinnert, was durch das im Kot enthaltene Skatol bewirkt wird. Jede Veränderung des Kots in Farbe, Festigkeit und Geruch kann auf eine Erkrankung hindeuten. Ein mit rotem Blut vermischter Stuhl deutet auf Blutungen in den unteren Darmabschnitten hin, was in harmlosen Fällen durch Hämorrhoiden verursacht werden kann. Dunkles Blut stammt aus höher gelegenen Darmregionen; tritt häufiger Blut auf, sollte ein Arzt zur Rate gezogen werden.

Die normale Kotmenge schwankt je nach Zusammensetzung und Menge der Nahrung zwischen 100 bis 500 Gramm pro Tag.

Nicht immer müssen Spiele mit Scheiße so extrem ablaufen: Auch bei weitaus gängigeren Praktiken kann mit Scheiße gespielt werden. Häufig rutscht beim Fisten aus den oberen Gefilden des Darms Kot in den unteren Bereich nach, und eine Unterbrechung würde die bereits erreichte Entspannung zunichte machen. Fister, die nicht unbedingt auf Scat stehen, können damit trotzdem recht gut umgehen. Die zähe Masse im Darm hin und her zu schieben, erzeugt beim Gefisteten ein starkes Gefühl von Fülle; beim Rausziehen wird durch den Sogeffekt die Masse nach unten gezogen, beim Reinschieben wird sie höher in den Darm geschoben. Dies ist sicher nur etwas für Geübte, deren Inneres genügend entspannen kann. Es sollte auch sehr vorsichtig geschehen, um keine der Befestigungen des Darms zu zerreißen. Als erotisch wird von den Partnern auch das vorsichtige Ausräumen des Darminhalts mit den Händen erlebt. Da stülpt sich sozusagen das Innere nach außen; die Grenzen zwischen Körper und Umgebung werden quasi aufgehoben.

Aber eigentlich kann man schmuddelige Abenteuer auch mit noch einfacheren Dingen erleben. Spiele mit Lebensmitteln haben weitaus mehr Liebhaber als Spiele mit deren Verdauungsrückständen. Reifes Obst kommt ebenso in Frage wie Eier. Man kann damit viel Spaß haben, viel Körperkontakt und eventuell sogar einige Schranken abbauen, z.B. lassen sich geschälte Bananen auch wunderbar zärtlich in einen Hintern schieben. Die vermatschte Südfrucht kann dann wieder herausgedrückt werden. Und vielleicht findet sich ein Liebhaber, der sich dieses eigenwillige Bananasplit auch noch auf der Zunge zergehen läßt.

Wie man's macht:

- Es gibt keine Gefahr, sich bei Spielen mit Scheiße mit dem HI-Virus anzustecken. Auch durch Essen von Kot kannst du dich nicht mit HIV infizieren – aber möglicherweise mit krankmachenden Bakterien oder Parasiten.
- Selbst das Essen vom eigenen Kot kann krank machen.

Öl

Auch mit allen Formen von Öl läßt sich wunderbar herumschweinen, sauberer als mit Schlamm oder Scheiße, aber nicht unbedingt leichter wegzuputzen. Raufen, Ringen und Massieren mit viel Öl ist ein gewaltiges körperliches Erlebnis. Allerdings greifen alle Öle Kondome an; Safer-Sex ist also nicht mehr möglich, wenn man erst einmal so gründlich eingeölt ist.

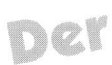

Der Tip für Schmierfinken: Wem dies allzu sauber erscheint, der kann sein Massage-, Baby- oder Lebensmittelöl auch einfärben. Für das schwarze Altöl, wie es in vielen Phantasien vorkommt, nimmt man lieber einen Ersatz, denn echtes ist mit Schwermetallen völlig kontaminiert. Man kann sehr gut Künstlerpigmente wie „Elfenbeinschwarz" oder „Beinschwarz" dazumischen. Etwas Alkohol zufügen, denn beide Stoffe lassen sich nur sehr schwer mischen. Die Zubereitung ist übrigens schon mit einer ebenso großen Sauerei verbunden wie der Gebrauch. Auch für sich selbst und seinen Partner braucht man im Anschluß eine Unmenge Badezusatz oder Duschgel. Leichter zu entfernen sind dagegen Körperfarben, wie sie in einigen Spielwarenhandlungen angeboten werden. Sie liegen auch in einer viel reichhaltigeren Farbpalette vor und sind ungiftig. Überrasch deinen Freund doch mal und mach ihm den Schlumpf.

In vielen Phantasien spielt Öl eine Rolle, weil es die Haut geschmeidig macht; das Aneinanderreiben, das Ringen und Balgen mit einem ebenfalls verschmierten Partner kann sehr erotisch sein! Auch Wichsen geht hervorragend; das Öl setzt die Empfindlichkeit des Schwanzes herab, so daß man dort und auch an den Eiern fester zupacken kann als gewöhnlich.

Besonders angenehm empfinden manche auch Öl, dem andere ätherischen Substanzen (aus der Apotheke oder dem Versandhandel von Kosmetikläden) zugesetzt wurden, so daß es entweder gut riecht oder, wie Pfefferminzöl, ein leichtes, kühles Brennen auf der Haut hinterläßt. Bei fünf Tropfen auf 100 ml liegt die Wirkungsdauer bei etwa 15 Minuten – auch für zarter Besaitete durchaus erträglich. Wer es schärfer liebt, rührt in 100 ml Öl einen Teelöffel Cayennepfeffer ein, das brennt besonders auf zarter Haut wie Feuer – aber Vorsicht an den Augen und Schleimhäuten! Wer es nicht mehr aushält, kann es mit einem in sauberem Öl oder Hautcreme getränkten Wattebausch abwischen.

Wer häufiger Schmierspiele veranstalten will, sollte sich gleich zu Anfang eine ölverträgliche Unterlage anschaffen. Gummilaken sind ungeeignet, da sie früher

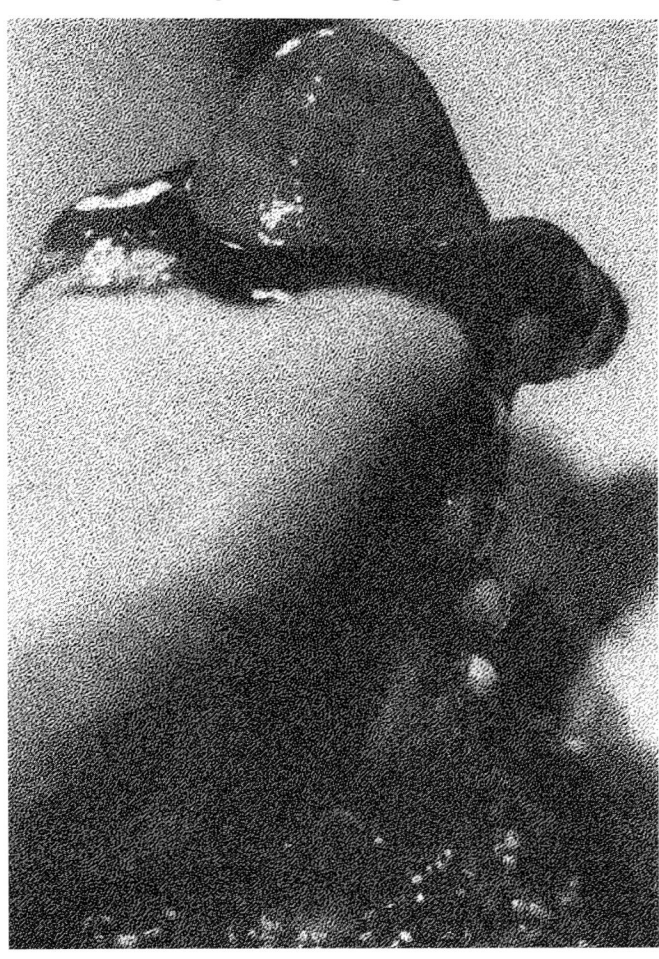

oder später reißen. Einfarbige Lackfolie, wie man sie im Kaufhaus von der Rolle kaufen kann, ist schon besser, aber furchtbar rutschig. Edel, deshalb aber auch teuer, ist ein ganzes Leder, z.B. von einem Rind (natürlich „rasiert", also ohne Fell). Wer sowieso öfter herumschweint, kann sich auch eine Spielwiese mit leicht erhöhtem Rand anfertigen, eine Art Kinderplanschbecken. Dazu bastelt man einen Rahmen in der gewünschten Höhe und Größe, der auf den Boden oder andere feste Unterlage gelegt wird. Das Laken kann dort hineingelegt werden, so daß es nach allen Seiten reichlich über den Rand hängt oder dort sogar befestigt werden kann. Ob man nun literweise Öl in dieses Becken leert oder noch anderes treibt, bleibt ganz den eigenen Wünschen überlassen. Die Matratze oder der Teppich bleiben jedenfalls einigermaßen unbehelligt.

Wäsche bekommt man eigentlich nicht mehr sauber, und sollte man dem Liebsten kräftig auf den ölschwarz verschmierten Arsch geklapst haben, wird man sich später nicht über Spritzer an der Tapete wundern dürfen. Aber einmal so richtig rumsauen!

Wie man's macht:

* Bei Spielen mit Öl ist safes Ficken nicht mehr möglich, weil Öl Kondome porös macht.

Schlamm
(anderer Ausdruck: Mud)

Schöne, schmutzige Spiele kann man natürlich auch ohne Scheiße haben. Wer den Kontakt mit Kot, aus welchen Gründen auch immer, ablehnt, findet vielleicht Gefallen daran, sich mit einem oder mehreren Partnern im Schlamm herumzuwälzen. Das Wattenmeer wäre hier der geeignete Ort; Lehmkuhlen, Baggergruben oder ähnliches gibt es aber in fast allen Gegenden. Nicht nur Military-Fans nutzen diese für ausgiebige Schlammschlachten. Der Schlamm muß die richtige Konsistenz haben: weich, geschmeidig, frei von Steinen und Splittern. Bei solchen Freilandveranstaltungen gibt es allerdings kaum andere sexuelle Kontakte als gemeinsames Wichsen, da selbst im Sommer die Körper stark auskühlen und außerdem die kratzigen Erdpartikel die zarten Häute an Schwanz, Arsch und Mund übermäßig reizen. Ganz unmöglich ist es auch, Safer-Sex mit Kondom zu praktizieren, wenn gleichzeitig Sand ins Getriebe gerät und so wie Scheuermilch nicht nur das Gummi zerstört, sondern auch die Haut an Arsch und Schwanz aufrauht und für winzige Verletzungen sorgt.

Im Schlamm wird nicht nur nackt gerungen, sondern mit besonderer Vorliebe ganz gezielt Kleidung eingesetzt: Armee-Uniformen oder Jockstraps, Unterwäsche, Sportbekleidung, Jeans und sogar graue Zweireiher aus Flanell. Sich hinterher wieder zu säubern, ist eine Kunst für sich. Schlammclubs installieren für ihre Feten im Freien meist eine tragbare Duschgelegenheit. Liebhaber dieser Schlammschlachten verbringen ihre Freizeit gerne beim Rugby oder beim Moto-Cross, wo sie den Anblick schlammverschmierter Sportler genießen können.

In der kalten Jahreszeit sind solche Abenteuer völlig unmöglich – findige Liebhaber haben als Wintervorrat immer einen größeren Brocken getrockneten Schlamms zu Hause parat: einfach in warmes Wasser einrühren – fertig ist die heiße Tasse! In den Räumen von Mud-Clubs wird eine Arena aufgebaut, die mit Schlamm gefüllt wird.

Weniger sandig und damit weniger kratzig sind natürlich die in allen Apotheken und Drogerien erhältlichen Moor- und Schlammpackungen. Das Tolle: Man kann mit ihnen nicht nur herumschweinen, sie sollen auch noch gut für Haut und Haar sein. Überrasche doch deinen Apotheker einfach damit, indem du 50 Pakete Heilerde verlangst.

Wie man's macht:

- Bei Schlammschlachten ist safes Ficken nicht mehr möglich, da die feinen Sandkörner Gummis und Schleimhaut zu stark angreifen.

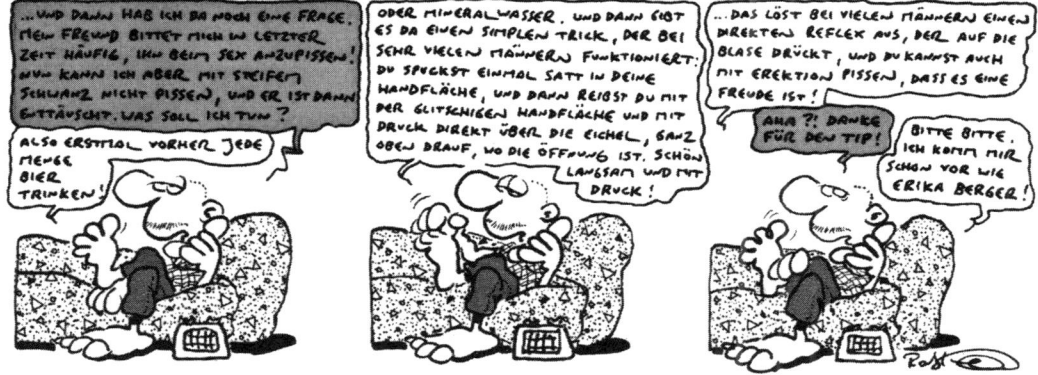

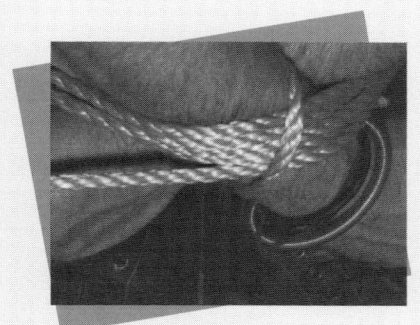

S/M-Theorie

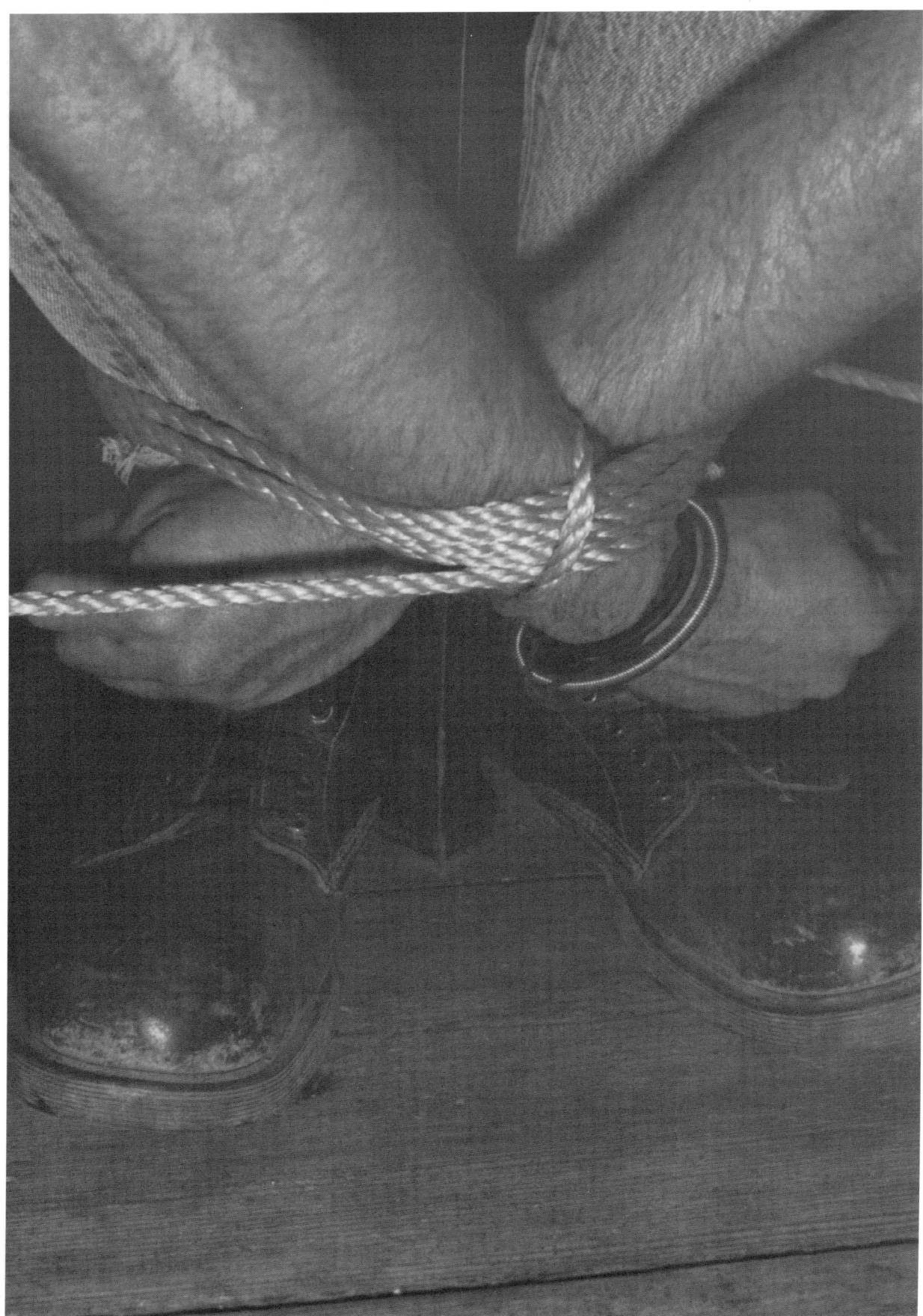

S/M-Theorie

S/M ist die Abkürzung für Sadist/Masochist bzw. Sadismus/Masochismus, wobei der S-Part im klassischen Sinn für die aktive, der M-Part für die passive Rolle steht. Dies wird im einzelnen aber noch erläutert, denn so einfach ist der gesamte Komplex der S/M-Beziehungen nicht. Außerdem entspricht eine so klare Trennung der Rollen nicht der Realität, da die meisten Anhänger zwischen den Fronten wechseln, was auch nicht einer gewissen Logik entbehrt, wie man später sehen wird.

So wie sich eine Vergewaltigung von einvernehmlichem Sex unterscheidet, handelt es sich bei S/M-Sex um das Geben und Empfangen von Lust, die in einer anderen Situation als Schmerz empfunden würde.

Das kennt man aus dem Alltag: Wer einmal gehört hat, wie begeistert sich Marathonläufer äußern oder daß Bodybuilder über ihre Schmerzgrenze hinaus trainieren, um danach kotzend (aber befriedigt) zusammenzubrechen, versteht, daß es sich bei der Erfahrung mit Schmerzen um das Abstecken und Erweitern der eigenen Möglichkeiten handelt. Menschen ziehen Lustgewinn daraus, körperliche Grenzen zu überwinden.

S/M bedeutet ein Bekenntnis zu den eigenen sexuellen Phantasien und deren Realisierung in Rollenspielen. Ja, die Betonung liegt auf Spiel. Auch bei Demütigungen handelt es sich um bewußte Akte, mit dem Ziel, Lust zu erzeugen und auszuleben.

S/M hat mit Leder zu tun, ist aber nicht mit Leder identisch. Und es gibt noch tausend andere Fetische, die im Zusammenhang mit S/M eine wichtige Rolle spielen. Der offene Umgang mit intensiven Reizen führt zu einem langen Lernprozeß, in dessen Verlauf die Spirale der Reizsteigerung nicht ins Unendliche geschraubt wird. S/M ist nicht die Vorstufe zu Mord und Totschlag. S/M befürwortet auch nicht Folter, Rassismus, Diskriminierung und Gewalt.

Um hinter das Geheimnis einer dominant-unterwürfigen Beziehung zu kommen, muß eine Basis zwischen den Partnern hergestellt werden, die über das körperliche Interesse hinausgeht. S/M ist eine Sache von Zeit, Ausdauer und gegenseitigem Aufeinandereingehen.

Um eins klarzustellen und damit dem S/M-Sex den Ruf des Krankhaften und Perversen zu nehmen: S/M ist ein Akt der Liebe, der voraussetzt, daß beide Respekt voreinander haben. Ein M kann durchaus die Rolle eines Tiers, einer Maschine oder eines Sklaven einnehmen, er bleibt aber immer Mensch mit allen Rechten und wird auch so akzeptiert.

Im Vorfeld einer S/M-Szene sind einige Verabredungen zu treffen, an die sich beide Partner halten müssen. Der Passive setzt seine Grenzen, was zeigt, daß er gar nicht so passiv ist. Er hat jederzeit das Recht, das Spiel abzubrechen. Er sollte den Aktiven über eventuelle Gebrechen, Allergien oder Krankheiten unterrichten, damit dieser darauf Rücksicht nehmen kann.

S/M-Sex bezieht immer Kopf und Geist mit ein, oder besser gesagt, erst durch den geistigen Rahmen erfährt er seinen eigentlichen Reiz. Hier spielen Sprache, Gestik und Mimik eine nicht zu unterschätzende Rolle. Damit sich beide oder alle Teilnehmer richtig gehenlassen können, muß eine vertrauensvolle Basis geschaffen werden. Man muß sich genug Zeit nehmen.

Da es sich bei S/M um sehr sensible Sexpraktiken handelt, ist mit allen Arten von Drogen und Alkohol sehr vorsichtig umzugehen. Weil dem Aktiven eine besondere Verantwortung sowohl für sich als auch für den Passiven zukommt, muß er in dieser Hinsicht besonders enthaltsam sein.

In der S/M- und Lederszene haben sich einige Vorsichtsmaßnahmen herauskristallisiert: Laß dich beim ersten Kontakt mit einem neuen Partner nicht fesseln. Such dir als S-Anfänger einen erfahrenen M-Partner, der dir beibringt, wo deine Grenzen sind (nach Möglichkeit solltest du die ganze Sache zuerst von der passiven Seite aus kennenlernen). Vereinbare mit deinem Partner ein Codewort (z.B. „Stop") oder ein Codezeichen, das im Fall des Falles zum sofortigen Abbruch aller Handlungen führt.

Meister und Sklave ist eine eigene Spielart des S/M-Sexes, die nicht mit der üblichen Rollenverteilung zwischen Aktivem und Passivem verwechselt werden darf. Längerfristige Verhältnisse sind äußerst selten, kommen aber in der Phantasie sehr häufig vor, wobei die ungeliebten Aspekte ausgeblendet werden. Ein „echter" Sklave läßt sich aus freien Stücken von einem Meister wählen, dem er sich in allen Fragen des Lebens unterwirft. Diese Beziehung geht weit über das Sexuelle hinaus und betrifft ihr gesamtes gemeinsames Leben. Der Meister kümmert sich um das finanzielle und leibliche Wohl beider und ist verantwortlich für die Atmosphäre, innerhalb derer sich diese Beziehung entfalten kann. Man kann solch eine Beziehung am ehesten mit einer Ehe im konservativsten Sinne vergleichen.

Im Unterschied zur historischen Sklavenhaltung hängt das Sklavendasein in diesem Fall nicht von Rasse, Religion oder sozialen Gegebenheiten ab, und der Sklave begibt sich freiwillig in die Obhut seines Meisters, weil er dadurch höchste Befriedigung erlangt und keine psychischen und körperlichen Schäden davonträgt. Der Unterschied zwischen einem Maso und einem Sklaven besteht darin, daß der Maso im Alltag seine Entscheidungen selbst trifft und nach der S/M-Nummer ein vom Sado vollkommen unabhängiges Leben führt. Insofern ist die Hingabe des Sklaven wesentlich weitreichender als die des Masos, sie schließt nämlich neben der physischen auch die psychische Unterwerfung ein. Er muß ein emotionaler Teil seines Meisters werden.

Auch hier gibt es gewisse Regeln, die von beiden Seiten im Vorfeld verabredet und dann eingehalten werden müssen. In den meisten Fällen wird ein detaillierter Sklavenvertrag abgeschlossen.

Grundvoraussetzung ist, daß der Meister mehr für seinen Sklaven empfindet als sexuelle Begierde. Um eine so große Verantwortung zu übernehmen, muß er ihn lieben. Das ist jedoch für Außenstehende oft nicht ersichtlich; wegen ihrer großen Privatheit ist solch eine Liebesbeziehung häufig nicht nachvollziehbar.

Wie man's macht:

* Sieh dich vor stark alkoholisierten oder mit Drogen vollgepumpten Partnern vor! Es kann sehr gefährlich werden, wenn er als Aktiver z.B. deine Äußerungen in seinem Rausch einfach überhört und damit seiner Sorgfaltspflicht nicht mehr nachkommt, oder wenn er sich als Passiver überschätzt und seine körperlichen Grenzen nicht gut kennt. Eventuell ist er nicht mehr in der Lage, sich überhaupt noch verbal zu äußern. Außerdem kann sein Kreislauf schneller versagen, als wenn er nüchtern ist.
* Achte als Aktiver auch auf alle körperlichen Signale des Passiven, wie Zittern, gestörte Atmung, Verkrampfung (die Hände verraten hier sehr viel), Schweißausbrüche u.ä., um den Zustand deines Partners richtig einzuschätzen. Lerne diese Verantwortung zu genießen. Nur in solch einer Situation des vollkommenen Vertrauens können sich die Partner ihren Phantasien vollständig hingeben.

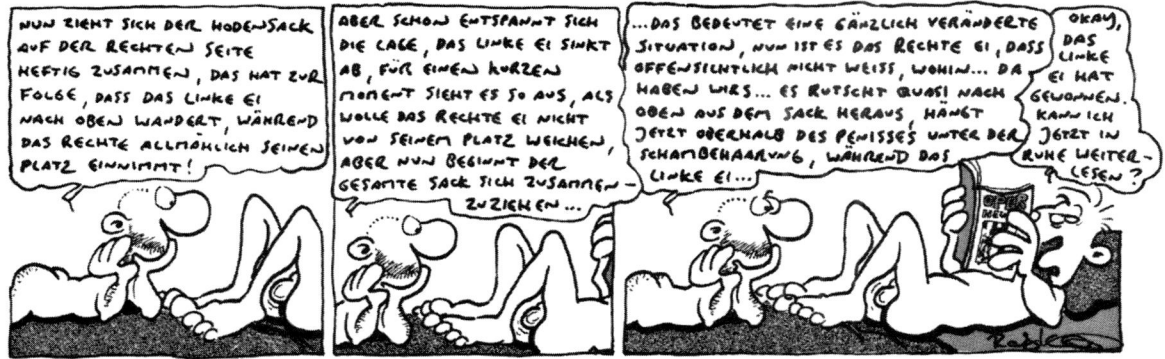

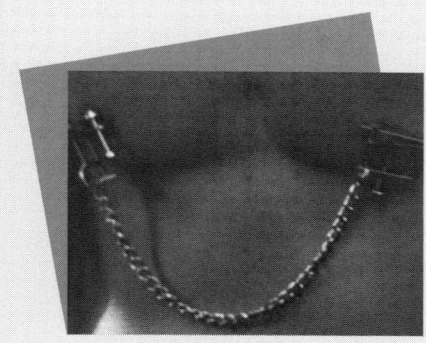

S/M Light

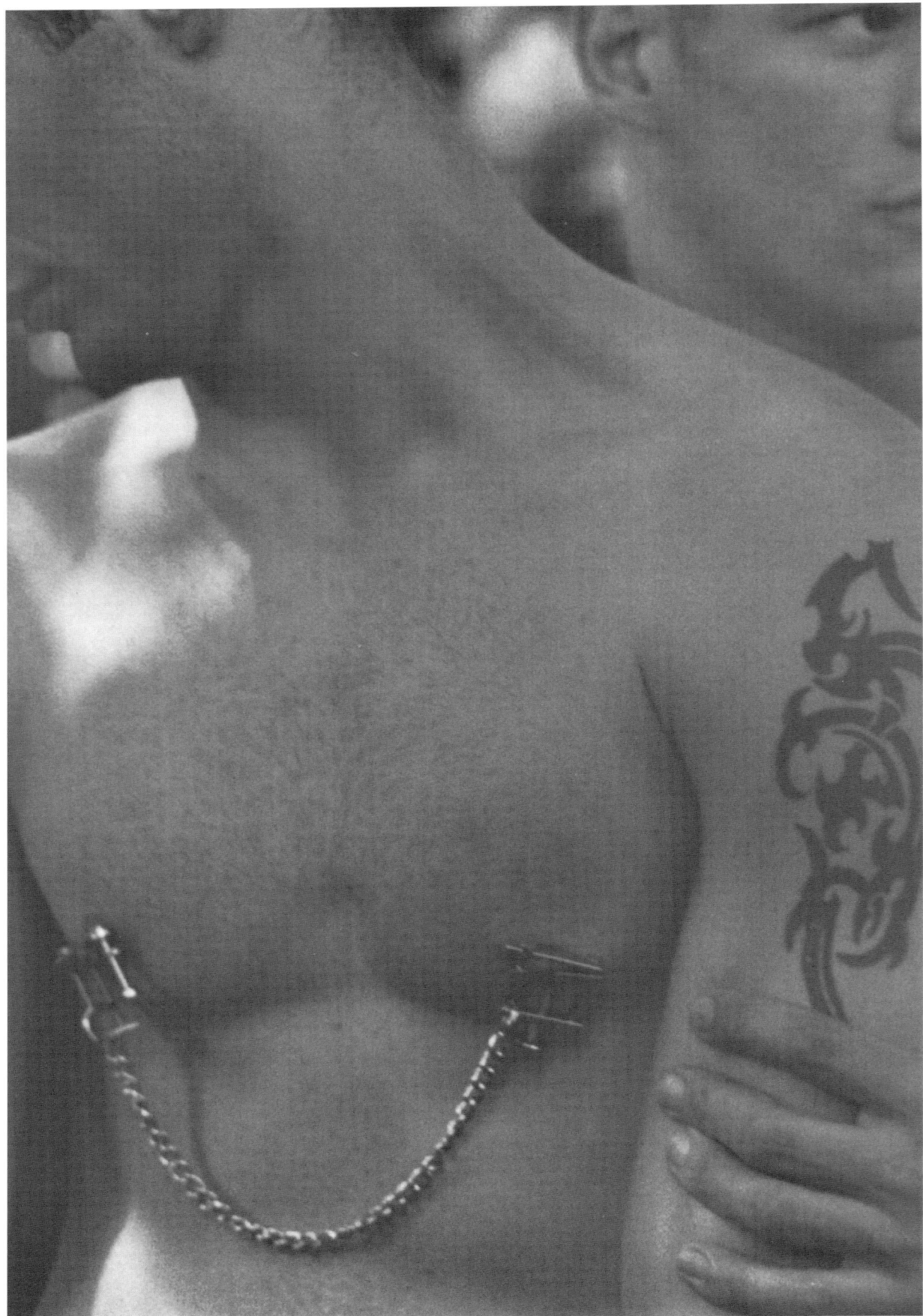

S/M Light

In diesem Kapitel stellen wir Formen von leichtem S/M-Sex vor, die von vielen praktiziert werden. Darüber hinaus verdeutlichen sie, daß S/M variantenreich ist und mehr mit Gefühl, Phantasie und Lust als mit unkontrollierter Brutalität und Abgebrühtheit zu tun hat. Rollenzuweisung im Sinne von Sklave und Meister gibt es hier nur in Ansätzen.

Rasieren
(anderer Ausdruck: Intimrasur)

Eine Ganz- oder Teilrasur des Körpers wird von vielen aus ästhetischen Gründen vorgenommen. Dann gibt es auch Liebhaber, die die Rasur als stimulierende sexuelle Praktik zwischen zwei oder mehr Personen gezielt einsetzen. Hier wird fast ausschließlich naßrasiert: Strich für Strich kommt unter dem weißen Seifenschaum die glatte seidige Haut zum Vorschein.

Anders als das morgendliche Rasieren im Bad dauert diese Prozedur sehr lange; sie kann also wunderbar zelebriert und ausführlich genossen werden.

Eine Rasur kommt aus verschiedenen Gründen in Frage. Sie kann als Zeichen der Demütigung bei S/M-Spielen eingesetzt werden, aber auch aus rein optischen Gründen und zur größeren Sensibilisierung der Haut durch deren dann ungewohnte Glätte. Es werden Teile des Körpers (Genitalbereich, Kopf) rasiert oder auch der ganze Körper. Vielleicht möchte man auch einfach nur bestimmte Körperteile frei von Haaren haben, denn mancher, der mit einem stattlichen Pelz verschwenderisch bedacht wurde, ist darüber gar nicht glücklich. Vielleicht liebt er trotzdem behaarte Männer – nur bei sich selbst: igitt!

Rasiert man sich in der Genitalgegend, wird die Empfindsamkeit viel größer. Die Haare ums Arschloch beispielsweise fangen viel von der Reibungsintensität beim Ficken ab. Entfernt man sie, wird man erstaunt sein, wieviel sensibler man dort geworden ist (und außerdem kann ein rasiertes Arschloch ein geiler Anblick sein). Viele finden es angenehmer, rasierte Eier zu lecken, als ständig mit

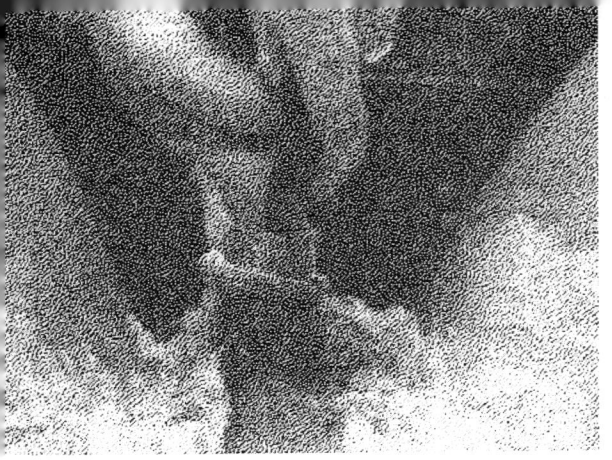

einem Mund voller Haare zu kämpfen, und auch die Behaarung um den Schwanz kann sehr störend sein. Nebenbei: Schwänze wirken in ihrer ganzen Größe, wenn nicht ein Drittel im Gestrüpp verschwindet!

Wird die Schamgegend zum ersten Mal rasiert, sollten die Haare bis auf Stoppeln zurückgeschnitten sein, um dann mit einem Naßrasierer unter warmem Wasser abrasiert zu werden; Rasierschaum leistet hierbei gute Dienste. Wichtig ist, daß hinter den Eiern zum Arsch hin nicht gegen den Strich rasiert wird, das kann sehr schmerzhaft sein. Ansonsten tut es nicht weh. Mit einem Spiegel kann ein Anfänger gut kontrollieren, wohin die Klinge fährt. Vorsichtig muß man sein, wenn man sich geschnitten hat: Diese kleinsten Wunden sind offene Hautstellen, durch die alle möglichen Infektionen erfolgen können. Man muß später im Bett daran denken und hier den Kontakt mit fremdem Blut oder Sperma vermeiden.

Wer ständig rasiert sein möchte, bekommt mit der Zeit Übung, und das Rasieren geht einem unter der morgendlichen Dusche flott von der Hand; lästige Stoppeln können gar nicht erst nachwachsen. Ein Tip noch: Keinesfalls Rasierwasser oder alkoholhaltige Hautcreme wie *Nivea* auftragen; das brennt wie Feuer.

Wenn Anfänger sich nicht täglich rasieren, müssen sie nach den ersten zwei Tagen eine kleine Tortur auf sich nehmen: Die Eier und der Arsch werden fürchterlich pieksen, wenn die ersten Härchen nachwachsen. Aber da muß man mannhaft durch: Beim nächsten Mal hat sich die Haut bereits ans Rasieren gewöhnt. Unrasiert beginnt man sich unwohl und ungepflegt zu fühlen.

Enthaarungscremes sind eine andere Möglichkeit, Haare loszuwerden. Allerdings ist das eine Praktik, die nicht nur wegen des merkwürdigen Geruchs besser im stillen Kämmerlein ausgeführt wird. Auf der Packung steht, daß diese Cremes nicht im Bereich der Schleimhäute verwendet werden dürfen; die Gegend um Schwanz und Arsch und an den Eiern ist zwar zart und empfindlich, aber keine Schleimhaut. Eine Hautverträglichkeitsprobe ist nach Herstellerempfehlung unbedingt zu machen, und man sollte das Zeug auch nicht länger als unbedingt nötig einwirken lassen. Die nachwachsenden Stoppeln pieken nicht so sehr wie die, die nach der Naßrasur nachwachsen.

Völlig unbrauchbar sind für diese Zwecke Elektrorasierer, weil sie die Haut zu sehr reizen und man in kürzester Zeit von Pickeln übersät ist. Das gleiche gilt auch für die mechanischen Enthaarungsgeräte, die mit unterschiedlichen Mechanismen die Haare ausreißen (eigentlich sind sie zum Enthaaren von Frauenbeinen gedacht – das geht doch selbst über S/M Heavy hinaus, was Heteros sich da ausgedacht haben).

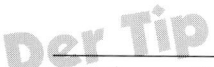

Der Tip nur für Könner: Als besonders erotisch wird das altmodische Rasieren mit einem stilvollen Rasiermesser empfunden, das völlig anders gehandhabt werden muß als ein moderner Sicherheitsrasierer. Ein gutes Rasiermesser ist nämlich das Schärfste, was es gibt. Am besten übt man anfangs vorsichtig an einem mit Rasierschaum geschmierten Luftballon. Erst wenn man hierin Sicherheit erlangt hat, dürfen die ersten vorsichtigen Selbstversuche an unkomplizierten Stellen gewagt werden. Wenn auch diese Versuche erfolgreich verlaufen, kann man es sich überlegen, seinen Partner mit einem Rasiermesser vom lästigen Bewuchs zu befreien.

Rasur kann im S/M-Bereich für jungenhafte Vitalität stehen, die rituelle Vorbereitung eines Opfers für weitere Aktivitäten sein oder dem Gedemütigten sein schutzloses Ausgeliefertsein körperlich vermitteln.

In solch einer Szene ist die Rolle des Rasierenden die des Meisters. In diese Situation läßt sich eine der meistgeliebten Phantasien hervorragend eingliedern: Einer wird von einem anderen oder einer Gruppe überfallen, bewegungslos gemacht und dann rasiert. Auch hier sieht man, daß der Passive das Geschehen steuert. Er wird zwar „gegen seinen Willen" überwältigt und durch Rasur gedemütigt, aber in Wirklichkeit bestimmt er vorher, daß das mit ihm geschehen darf. Der Rasierte wird noch länger etwas von dieser Nummer haben, weil ihn die langsam nachwachsenden Stoppeln noch viele Tage daran erinnern werden und er außerdem unter der Dusche in seinem Fitness-Studio erstaunte (oder bewundernde) Blicke auf sich zieht.

Außer der Genitalgegend werden oft auch Achselhöhlen und Brust rasiert, eventuell auch Arme und Beine – der Körper erhält dadurch eine makellose Einheitlichkeit. Das Kopfhaar zu rasieren ist ein besonders großer Einschnitt in das persönliche Erscheinungsbild und gehört deshalb meist zu der Rollenzuweisung „Sklave". Übrigens: Schnäuzer sind für manche Träger unantastbar, und ohne Augenbrauen sieht auch der schönste Mann einfach idiotisch aus.

Wie man's macht:

* Benutze niemals dieselbe Klinge für verschiedene Partner. Eventuell kannst du Einmal-Rasierer verwenden. Rasiermesser müssen sterilisiert werden.
* Auch wenn keine sichtbaren Verletzungen vorliegen, ist die Haut nach der Rasur doch irritiert. Der Kontakt frischrasierter Partien mit fremdem Blut oder Sperma ist unbedingt zu vermeiden.

Cockringe
(andere Ausdrücke: Schwanzring, Potenzring)

Für den Schwanz und den Sack gibt es unzählige Leder-, Gummi- oder Stahlaccessoires. Um eine Erektion zu steigern und vor allen Dingen länger zu halten, werden Cockringe gerne getragen. Es handelt sich meist um einen dicken Me-

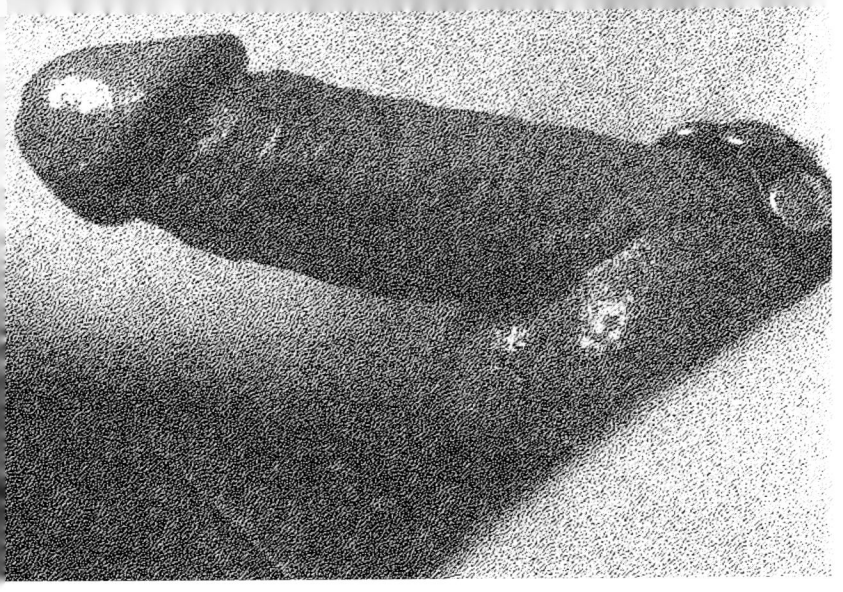

tallring, der wesentlich effektiver ist als jede Erektionssalbe, länger hält und besser aussieht.

Um einen Cockring anzulegen, wird erst das eine und danach das andere Ei durchgezogen. Will das nicht so recht gelingen, oder ziept es zu sehr, kann etwas Gleitmittel verwendet werden. Zum Schluß folgt der noch schlaffe Schwanz. So lange noch keine Erektion besteht, sitzt der Ring stramm, aber nicht zu fest. Schwillt der Schwanz an, kann das Blut zwar hinein, aber nur schlecht wieder heraus. Dadurch kommt es zu einer größeren Erektion, die auch langsamer als üblich abklingt. Einen Cockring kann man viele Stunden tragen, man sollte ihn aber abnehmen, wenn es zu schmerzen beginnt, und es tunlichst vermeiden, ihn länger als 24 Stunden zu tragen.

Ein Cockring sollte weder zu groß noch zu klein sein. Wählt man ihn zu groß, bringt er nicht den gewünschten Effekt, sondern dient bestenfalls als Schmuck, der unter Umständen auch noch abfällt. Hat man den Cockring zu eng gewählt, kann es sehr schwierig sein, ihn wieder abzunehmen. Gelingt es selbst mit Eiswürfeln nicht, hilft nur die sofortige fachmännische Entfernung im Krankenhaus, weil Blutstau und Schmerzen von Stunde zu Stunde zunehmen.

Cockringe werden auch sehr gerne an den Schulterklappen der Lederjacke getragen. Werden sie rechts getragen, zeigen sie, welche Schwanzgröße ihr Träger sucht; links angebracht, was er als Aktiver zu bieten hat – allerdings wird hier gerne etwas gemogelt!

Wie man's macht:

* Wähle deinen Cockring nicht zu eng und trage ihn nicht zu lange.

Abbinden

Der Schwanz und die Eier werden durch das Abbinden betont, sensibilisiert und gleichsam dem Partner präsentiert. Durch die besondere Aufmerksamkeit, die ihnen so gewidmet wird, wird der Partner eingeladen, mit ihnen zu spielen. Gleichzeitig werden damit ein Ausgeliefertsein, eine gewisse Hilflosigkeit und Abhängigkeit hergestellt. Dieses Spiel ist harmlos, bietet aber einen Einstieg in den psychischen Komplex des Sadomasochismus. Dieses Abbinden kann sich

ausweiten bis zu einem totalen Einpacken der Genitalien. Geschieht das rechtzeitig, kann damit eine Erektion verhindert werden, was in ritualisierten Szena-
rien eine Rolle spielen kann.

Beim Eierabbinden wird der weiche Teil des Sackes so zusammengequetscht,
daß er gestreckt wird und die Eier dadurch weiter nach unten gepreßt werden.
Den meisten Männern tut das nicht weh, aber es verstärkt das sensitive Empfinden. Ein Lederband mit rundem Querschnitt oder eine weiche, nicht zu dünne
Baumwollschnur eignet sich ebenfalls dazu. Es ist unbedingt darauf zu achten,
daß man von oben nach unten vorgeht und keine Haut einquetscht.

Wenn die Eier zu schmerzen beginnen oder die Hautpartien dunkelblau werden, ist es Zeit, wieder ans Auspacken zu denken. Das gleiche gilt, wenn die
Haut grau und blutleer aussieht.

Eine interessante Variante ist das nicht zu feste Umwickeln mit ca. 4 cm breiten weichen Gummibändern, die man sich aus einem Stück Latex vom Gummi-
Schneider ggf. selbst basteln kann. Sobald der Körper sie erwärmt, ziehen sich
die Streifen zusammen, und das Druckgefühl verstärkt sich. Trägt man sie zu
lange, kann es zu blauen Flecken kommen. Der Vorteil dieser Bänder ist, daß sie

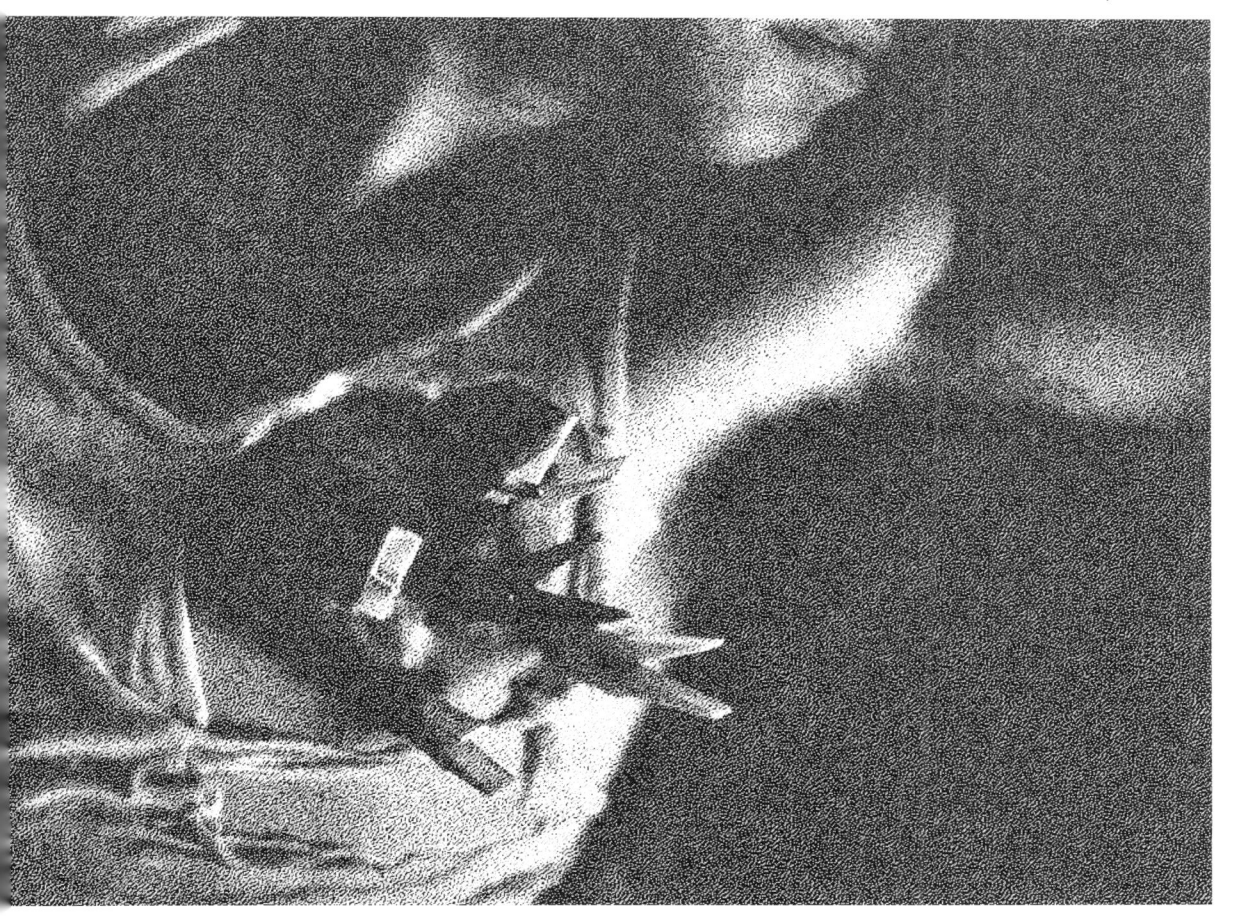

die Haut nicht einquetschen können. Um Schwanz und Eier einmal zu umwickeln, reicht ein Band von ca. 50 cm Länge; zum Langziehen der Eier darf es ruhig etwas mehr sein. Wenn man will, kann man die Eier auch vollständig einpacken.

Nicht nur das Anbringen, auch das Tragen und sogar das Entfernen dieser Gummibänder bereiten Lust: Man löst das untergesteckte lose Bandende und nudelt es mit einer gewissen Geschwindigkeit ab, indem man es sanft strafft und daran zieht. Dadurch werden die Eier zu einem regelrechten Eiertanz aufgefordert. Die Gummibändchen sind zwar ölempfindlich und halten nicht bis in alle Ewigkeit, dafür kosten sie aber auch weniger als 1 DM pro Meter – was will man mehr!

Wie man's macht:

* Verwende keine Nylonschnüre, keinen Draht, keine Plastikwäscheleine oder andere zu dünne und zu harte Materialien.
* Paß auf, daß du keine Haut ab- oder einquetschst.
* Binde Eier stets von oben nach unten ab.
* Binde nicht zu lange ab.

Tittentrimm
(andere Ausdrücke: Brustwarzenspiele, TT)

Daß es möglich ist, Schmerz als Lust zu empfinden, zeigt sich besonders deutlich an den Brustwarzen. Sie müssen allerdings häufig erst sensibilisiert werden. Am besten beginnt man damit, seine Brustwarzenhöfe und die Nippel zu streicheln und leitet dann langsam in ein leichtes Ziehen und Pressen über. Schnell wird man auch stärkeres Drehen und Kneten vertragen können, und auch Saugen, Lecken, Beißen und Knabbern empfindet man als lustvoll.

Bevor man sich jetzt spezielle Tittenklemmen kauft, greife man zu Wäscheklammern, einem einfachen, preiswerten, aber dennoch enorm effektvollen Utensil. Einzig die aus Holz dienen unseren Zwecken. Nicht allein das Anbringen, nein, auch das Tragen und sogar das Entfernen der Wäscheklammern bringt äußerste Lust, und die Verletzungsgefahr ist dabei sehr gering. Damit sie überhaupt angebracht werden können, muß die entsprechende Stelle fettfrei sein, ansonsten kann man es gleich vergessen.

Klammern lassen sich effektvoll am ganzen Körper applizieren! Wer an den Titten erregende Erfahrungen gemacht hat, wird sie natürlich auch an anderen Körperstellen wiederholen wollen. Allerdings sollte man immer eine ausreichende Menge Holzwäscheklammern parat haben, es kann sehr enttäuschend sein, wenn man gierig nach mehr verlangt und der Vorrat erschöpft ist.

Neben den hölzernen gibt es spezielle Tittenklammern, die du in vielen verschiedenen Formen im Handel kaufen kannst. Sie sind meist schon mit einer Kette verbunden, an der du ziehen kannst, um die Lust zu steigern.

Die einfachsten und preiswertesten Tittenklammern haben Gummikappen und lassen sich in der Druckstärke nicht regulieren. Hartgesottene entfernen sie; so kommen kleine Zähnchen zum Vorschein, die sich in die Brustwarzen pressen, was leicht zu blutigen und damit risikoträchtigen Verletzungen führen kann. Bei Immungeschwächten besteht insbesondere die Gefahr einer Hautinfektion. Wunden müssen entsprechend versorgt werden.

Es gibt auch Modelle, die in mehreren Stufen verstellbar sind und ihren Druck über dicke Gummipfropfen ausüben. Eine Verletzungsgefahr ist hier nicht gegeben. Der höhere Preis und ihre Größe schrecken Anfänger oft ab, obwohl sie von ihrer Wirkungskraft her flexibler einsetzbar sind. Auch ihr etwas größeres Gewicht erhöht den stimulierenden Effekt. In einer anderen Ausführung bestehen die Tittenklammern aus kleinen Schraubzwingen, die mit einem Kettchen verbunden sind. Sie sind stufenlos verstellbar, aber nur für Männer geeignet, die bereits ausgeprägte Nippel haben, da sie sonst schnell wieder abrutschen.

Der Tip

Der Anti-Tip: Schon mancher Geizhals hat sich einen vielversprechenden Abend verdorben, weil er statt brauchbaren Tittenklemmen nur Gartentischdeckenbeschwerer in Form von Erdbeeren zur Hand hatte. Wieder mal am falschen Ende gespart!

Brustwarzenklemmen lassen sich übrigens hervorragend mit Cockringen oder ähnlichem kombinieren. Es gibt fertige Kombinationen, bei denen zwischen den Tittenklemmen und dem Cockring längere Ketten gespannt sind, deren Länge Körperhaltung und Bewegungsspielraum des Trägers bestimmt und ihn in demütige Positionen zwingt, in denen jede Bewegung zu lustvollen Schmerzen führt. Aber aufgepaßt: Bei einer heftigen Bewegung kann der Zug an den Brustwarzen unkontrollierbar stark werden und eventuell zu Verletzungen führen. Dies kann man vermeiden, indem man von vornherein eine Kette verwendet, die beim gestreckten Körper gerade lang genug ist und die vom Aktiven variiert wird. Eine andere Möglichkeit ist der Einbau eines elastischen Zwischenstücks (z.B. einem Dichtungsring oder Einweckgummi), das am Cockring befestigt wird und durch das die Kette gezogen wird.

An Tittenklammern können natürlich auch Gewichte gehängt werden, die durch ihre schaukelnden Bewegungen den stimulierenden Effekt erheblich verstärken. Außer den im Handel erhältlichen, speziell für diesen Zweck gedachten Gewichten kann man natürlich auch alles andere benutzen, was sich irgendwie an einer Tittenklammer befestigen läßt. Der Phantasie und dem Geschmack sind hier keine Grenzen gesetzt.

Um die Brustwarzen zu trainieren und sie zu vergrößern, kann man kleine Saugpumpen verwenden. Sie bestehen aus einem Glaskolben und einem kleinen Gummiball und sind in zwei verschiedenen Druckstärken auch in Apotheken erhältlich. Sie funktionieren besser, wenn zwischen Brust und Glas keine Haare sind und die Haut feucht gemacht wird. Natürlich kauft man sie am besten gleich paarweise. Darüber hinaus gibt es T-förmige Schlauchgebilde, an dessen dritten Ende der Sog mit einem kleinen Pumpball bzw. mit dem Mund erzeugt wird. Solche Saugstutzen lassen sich auch mit einigen Vakuum-Schwanzpumpen kombinieren.

Nach spätestens 20 Minuten sollte man mit dem Entfernen der Klammern beginnen – bei zusätzlicher Verwendung von Gewichten verringert sich diese Zeit natürlich – was eine weitere Welle der absoluten Lust bringt. Dann weiß man erst einmal, wo es überall weh tun kann bzw. wo es weh getan hat – und es ist so schön, wenn der Schmerz nachläßt.

Wie man's macht:

- Verwende nur hölzerne Wäscheklammern; solche aus Plastik verletzen die Haut viel leichter.
- Alle Arten von Klammern sollten spätestens nach 20 Minuten wieder abgenommen werden, eher früher.

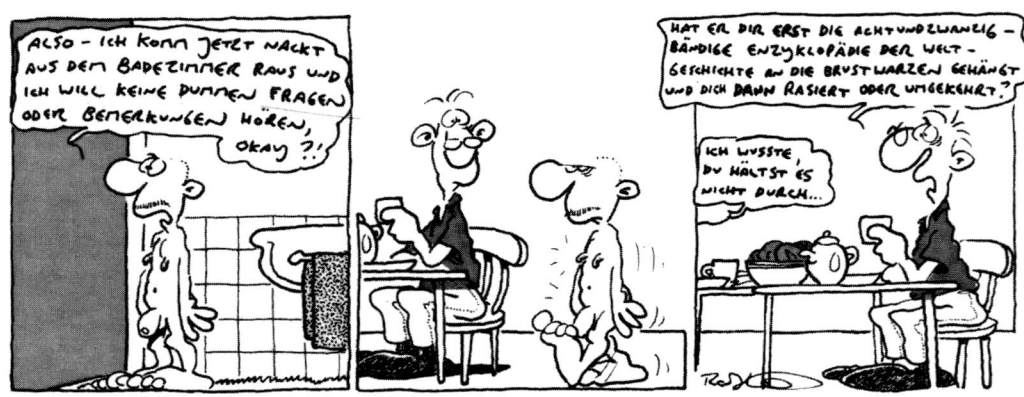

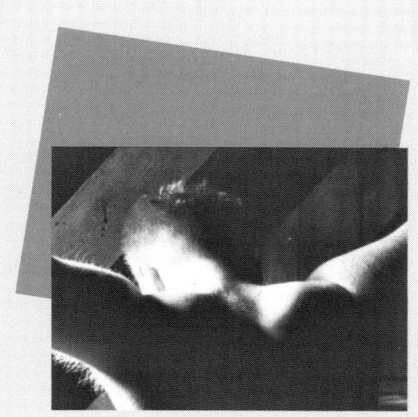

S/M Medium

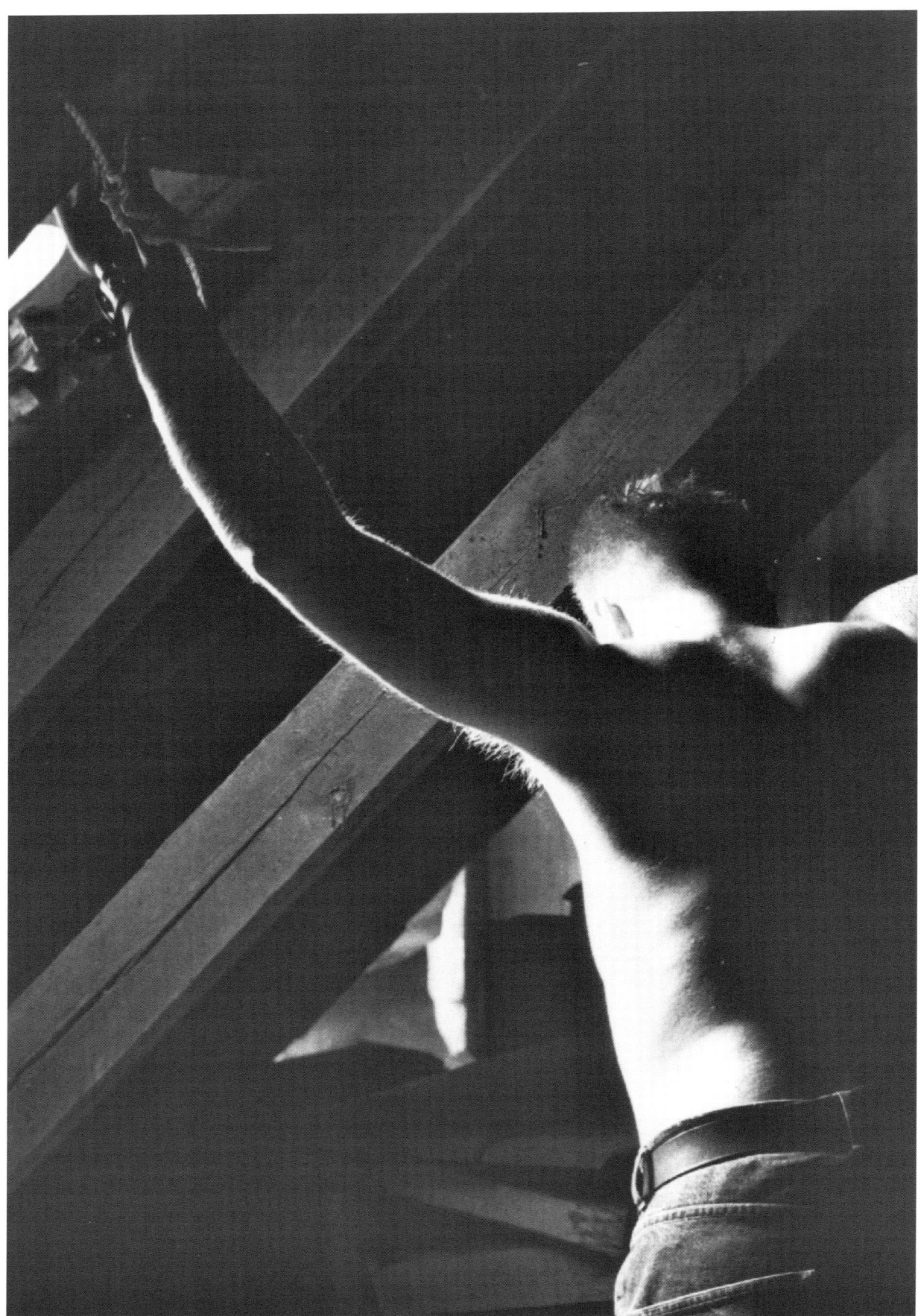

S/M Medium

F ür die folgenden Praktiken ist etwas mehr an Ausstattung nötig, als in jedem Haushalt zu finden ist, gleichzeitig sind sie auch mit größeren Risiken verbunden. Deshalb ist hier eine intensivere, geistige Auseinandersetzung geboten, um in den vollen Genuß zu gelangen.

Bondage
(anderer Ausdruck: Fesseln)

Beim Bondage ist das Ziel, den Passiven bewegungsunfähig zu machen, und ihn manchmal auch in eine Demutshaltung zu zwingen. Das will gelernt sein. Beim Fesseln gibt es unterschiedliche Stufen: vom einfachen Zusammenbinden der Hände, über Verschnüren, bis zum handlichen Paket. Der Grad der Fesselung ist unbedingt auf den seelischen und körperlichen Zustand des Gefesselten abzustimmen, damit das Gleichgewicht zwischen Ausgeliefertsein und Selbstbestimmung gewahrt bleibt.

Die Fesseln müssen so angelegt werden, daß sich der Gefesselte nicht befreien kann. Sie sollten aber bequem genug sein, wenn er sich nicht nur auf den Schmerz konzentrieren soll. Egal, ob man ihn ein Weilchen alleine schmoren läßt, oder ob sofort mit weiteren Aktionen begonnen wird, immer achte man darauf, daß er symmetrisch gefesselt wird, um eine körperliche Balance herzustellen. Eine unsymmetrische Fesselung lenkt sehr ab, weil sie meistens unbequem ist und man Körperkräfte darauf konzentrieren muß, um das Gleichgewicht nicht zu verlieren. Am Hals dürfen nur spezielle Lederhalsbänder verwendet werden, die sich schnell wieder öffnen lassen. Niemals darfst du jemanden am Hals aufhängen oder fesseln.

Zum Fesseln eignen sich Schnüre aus einfacher, weißer Baumwolle, Polyäthylen oder Polyamid (Bergsteigerseil, ca. 8 mm Durchmesser), nicht jedoch aus Polypropylen (starres, kratziges Seil). Plastik ist zu rutschig; Nylon ist stark, neigt aber dazu, auszufasern. Hanf kann Hautirritationen hervorrufen, aber wenn man ihn verträgt, bietet der teure Manila-Hanf die beste elastische Qualität. Die Enden ausfasernder Schnüre kann man entweder verschmelzen (Kunststofffasern) oder mit Siegellack oder Wachs verschließen (Hanf und andere Naturfasern). Zu beachten ist vor allem die Länge; für das Fesseln der Fuß- und Handgelenke braucht man ungefähr einen Meter. Es ist vorteilhafter, mehrere kurze Schnüre zu verwenden als ein langes Seil, das sich umständlicher handhaben läßt. Schnüre sollten mindestens die Stärke einer Wäscheleine haben; zu dünnes Material kann einschnüren und Gefäße abbinden. Dabei muß man beachten, daß Nervenquetschungen in den Handgelenken und Knöcheln durch Tücher oder Stricke leichter hervorgerufen werden als durch die ledernen Hand- und Fußfesseln zum Schnallen. Nervenschäden können bereits eintreten, ehe sich das entsprechende Körperglied taub anfühlt, und zu dauernden Beeinträchtigungen führen.

Man sollte sich vor der Fesselung darüber klar sein, was man erreichen will. Soll der Passive einer Züchtigung wehrlos ausgesetzt sein? Soll er imstande sein, einige Dinge ohne Hilfe zu erledigen, z.B. ins Bad zu gehen oder den Aktiven zu bedienen? Mit der Art der Fesselung gibt man das Thema und die Möglichkeiten der Behandlung vor.

Die Hände fesselt man am besten, indem man die beiden Pulsseiten zueinander bindet. Ein kleiner Kurs in Knotenkunde (Segelhandbuch) schadet sicher keinem Aktiven. Niemand sollte fesseln, der nicht mindestens einen Kreuzknoten (ein Zusammenknoten von zwei Enden, die schnell zu lösen ist, sich aber nicht von selbst lösen kann), einen Pahlstek (eine Schlinge, die sich nicht zuziehen läßt) oder einen Webeleinstek (zum Anbinden) beherrscht. Es flößt einem Passiven nicht gerade Vertrauen ein, wenn der Meister ihn bittet, einen Finger auf die Schnüre zu halten, damit er eine Schleife binden kann.

Metallene Handschellen, Fußschellen oder auch die eigentümlichen Daumenschellen eignen sich nicht sehr gut, wenn man heftigere Aktivitäten ins Auge faßt, da sie einschneiden und zu Verletzungen führen können. Bei Handschellen ist die Gefahr einer Nervenquetschung besonders groß. Sie haben aber einen nicht zu unterschätzenden erotischen Fetischcharakter und ermöglichen es außerdem, jemanden sehr schnell zu fesseln. Wenn man sich welche zulegen möchte, soll man etwas mehr ausgeben, denn die billigen Modelle haben meistens den Nachteil, sich auch unbeabsichtigt immer enger zu stellen. Ein Ersatzschlüssel ist an einem Ort aufzubewahren, wo man ihn auch wiederfindet. Außerdem sollte jede Form von Schellen regelmäßig mit Nähmaschinen- oder Waffenöl gepflegt werden. Es ist nicht nur peinlich, wenn ein verrostetes Schloß nicht wieder geöffnet werden kann, in einer Notsituation ist es einfach nur noch gefährlich.

Fesseln, aus denen der Passive im Verlauf der Session herausrutschen kann, sind eher ungeeignet. Aber Ledermanschetten mit Druckknöpfen können gerade

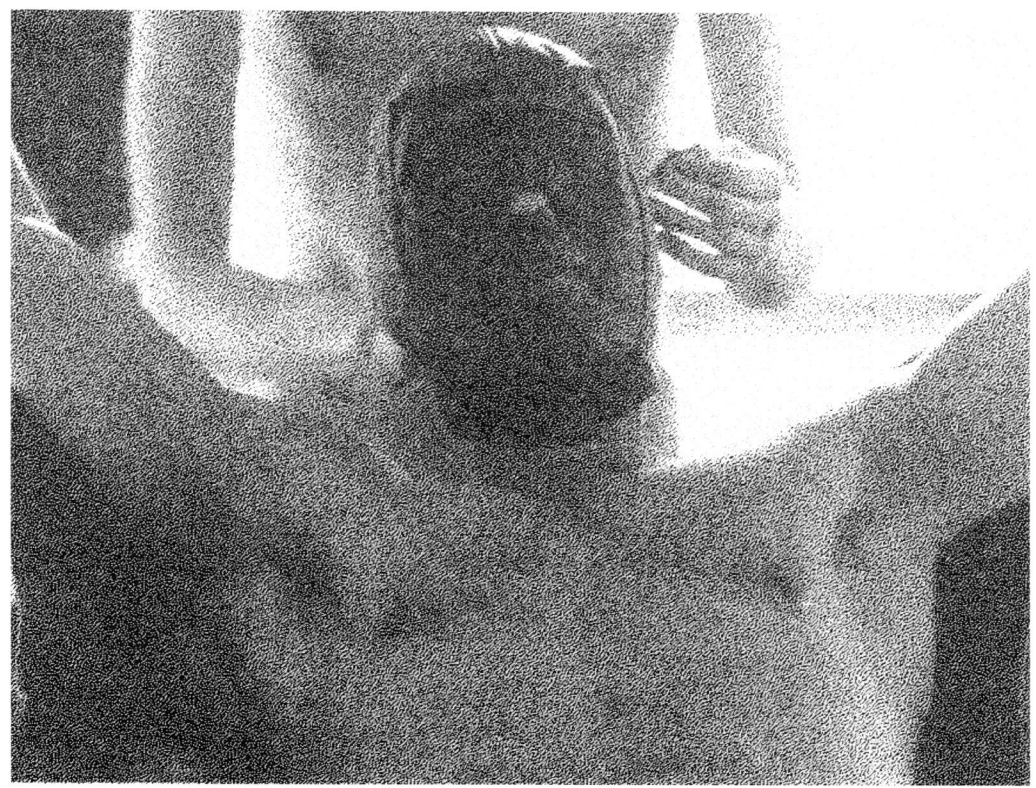

einem Anfänger zusätzliche Sicherheit verleihen. Allerdings muß man bedenken, daß sie sich auch leicht von selbst öffnen können, wenn es etwas heftiger zugeht. Ledermanschetten mit Schnallen sind in diesem Aspekt sicherer. Gummifesseln sind in zweierlei Hinsicht unpraktisch: Einerseits leiern sie schnell aus, andererseits sind sie ölempfindlich.

Neben Stricken, Schellen und Ledermanschetten wird häufig ein Halsband getragen. Es besteht meistens aus Leder und hat manchmal Stahlringe an der Außenseite, um den Passiven damit irgendwo zu fixieren oder ihm die Hände daran zu fesseln. Diese Lederhalsbänder muß man nicht unbedingt in einem Sex-Shop oder Versandhandel kaufen. Viel günstiger kann man sie in einer Zoohandlung erstehen. Dort erhält man auch in einer großen Auswahl verschiedenste Modelle, z.B. Gliederketten und auch die passenden Futternäpfe.

Es ist reine Geschmackssache, ob man jemanden bewegungsunfähig macht oder ihn an einen bestimmten Gegenstand fesselt. Die Möglichkeiten sind zahllos: Man kann den Passiven beispielsweise in einer billigen Hockstellung auf dem Bett aufbauen, ihn so fixieren und dann von hinten traktieren. Vielseitig verwendbar sind jegliche Form von Sitzmöbeln: Stühle, Sessel, Sofas bieten sich geradezu an, um einen Maso darauf zu drapieren. Gar nicht geeignet sind Wasser- und Heizungsrohre, auch wenn sie noch so verführerisch aussehen, weil sie einfach für diese Belastung nicht konstruiert worden sind. Das gleiche gilt auch für Befestigungen an Hohldecken und -wänden. Hübsch dagegen ist die Idee eines Meisters, der in seinem Spielzimmer nicht nur einen Haken knapp oberhalb der Fußleiste angebracht hat, sondern auch noch ein Emailleschild mit der Aufschrift „Hunde hier anbinden" installiert hat.

In den Bereich von Bondage gehören auch Masken und Knebel. Ein Knebel wird mittels einer Art Gürtel, der um den Kopf geschnallt wird, montiert. Die Gefahr besteht in der mangelnden Aufmerksamkeit, die der Aktive dem Passiven entgegenbringt. Das Risiko besteht darin, daß er Signale des Passiven mißachtet, der beispielsweise an seinem eigenen Erbrochenen ersticken kann. Eine andere Gefahr ist das plötzliche Aussetzen der Nasenatmung; durch Poppers oder Staub können die Schleimhäute stark anschwellen, so daß nicht mehr durch die Nase geatmet werden kann. Der Passive muß den Aktiven im Vorfeld über eventuelle Krankheiten wie Asthma o.ä. unterrichten; außerdem muß unbedingt ein eindeutiges Abbruchsignal ausgemacht werden, das der Passive auch in allen Situationen geben kann.

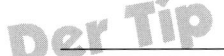

Der Tip für Fortgeschrittene: Ein Abbruchsignal, das der Passive auch im geknebelten, gefesselten und maskierten Zustand geben kann, ist z.B. ein kleiner Gegenstand, den der Passive in der Hand hält und fallen läßt.

Im Zusammenhang mit Knebeln können auch Masken aus Gummi oder Leder verwendet werden. Es gibt sowohl Halbmasken als auch gänzlich geschlossene Masken, bei denen manchmal Augen- und Mundklappe abgenommen werden können. Der Effekt ist, daß der Träger ein Gefühl der Enge, Hitze und Orientierungslosigkeit empfindet und sich, bei geschlossenen Augenklappen, ganz der Behandlung des Aktiven hingeben muß. Die durch solche Masken entstehende Anonymisierung wird von beiden Partnern als stimulierend empfunden.

Wie man's macht:

- Halte ein scharfes Messer oder eine Schere bereit, damit du Fesseln durchschneiden kannst.
- Du darfst niemals jemanden asymmetrisch fesseln.
- Achte immer darauf, daß Gliedmaßen nie völlig abgeschnürt werden.
- Verwende am Hals nur Spezialhalsbänder, die so locker sein müssen, daß zwei Finger daruntergeschoben werden können.
- Fessle den Passiven niemals mit dem Gesicht nach unten auf eine weiche Unterlage, da sonst Erstickungsgefahr besteht.
- Prüfe Handschellen und alle Schlösser, und öle sie regelmäßig; halte einen Ersatzschlüssel bereit.

Eierspiele
(andere Ausdrücke: Cock-&-Ball-Torture, CBT, Sackfolter)

Die einfachste Methode, die Eier zu manipulieren bzw. langzuziehen, ist, mit einer Hand den weichen Teil des Hodensackes zusammenzudrücken und die Hodenkugeln vorsichtig zu pressen, bis sie prall aus der Faust ragen. Wenn der Partner jetzt schon quietscht, sollte man sich für Eierspiele vielleicht jemand anderen suchen. Ansonsten kann man zu drastischeren Schritten übergehen und zwischen der einfachen Handarbeit oder dem Einsatz unterschiedlichster Toys wählen.

Auch ohne Toys kann man schon sehr schöne Effekte erzielen, wenn man die Eier preßt, drückt und melkt; man kann sie vorsichtig schlagen, hin und her schaukeln, verdrehen, lecken, beißen oder ganz in den Mund nehmen. Bei diesen Techniken wird der Passive in einen Zustand größter Abhängigkeit versetzt, denn seine empfindlichsten Teile sind in den „unbarmherzigen" Händen seines Meisters. Den besonderen Reiz dieses Spiels macht gerade das Zusammenwirken von Ausgeliefertsein und Vertrauen aus. Vorsicht ist gerade deshalb geboten, weil hier die Folgen eines Fehlgriffs nur langsam vergehen. Die Eier dürfen nicht soweit gestreckt werden, daß die empfindlichen Samenleiter reißen können (Vorsicht, das linke Ei ist meistens kürzer aufgehängt als das rechte); beim Drehen muß man ebenfalls vorsichtig vorgehen, um eine Hodentorsion zu vermeiden, d.h. ein Verdrehen der einzelnen Samenleiter, die dann nur noch operativ entknotet werden können.

Eine andere Möglichkeit, mit den Eiern zu spielen, ist, sie in den Leistenkanal zurück zu schieben, aus dem sie einmal in der Postpubertät heruntergerutscht sind. Dieses „Verstecken" ist allerdings nicht bei jedem möglich, da die Hoden inzwischen größer sein können als der Leistenkanal. Die Eier kommen sehr schnell wieder aus ihrem kleinen Versteck hervor, wenn man nicht zuvor den „entleerten" Sack zusammengebunden hat. Die so hochgedrückten Eier lassen sich wunderbar massieren oder sanft schlagen, was zu einem sehr intensiven Gefühl im ganzen Unterbauch führt.

Was die Toys angeht, steht der Anfänger vor einer schier unübersehbaren Auswahl von Spielzeugen. Die reine Handarbeit hat zwar ihre Vorteile und bietet einen intimen Kontakt zum Partner, aber man hat dann natürlich die Hände für nichts anderes mehr frei.

Sehr schön und auch für Anfänger geeignet sind Schwanz- und Eiergeschirre. Sie sind meistens aus Leder und manchmal mit Nieten besetzt. Das Anlegen der meist komplizierten Konstrukte ist eine Wissenschaft für sich, die man am besten einmal alleine einübt, ehe man sich durch hilfloses Herumfummeln lächerlich macht. Die Palette der Modelle reicht vom simplen Doppelgurt für Schwanz und Eier zu aufwendigen Verschnürungen, die die Eier heben und teilen, langstrecken oder zusammenpressen, den Schwanz bis zur Eichel wie ein Futteral umschließen oder mit mehreren in Reihe geschalteten Stahlringen zieren. Alle diese Toys haben den Zweck, Schwanz und Eier zu präsentieren, das Augenmerk auf sie zu lenken (sogar, wenn sie sie kunstvoll verpacken und verbergen) und sie dem Partner auszuliefern.

Der Tip

Der Tip für schwere Gehänge: Als „Nußknacker" bezeichnet man die aus Metall gefertigten Schraubstöcke für den Sack. Die Eier können stufenlos immer weiter zusammengequetscht werden und gleichzeitig durch das Gewicht der Apparatur auch noch langgezogen werden. Der größte Apparat, den wir bisher gesehen haben, bestand aus zwei Stahlplatten, die mit Schrauben gegeneinander gepreßt werden konnten und auch schon ohne die dazwischengequetschten Eier drei Kilo wogen. An der Unterseite befand sich auch ein Haken für Gewichte.

Sind die Eier abgebunden, kann man austesten, wieviel der Partner verträgt, und kann versuchen, seine Schmerzgrenze zu erweitern. Für diejenigen, für die Schmerz ein Lustträger ist, gibt es viele Möglichkeiten, ihre zartesten Körperteile entsprechend zu behandeln. Die prall gestreckten Eier können z.B. mit einer speziellen, kleinen Peitsche auf Vordermann gebracht werden (Vorsicht, hier ist das Verletzungsrisiko relativ groß). Bedenken muß man, daß die gespannte Haut leicht platzen kann und daß es wahrscheinlich zu Blutergüssen kommt. Die Technik erfordert hohes Können und absolute Disziplin.

Eine weitere Möglichkeit, die Eier zu strecken, besteht darin, Gewichte an ihnen zu befestigen. Das kann ein Schnürstiefel sein, dessen lange Senkel zum Abbinden dienen und der dann langsam mit Pisse gefüllt wird. Die gleiche Funktion erfüllt ein „Parachute" (Fallschirm). Dieser besteht aus einer Ledermanschette, an der drei kleine Ketten befestigt sind, die sich ca. 10 cm tiefer vereinen, just da, wo die Gewichte mittels eines Karabinerhakens befestigt werden können. Der Vorteil des Parachutes ist, daß er den Zug der angehängten Gewichte gleichmäßig auf die Eier verteilt. Die Ledermanschette wird über den Eiern befestigt. Man achte darauf, daß sie fest sitzt. Vorsicht beim Schließen der Druckknöpfe, daß nicht Haut oder Haare eingeklemmt werden. Um diese Gefahr möglichst gering zu halten, bietet es sich an, die Eier vorher glatt zu rasieren.

Zu den Gewichten ist folgendes zu sagen: Man sollte in jedem Fall vorsichtig, sprich mit leichten Gewichten, beginnen; 500 Gramm hören sich nach schrecklich viel an, man merkt aber schnell, daß man noch mehr verträgt, und hängt eben Pfund für Pfund dran. Man sollte sich beim Spielen mit Gewichten immer danach richten, was das kürzer aufgehängte Ei im unbelasteten Zustand vertragen kann, weil ansonsten der Samenstrang reißen kann. Aus diesem Grund sollte man ruckartige Bewegungen oder das Anheben und plötzliche Fallenlassen der Gewichte vermeiden. Niemals darf jemand an den Eiern aufgehängt werden. Dabei kam es schon oft zu fürchterlichen, irreparablen Schäden.

Wer Gewichte liebt, wird vielleicht mit ringförmigen Gewichten glücklich. Sie werden über ein Scharnier eins nach dem anderen angelegt. Wie eine starke Hand pressen sie dann den weichen Teil des Sackes zusammen. Eine am untersten Ring befestigte Hundeleine bietet dem Aktiven die Möglichkeit, sein Opfer zu lenken und beispielsweise die ganze Pracht nach hinten in Richtung Arschloch zu ziehen.

Für Spezialisten sind Geschirre geeignet, die kleine, nach innen gerichtete Nieten oder Stacheln tragen.

Weniger vielseitig in seinen Behandlungsmöglichkeiten ist der Schwanz. Dies geschieht meist in Kombination mit den Eiern zusammen. An speziellen Toys gibt es Futterale, die auch mit Nieten oder Dornen ausgestattet sind und je nach Größe eine Erektion schmerzhaft oder sogar unmöglich machen. Daneben gibt es auch kleine Käfige, in denen der Schwanz ohne oder zusammen mit den Eiern eingesperrt werden kann. Solche Spiele mit dem Schwanz gehen natürlich in Richtung Kastrationsängste. Harmloser ist es dagegen, mit der Vorhaut oder der Eichel roh umzugehen. An einer langen Vorhaut vertragen Experten durchaus Klammern und eventuell auch Gewichte. Die sehr empfindliche Eichel sollte man nicht mit Klemmen und Gewichten behandeln. Hier reicht ein leichtes An-

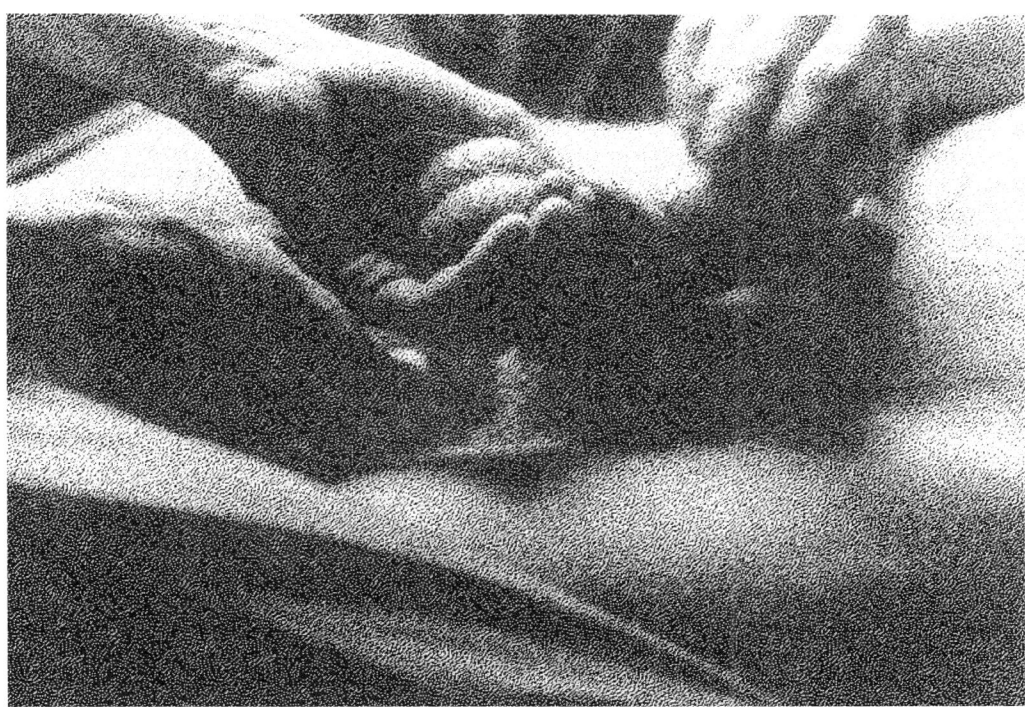

schnippen mit einem Finger schon aus, um beim Opfer wohlige Schauer durch den Körper zu jagen. Beim Beißen sollte man vorsichtig sein und immer bedenken, daß es sich hier stellenweise nur um sehr wenig widerstandsfähige Haut handelt. Auch wenn es brutal klingt, ist ein gut dosiertes, langsames Auftreten mit Stiefeln weniger gefährlich.

Wie man's macht:

- Sei vorsichtig beim Drücken, Ziehen, Schlagen, Pressen, Beißen etc. Hier mußt du dich, um ernsthafte Verletzungen zu vermeiden, sehr vorsichtig an die Grenzen des Passiven herantasten.

Wachs

Wachskerzen heben die Stimmung, und das nicht nur zur Weihnachtszeit. Sie tragen das Ambiente einer Nummer mit und wirken auch auf dem Körper Wunder. Dazu wird der Passive auf den Rücken gelegt und bewegungsunfähig gemacht. Das Schöne an Spielen mit Wachs sind einerseits die niedrigen Kosten und der minimale Aufwand, und andererseits die geringe Verletzungsgefahr und die kalkulierbare Lustempfindung.

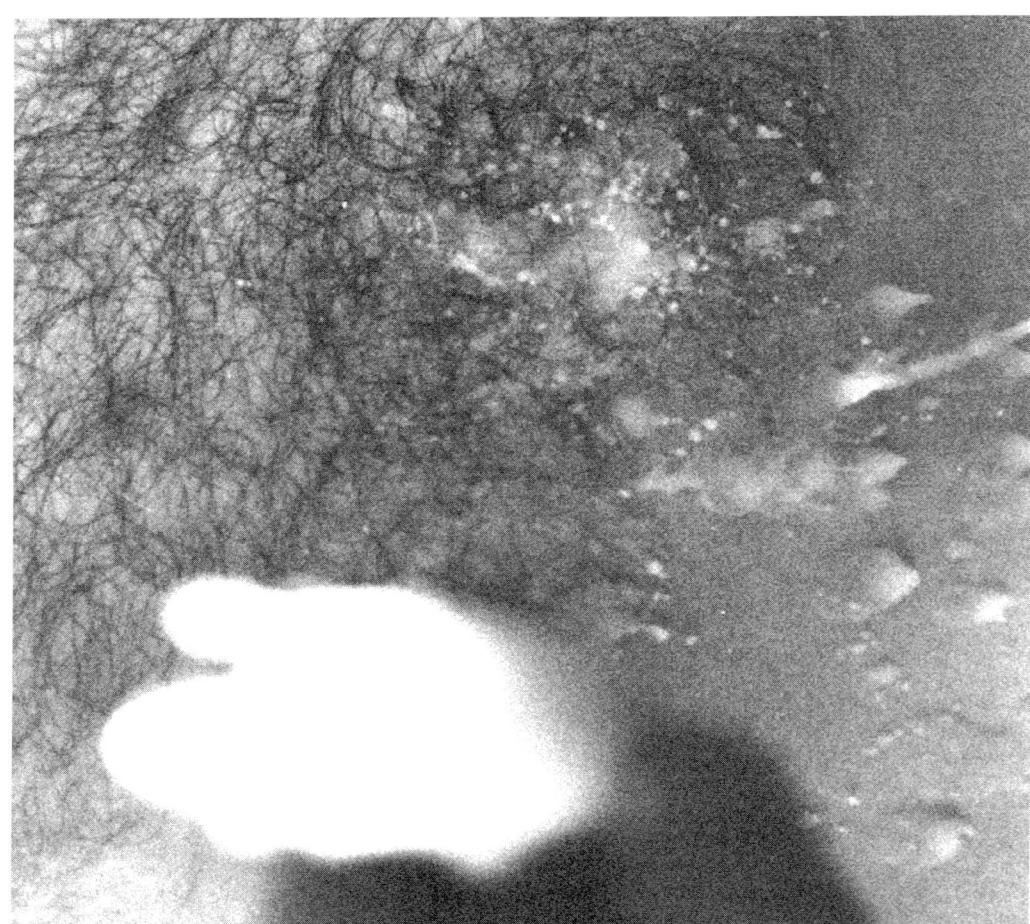

ie einfachen Haushaltskerzen aus Stearin sind von der Schmelztemperatur her am geeignetsten, während man dem Passiven mit echtem, teurem Bienenwachs nicht unbedingt einen Gefallen tut, denn es wird wesentlich heißer und kann sogar zu Verbrennungen führen. Wachs kann auch auf einen eingeölten Körper aufgebracht werden. Es läßt sich dann, besonders wenn man stark behaart ist, viel leichter entfernen.

Man beginnt am besten das heiße Wachs direkt von der brennenden Kerze auf die Körperstellen zu tropfen, die nicht so empfindlich sind, etwa die Brustwarzen, dann weiter hinunter auf den Sack und den Schwanz. Erst wenn der Passive so richtig heiß ist, kann man ein paar Tröpfchen auf die Eichel versuchen. Gibt es dann kein Halten mehr, kann man ihm auch noch den Arsch versiegeln, dazu muß der Passive aber wirklich sehr willig sein, weil hier die Schmerzempfindung sehr groß ist. Schleimhäute, Augen und Ohren dürfen nicht in Kontakt mit dem heißen Wachs kommen. Wegen der Hitze und um Verbrennungen zu vermeiden, muß die Kerze weit genug vom Körper entfernt gehalten werden. Soll sich der Passive in Vorfreude auf den Schmerz winden, dann läßt man ihn zugucken. Will man ihn gehörig überraschen, verbindet man ihm schlicht die Augen.

Wie man's macht:

* Je nach Material haben Kerzen einen unterschiedlich hohen Schmelzpunkt. Bienenwachs wird extrem heiß und kann Verbrennungen hervorrufen. Am ungefährlichsten sind Haushaltskerzen aus Stearin.
* Heißes Wachs darfst du niemals auf Schleimhäute, Augen oder Ohren träufeln.
* Halte die Kerze weit genug weg, um Verbrennungen zu vermeiden.

Spanking
(anderer Ausdruck: Arschversohlen)

Spanking bezeichnet eine etwas aus der Mode geratene erzieherische Maßnahme. Die Grenzen zum heftigeren Auspeitschen sind natürlich fließend, auch wenn Spanking sich auf den Arsch beschränkt. Außer der bloßen Hand können durchaus auch schon Teppichklopfer, Rohrstöcke und Springgerten verwendet werden. Darüber hinaus gibt es auch noch spezielle Paddles, die aus Leder bestehen und entweder einem Ruderpaddel oder einem Tischtennisschläger ähneln. Trotz ihrer erschreckenden Größe ist der Effekt nicht so martialisch wie bei Rohrstöcken oder Peitschen, weil die große Fläche die Stärke des Schlages verteilt und mildert. So entstehen im Gegensatz zum Schlagen mit Rohrstock oder Gerte auch keine Striemen, und die starke Rötung vergeht nach kurzer Zeit wieder.

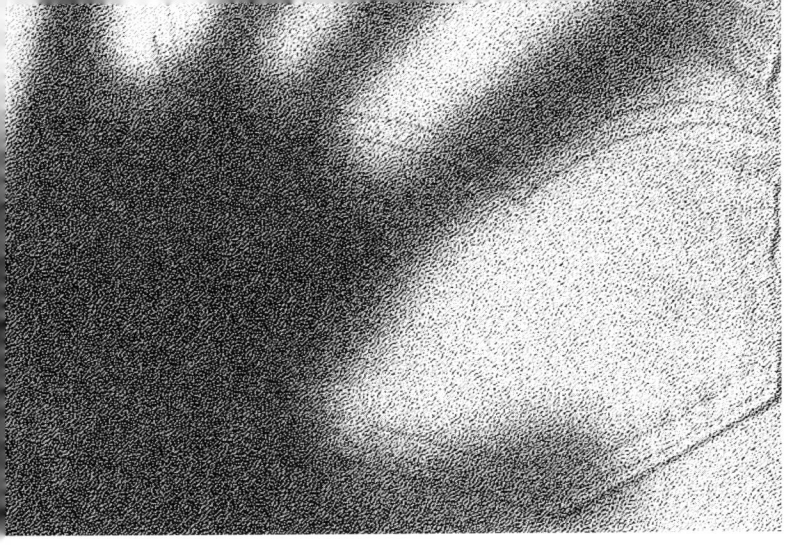

Beim Spanking liegt ein starker Akzent auf dem Rollenspiel. Häufig werden Szenen aus dem Internats- und Schulleben, aus dem Konventsleben, Vater-Sohn-Beziehung oder ähnliches nachempfunden. Dabei ist, zumindest im Spiel, ein Partner deutlich älter und züchtigt seinen Zögling. In diesen Phantasien steht nicht der Schwanz, sondern der Arsch im Zentrum. Viele genießen den Augenblick der Demütigung, wenn sie ihrem Erzieher den nackten Arsch – eventuell unter den Augen anderer – zur Züchtigung hinhalten müssen. Weniger als bei hartem S/M hat man es hier mit einer eher wohlwollenden Züchtigung zu tun, die meist mit einem Lächeln und sehr viel Zärtlichkeit verbunden ist. Sie eignet sich für Anfänger hervorragend, um zu etwas intensiveren Schmerz-Lust-Wahrnehmungen zu gelangen. Da es beim Spanking um eine recht arschfixierte Praktik geht, ist es nicht verwunderlich, daß als Erweiterung häufig auch Dehnungs- und Klistierspiele stattfinden. Der Arsch wird untersucht, mit einem Klistier gesäubert und danach eventuell gefickt. Auch die Kontrolle der Blase wird spielerisch mit einbezogen.

Wie man's macht:

- Blaue Flecken sind harmlos, sollten aber bei Immungeschwächten vermieden werden.
- Falls beim Schlagen mit Rohrstöcken blutige Striemen entstehen, sind diese wie Verletzungen zu versorgen.
- Reinige alle Schlaginstrumente gründlich und materialgerecht nach dem Gebrauch, oder bevor sie bei einem anderen Partner verwendet werden.

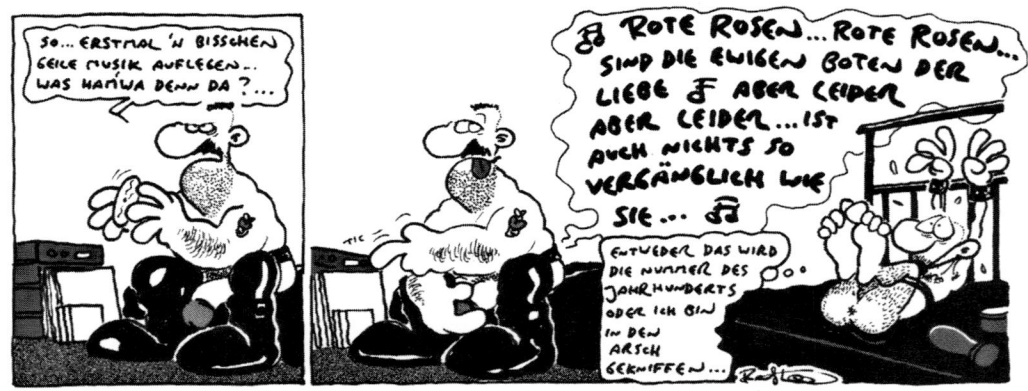

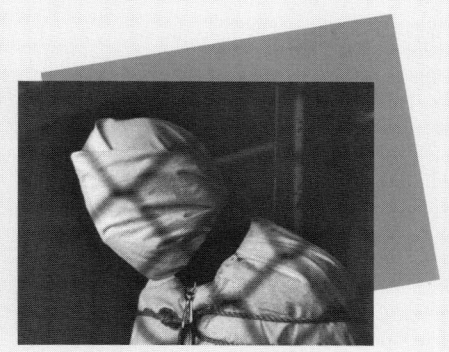

S/M Heavy

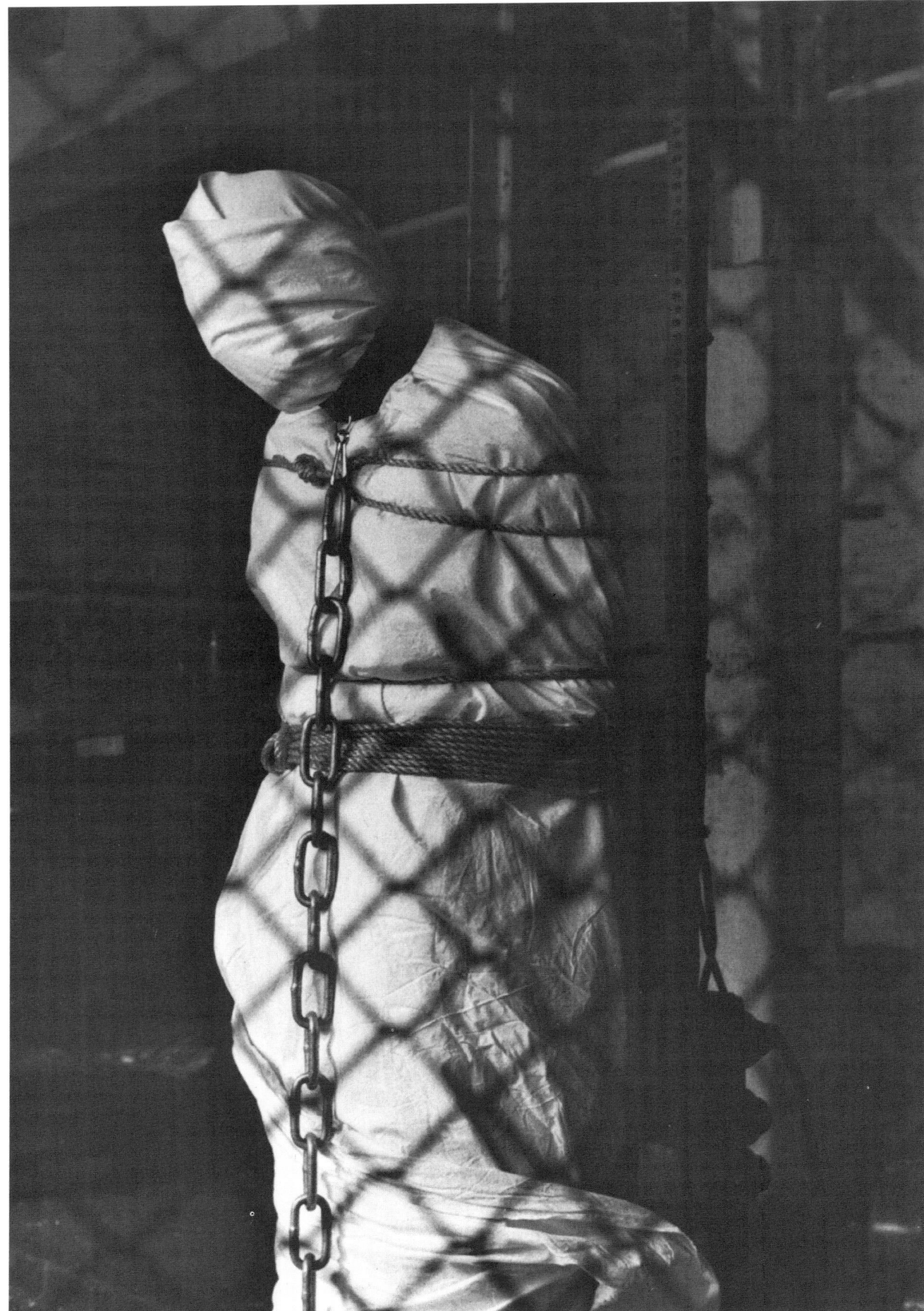

S/M Heavy

Neben den reinen Grundkenntnissen verlangen folgende S/M-Praktiken einige Erfahrung, genaue Kenntnis der Werkzeuge, aber vor allem eine geistige und körperliche Solidität. Ein heiteres Darüberstehen und die Möglichkeit, das Erlebte zu verarbeiten, sind hier noch notwendiger, um seelische Schäden zu vermeiden. Die körperliche und psychische Unversehrtheit des Passiven muß immer gewährleistet sein. Der Aktive muß sich ständig vor Augen halten, welche Verantwortung er übernimmt und für welche Konsequenzen er auch eintreten kann und will. Das kann bedeuten, daß er seinem Partner einen Wunsch abschlagen darf.

Das Spiel mit der Angst

Das Spiel mit der Angst nimmt einen wichtigen Raum beim S/M-Sex ein. Die psychische Dimension gehört unbedingt dazu. Deshalb wird mit den angeborenen Ängsten gespielt. Dazu gehören: Angst vor Dunkelheit, Ungewissem, Alleinsein, Höhenangst, Fallangst, Klaustrophobie (Angst vor Enge), Agoraphobie (Angst vor weiten Räumen), Angst vor bestimmten Tieren wie Schlangen und die Angst vor dem Verlust der sozialen Position. Mit all diesen Sachen läßt sich durchaus ein erotisches Abenteuer gestalten.

Ein ernsthaftes, sehr persönliches Gespräch über Art und Umfang der Einbeziehung von Ängsten in das sexuelle Rollenspiel ist unerläßlich. Dabei muß der Passive genau abstecken, wo seine Grenzen liegen. Es kann natürlich sein, daß er sich selbst einfach nicht genug kennt. Kommt es einmal im Verlauf einer Szene zu einer Panikattacke und wird das Spiel abgebrochen, sind Ruhe, Umarmen, ein Gespräch und vielleicht etwas zu trinken nötig, um die Rollen wieder verlassen zu können. Vielleicht hilft es, eine dritte Person, der der Passive vertraut, anzurufen.

Der Aktive darf sich auf Spiele mit Angst nur dann einlassen, wenn er genau weiß, daß er den passiven Partner bis zu einem wie auch immer gearteten Ende sicher führen kann. Egal, ob ein solches Spiel gut oder schlecht abläuft, es ist wichtig, daß der Passive behutsam in die Realität zurückgebracht wird. Spiele mit Angst sind nicht geeignet für One-night-stands; sie erfordern vorher und hinterher viel Zeit und ein Interesse der Partner, das über das Körperlich-Sexuelle hinausgeht.

Gefährlich ist das Spiel mit den Ängsten, wenn sie pathologisch sind. Phobien teilt der Sklave seinem gnädigen Herrn mit. Wenn diese Voraussetzungen stimmen, kann dieses Spiel zu interessanten Resultaten führen.

Ein Rollenspiel kann sich über Jahre hinziehen, und in so einer Beziehung können die emotionalen Bindungen enorm vertieft werden. Der Meister kann seinen Sklaven z.B. in einer langen „Gefangenschaft" halten, in der der Gefangene alle Stadien der Abhängigkeit zu seinem Meister durchläuft, wobei zunächst die Angst vorherrscht und dann tiefstes Vertrauen entsteht.

Innerhalb solcher psychischen Spiele gibt es strenge Rituale, die oft Kindheitserinnerungen, geheime Wünsche oder religiöse Phantasien zum Inhalt haben. Beliebt sind Szenen aus dem Bereich des Militärs, etwa Militärhaft, Überlebenstraining, öffentliches Auspeitschen und Demütigung oder Vergewaltigung des Gefangenen. Wichtig für diese Situationen sind einzig die Gespräche. Ablenkungen, die nicht zur Szenerie passen, sollten möglichst ausgeschaltet werden.

Flag
(andere Ausdrücke: Schlagen, Peitschen)

Flagellation, kurz Flag, nennt man jede Art der Bestrafung in Form körperlicher Züchtigung. Als Utensilien dienen zunächst die bloßen Hände, dann auch Gürtel, Peitschen, Rohrstöcke oder Paddles. Peitschen gibt es in diversen Längen und mit verschieden vielen Strängen, geflochten oder ungeflochten. Ein Hieb mit einer vielsträngigen Peitsche ist nicht so intensiv, weil sich der Schlag auf einer größeren Fläche verteilt als mit einer Reitpeitsche oder einem Rohrstock. Erhebliche Verletzungen können Peitschen hervorrufen, die aus einer mit Leder umwickelten Stahlgerte bestehen, weil sie bei zu starken Schlägen wie ein Messer wirken können. Beim Verprügeln mit Paddles ist die Verletzungsgefahr geringer als bei Peitschen oder Rohrstöcken.

Den aktiven Part sollte nur derjenige übernehmen, der sich seines Könnens absolut sicher ist! Er muß einerseits seine Werkzeuge beherrschen, andererseits über die Wirkung seines Handelns Bescheid wissen. Kurze, eher starre Schlaginstrumente lassen sich besser beherrschen als lange flexiblere. Besondere Vorsicht ist geboten, wenn Ignoranten einfach wild drauflosschlagen (wie es sich Lieschen Müller vorstellt). Zu Verletzungen kann es kommen, wenn man zu stark auf sein Opfer einprügelt oder aus einem ungünstigen Winkel schlägt. Um Striemen zu vermeiden, eignet sich ein Paddle oder eine „Fliegenklatsche" aus Leder.

Meistens beginnt man mit einer kleinen Session auf dem Arsch, um sich einzustimmen. Wieviele Schläge das Opfer von seinem Meister empfängt, wird vorher festgelegt. Das entbindet den Aktiven jedoch nicht von der Verantwortung für seinen Partner. Das kann bedeuten, eine Bestrafung eventuell auch abzumindern oder gar abzubrechen, obwohl das gesetzte Maß noch nicht erreicht ist. Merke: Beginne sanft, dann kannst du vielleicht später um so heftiger – sehr zur Lust aller Beteiligten – schlagen. Tabuzonen sind beim Schlagen, egal ob mit Peitsche oder Paddle, Kopf, Hals, Nacken, Nierengegend, Kniekehlen, überhaupt die Gelenke, der untere Teil der Waden und die Schienenbeine. Besonders vorsichtig muß man mit den Eiern sein, weil die empfindliche Haut schnell platzen kann. Bei sehr ausgedehnten Auspeitschungen empfiehlt es sich, zur Vermeidung innerer Verletzungen dem Opfer einen breiten Ledergürtel um die Nierengegend zu schnallen.

Um die größten Effekte zu erzielen und genügend Platz zu haben, wird das Opfer in die Mitte des Raums gestellt, die Arme werden über dem Kopf zusammengebunden und mit einer Kette an der Decke festgemacht. So kommt man an den gesamten Körper heran.

Der Tip

Der Tip für Bockige: Eine andere Möglichkeit besteht darin, das Opfer auf einen Strafbock zu fesseln, was den Vorteil hat, daß es den Schlägen nicht ausweichen kann und seine Haltung demütiger ist.

Ziel der ganzen Aktion ist das Ausdehnen der körperlichen Schmerzgrenzen. Dazu bedarf es einer emotionalen Verbundenheit zwischen beiden, vor allem muß der Aktive ein großes Einfühlungsvermögen haben und aus jeder kleinsten Äußerung des Verprügelten sein Befinden ablesen und seine Handlungen darauf abstimmen. Einhergehend mit solch einer körperlichen Abstrafung bedarf es zu-

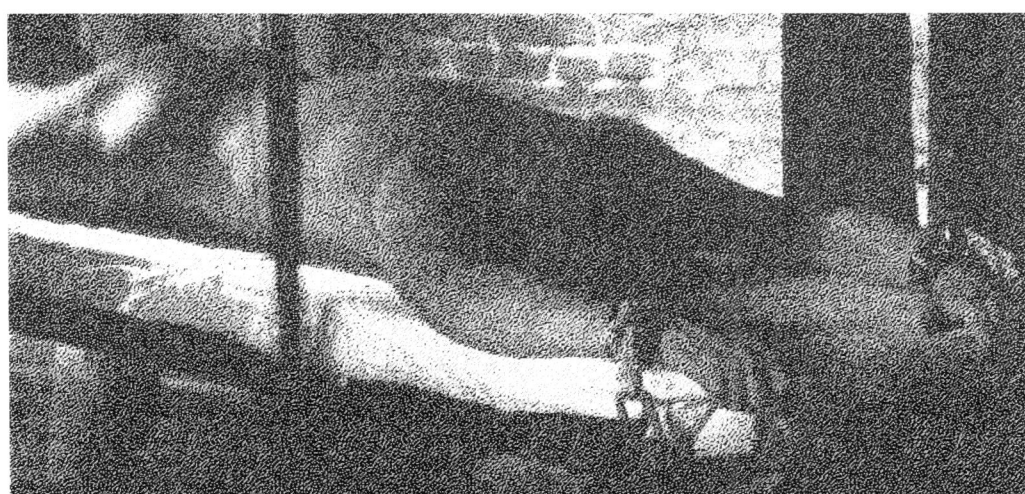

meist einer verbalen Stimulation, die die Phantasie anregt und entscheidend zur Erweiterung der Grenzen und damit der psychischen Erfahrung beiträgt. Die wahre Kunst des Aktiven besteht darin, nichts zu forcieren, genau auf den Passiven einzugehen und sich ganz auf ihn zu konzentrieren. Vor allen Dingen darf er nie den Eindruck erwecken, hektisch oder chaotisch zu sein, immer muß sich der Passive geborgen fühlen und wissen, daß sein Meister planvoll handelt.

Wie man's macht:

* Auch Peitschen müssen nach der Benutzung gründlich gereinigt werden.
* Blaue Flecken sind meist harmlos, sollten aber bei Immungeschwächten vermieden werden, da sie zu Komplikationen führen können.
* Falls beim Schlagen blutige Striemen entstehen, sind diese wie Verletzungen zu versorgen.

Mumifizieren und Kreuzigen

Die absolute Steigerung des Bondage ist die völlige Bewegungsunfähigkeit durch „Mumifizieren", d.h. Einwickeln des gesamten Körpers mit unterschiedlichen Materialien. Schon die alten Ägypter bedienten sich dieser eigentlich für eine Bestattung vorgesehenen Prozedur als Initiationsritus; bei uns findet es häufiger auf Kindergeburtstagen großen Anklang.

Mit den bewährten Seilen alleine läßt sich jemand zwar vollkommen bewegungsunfähig machen, aber man wird ihn kaum damit völlig verpacken können. So finden Gummibänder, Leinenbinden oder auch ganze Leintücher Verwendung. Aber Vorsicht: So harmlos diese Materialien klingen, so tückisch kann ihr Effekt sein. Gummibänder, vom Körper erwärmt, ziehen sich zusammen; ebenso reagiert Leinen auf Feuchtigkeit (Schweiß!). Dies kann eine extreme Behinderung der Atmung zur Folge haben, wenn der Brustkorb immer mehr zusammengeschnürt wird. Im Notfall kann so eine Fesselung nicht schnell genug gelöst werden, der Gefesselte kann ersticken. Wir raten deshalb bei Verwendung dieser Materialien zu größter Vorsicht.

Wer auf den Genuß von Enge, Hitze und Unfreiheit nicht verzichten möchte, kann dies auch auf anderen Wegen erreichen. Es gibt einteilige Gummi- oder Lederanzüge speziell für diesen Zweck, und zum Ausprobieren kann auch ein „Mumienschlafsack" gute Dienste leisten.

Wie bei dem ägyptischen Initiationsritus wird hier die ganze Zeit mit dem Todeserleben in einem übertragenen Sinne gespielt. Genauso wichtig wie das Liegen als „Mumie" ist das Einpacken und dann auch besonders das Auspacken als „Wiedergeburt", das Gefühl der Freiheit und des Durchatmens hinterher.

Wichtig ist hier auch das reflektierende Gespräch mit dem Partner danach, weil die erotischen Vorgänge zum großen Teil innerlich stattfinden. Hier zeigt sich im Grunde, was S/M-Sex sein kann: Der Passive kann so einen intensiven Orgasmus erleben, ohne daß weitere Sexualpraktiken angewendet werden. Für Außenstehende ist dies oft unverständlich.

Wie die klassische Kreuzigung aussieht, dürfte in unserem Kulturkreis allgemein bekannt sein; wie es wirklich funktioniert, wissen nur die wenigsten. Beliebt sind Kreuzigungen auch deshalb, weil sie an religiöse Tabus rühren. Doch anders als in der Realität soll das Opfer hier nicht langsam am Kreuz ersticken. Deshalb ist darauf zu achten, daß der Vorgang spätestens dann abgebrochen wird, bevor sich beim Opfer Atmungs- oder Kreislaufprobleme einstellen. Schnappatmung, blaue Lippen, kalte Schweißausbrüche, eiskalte Hände und Füße sind Anzeichen dafür, daß es eigentlich schon zu spät ist. Das Opfer muß augenblicklich in ein Krankenhaus gebracht werden.

Selbstverständlich wird der Gekreuzigte auch nicht angenagelt, sondern ans Kreuz gebunden. Eine häufigere Verwendung als das lateinische und griechische Kreuz findet das Andreaskreuz, das einem riesigen X gleicht und oft bei einschlägigen Anbietern von S/M-Artikeln erhältlich ist. Das Kreuz wird hauptsächlich

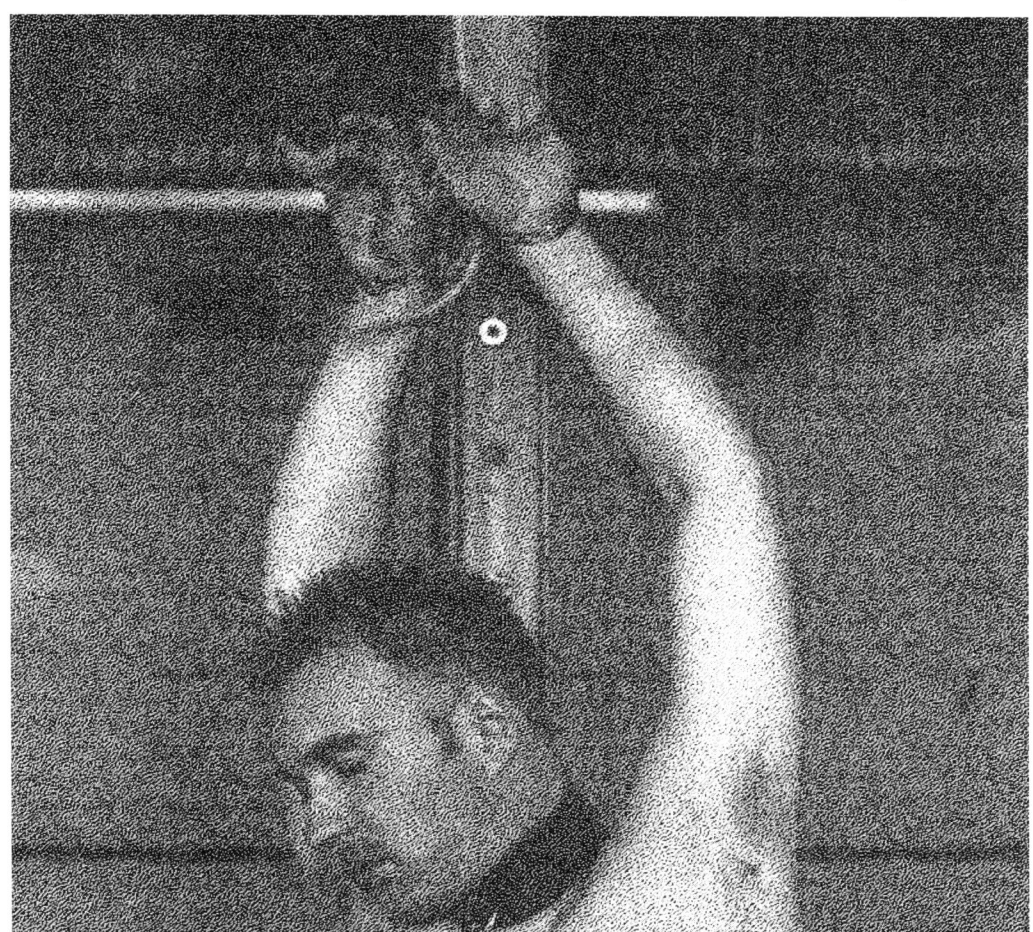

zum Fesseln und Auspeitschen benutzt, aber man kann den Gekreuzigten natürlich anderen Praktiken wie Piercing oder einer Wachsbehandlung unterziehen.

Mumifizieren und Kreuzigen sind für Anfänger nicht geeignet. Man muß mit Ängsten gut umgehen können, um in extremen Situationen nicht in Panik zu geraten. Darüber hinaus braucht man Kenntnisse über körperliche Funktionen wie Atmung und Kreislauf, die durch diese Techniken beeinflußt werden – eben Erfahrungen, die ein Anfänger nicht haben kann.

Wie man's macht:

- Augenbinden, Knebel und andere „Verpackungen" von Kopf und Brustkorb dürfen nicht zu fest sitzen und müssen Luft durchlassen.
- Knebel ohne Gurt oder Sicherheitsfaden darfst du nicht ganz in den Mund stopfen.
- Augenbinden dürfen nicht so eng anliegen, daß man Sternchen sieht; bei Kontaktlinsenträgern ist besondere Vorsicht geboten.

Temporäres Piercing

Temporäres Piercing bezeichnet genau wie permanentes Piercing das Durchbohren der Haut. Hier wird allerdings kein dauerhafter Schmuck eingesetzt, sondern eine kurzfristige Durchbohrung und Schmückung mit Nadeln, Ringen u.ä. vorgenommen.

Piercing wird zur Steigerung der sexuellen Lust eingesetzt, insofern ist allein schon der Vorgang wichtig. Meist werden Nadeln kreuzweise durch die Brustwarzen gezogen, oder die Eichel wird verschlossen, indem man die Vorhaut mit ein paar Nadeln durchsticht, um eine Erektion zu verhindern.

Absolut unerläßlich sind dabei Hygiene und Sterilität der Nadeln, die nicht stumpf sein dürfen. Man benutzt am besten rostfreie, desinfizierte Nähnadeln oder steril verpackte Kanülen für Einmal-Injektionsspritzen. Achtung: niemals ein und dieselbe Nadel bei verschiedenen Personen verwenden! Die Hände und die zu piercende Stelle weiträumig mit 70%igem Alkohol desinfizieren! Auch die Umgebung muß sauber sein – viele Orte sind deshalb völlig ungeeignet, z.B. ein Darkroom.

Die in den Brustwarzen und in der Vorhaut steckenden Nadeln können mit einem stabilen Garn miteinander verbunden und so fest wie gewünscht zusammengezogen werden. Die entstehenden Wunden sind relativ klein, und durch den Wundschock tritt kaum Blut aus, trotzdem muß der Kontakt damit vermieden werden. Außerdem könnten unter Umständen Nerven verletzt werden, wie es auch bei gewöhnlichen Injektionen geschehen kann.

Für Anfänger ist Piercing ungeeignet; viele machen es leider trotzdem. Man sollte sich immer bewußt sein, daß man hiermit einen Akt der Körperverletzung begeht (auch wenn der andere einverstanden ist) und für eventuelle Folgen einstehen muß. Wer sich piercen lassen möchte, sollte sich überzeugen, daß sein Partner kompetent ist.

Piercing wird oft in Verbindung mit Bondage praktiziert, weil das Gefühl der Hilflosigkeit und des Ausgeliefertseins noch unterstützt wird. In dieser Kombination wird oft auf das religiöse Bild des Heiligen Sebastian angespielt.

Wir raten generell von dieser Praktik ab.

Wie man's macht:

- Nadeln oder ähnliches mußt du absolut keimfrei machen. Achte auf größte Hygiene.
- Die gepiercte Stelle muß anschließend als Wunde versorgt werden.
- Für Immungeschwächte mit schlechter Blutgerinnung ist Piercing nicht geeignet, weil es zu schnell zu einer Wundinfektion kommen kann.

Schneiden

Schneiden ist eine extrem gefährliche Praktik, die nur in die Hand eines Könners gehört. Das Instrument muß sehr scharf sein, denn ein sauberer Schnitt heilt leichter. Bei manchen Menschen neigt die Haut zu starker Narbenbildung; das sollte vorher abgeklärt werden. Man kann auswechselbare, bereits sterilisierte Skalpelle, die in medizinischen Warenhäusern zu kaufen sind, benutzen. Solche Skalpelle sind die schärfsten Gegenstände, die es gibt. Außerdem eignen sich gute Rasiermesser oder Rasierklingen. Die Klinge wird senkrecht an die Haut gehalten.

Mit dem Schneiden wird erst begonnen, wenn der Passive sein Einverständnis signalisiert hat. Es wird mit leichtem Druck geschnitten und nicht tiefer als wenige Millimeter; das Blut kann mit sterilen Mulltupfern aufgefangen werden. Vor dem erneuten Schneiden muß man mindestens eine halbe Minute warten, damit die Wunde aufgehört hat zu bluten. Man braucht viel Erfahrung, um zu wissen, wie tief man schneiden darf, und soll immer daran denken, daß auch wenig Blut den erwünschten Effekt bringt.

Die Körperpartie, auf der geschnitten wird, muß sehr sorgfältig ausgesucht werden. Relativ ungefährlich sind die Vorderseite der Schenkel, Oberarme und Schultern. Verboten sind Gelenke, Nerven und Blutgefäße. Anatomische Kenntnisse sind eine unerläßlich Voraussetzung für einigermaßen gefahrloses Ausüben dieser Praktik. Die Haut des Passiven, alle Instrumente und die Hände des Schneidenden müssen gereinigt und desinfiziert werden. Ein einmal benutztes Instrument wird niemals bei jemand anderem verwendet, bevor es sterilisiert wurde. Um den Kontakt mit Blut zu vermeiden, kann der Aktive eng sitzende Untersuchungshandschuhe aus Latex tragen.

Wir raten von dieser Praktik ab.

Wie man's macht:

- Solide Anatomiekenntnisse sind unerläßlich.
- Es muß ein Erste-Hilfe-Kasten bereitstehen.
- Der Aktive muß sterile Gummihandschuhe tragen.
- Benutze nur geeignete, sterile Instrumente.
- Beim Schneiden darfst du niemals in die Nähe von Gelenken, Hals, Gesicht, Kopfhaut, Leiste, Geschlechtsorganen, von Sehnen oder Bändern kommen.
- Ist ein Schnitt nicht gelungen oder zu tief geraten, hilft direkter Druck auf die Wunde; eine sterile Kompresse kann das Blut aufsaugen. Wenn das Blut herausspritzt, muß Druck auf die Wunde ausgeübt werden, bis die Blutung aufhört. Versuche nicht, selbst eine Aderpresse anzulegen.
- Wenn eine Blutung anhält, muß der Betreffende sofort ins Krankenhaus.

Elektrischer Strom

Elektrizität verursacht ganz eigentümliche Schmerzen, die zum einen den ganzen Körper stärker durchfluten und zum anderen die Psyche in einer besonderen Art und Weise mit einbeziehen. Viele Leute werden von Spielen mit Elektrizität angezogen, obwohl sie vielleicht Angst davor haben.

Aus Sicherheitsgründen empfehlen wir nur batteriebetriebenes Spielzeug. Manchmal werden Geräte angeboten, die an eine Steckdose angeschlossen werden können und einen Transformator enthalten, der die Stromspannung heruntersetzt. Da aber immer ein Fehler am Gerät eintreten kann, könnte es zu schweren Verletzungen kommen.

Der Passive sollte sich auf einer nicht leitenden Unterlage aus Holz, Gummi oder Textil befinden. Die Elektroden werden am Körper befestigt, aus Sicherheitsgründen nur jeweils auf einer Körperseite, also links oder rechts und am besten auch nicht oberhalb der Taille. Strom darf nicht durch den Brustkorb oder das Herz geleitet werden! Um die Leitfähigkeit der Haut an den Kontaktstellen zu erhöhen, kann Gleitmittel oder ein spezielles Elektrogel benutzt werden. Je kleiner der Kontaktpunkt ist, desto intensiver ist die Empfindung. Manche der batteriebetriebenen Elektrogeräte verfügen deshalb über Elektroden in klammerähnlicher Form, die wie kleine Spinnenbeine aussehen. Als Zusatzgerät gibt es Spezialplugs, die den Strom auch in den Arsch leiten können. Viele möchten gerne ihre Nippel bearbeiten lassen, doch da sich die Brustwarzen in unmittelbarer Nähe des Herzens befinden, können wir davon nur abraten.

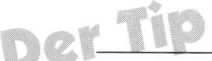

Der Tip für Glühwürmchen: Einen Passiven, der mit Elektrospielen erste Erfahrungen sammeln möchte, kann der Aktive die Stromstärke selbst regulieren lassen, um ihm die erste Angst zu nehmen und seine Grenzen auszutesten.

Die geeigneten Elektrogeräte verfügen über einen Widerstand, mit dem man die Stärke des Stroms regulieren kann. So läßt sich das Spiel von einem leichten Kribbeln und Piksen stufenlos regulieren bis zu großflächig wahrgenommenem, durchströmendem Schmerz.

Wie man's macht:

* Verwende nur batteriebetriebene Spezialgeräte aus Sex-Shops.
* Setze nicht an beiden Körperhälften gleichzeitig Elektrizität ein, und bleibe am besten unterhalb der Taille.
* Leite keinen Strom durch Herz und Brustkorb.
* Pißspiele und Elektrospiele gehören nicht zusammen.

Käfige und Pranger

Für verschiedene S/M-Praktiken gibt es spezielles Mobiliar, das man meist natürlich in einem „Dungeon" (dt. Kerker) aufstellen wird. Zur klassischen Ausstattung gehören natürlich Käfige und Pranger. Es gibt Käfige, in denen der Gefangene stehen muß, andere, in denen er nur hocken oder knien kann, oder solche, die eine Art Kombination mit einem Pranger darstellen und Hände und Kopf fixieren. Meistens sind sie aus stabilen Eisenstäben; eine andere Variante sind die aus Holzlatten. Manche können mittels eines Flaschenzuges aufgehängt werden; durch die Gitterstäbe des Bodens ist bei einem Hockkäfig dann der Arsch des Eingesperrten frei zugänglich.

Pranger sind Holzgestelle, in denen Kopf und Hände fixiert werden können. Der Angeprangerte steht vornübergebeugt und ist hilflos den Demütigungen und meist auch der Peitsche seines Meisters ausgeliefert. Am Pranger ist darauf zu achten, daß das eingesperrte Opfer sicher hocken oder stehen kann, damit er sich nicht am Hals verletzt.

Flaschenzüge dienen dem Aufhängen eines Masos, meist in Verbindung mit Bondage. Dies sollte wirklich nur von Könnern ausgeführt werden. Der Maso muß dazu gekonnt verschnürt werden (d.h. symmetrisch und ohne daß Körperteile absterben können); er darf nicht am Hals oder an den Genitalien aufgehängt werden, auch wenn letztere natürlich spielerisch mit einbezogen werden dürfen. Die gängigste Methode ist, jemanden an den Armen mit festsitzenden Ledermanschetten aufzuhängen. Relativ ungefährlich ist auch das Aufhängen in einem Harness mit Schnallen statt Druckknöpfen. So abgehangen, kann das Opfer anderen Behandlungen zugeführt werden, bis es mürbe ist.

Beliebt ist es auch, jemanden mit dem Kopf nach unten aufzuhängen. Dabei muß man auf jede seiner Äußerungen achten und darf ihn auch nicht kurz alleine lassen, da immer die Gefahr besteht, daß er an Erbrochenem erstickt. Späte-

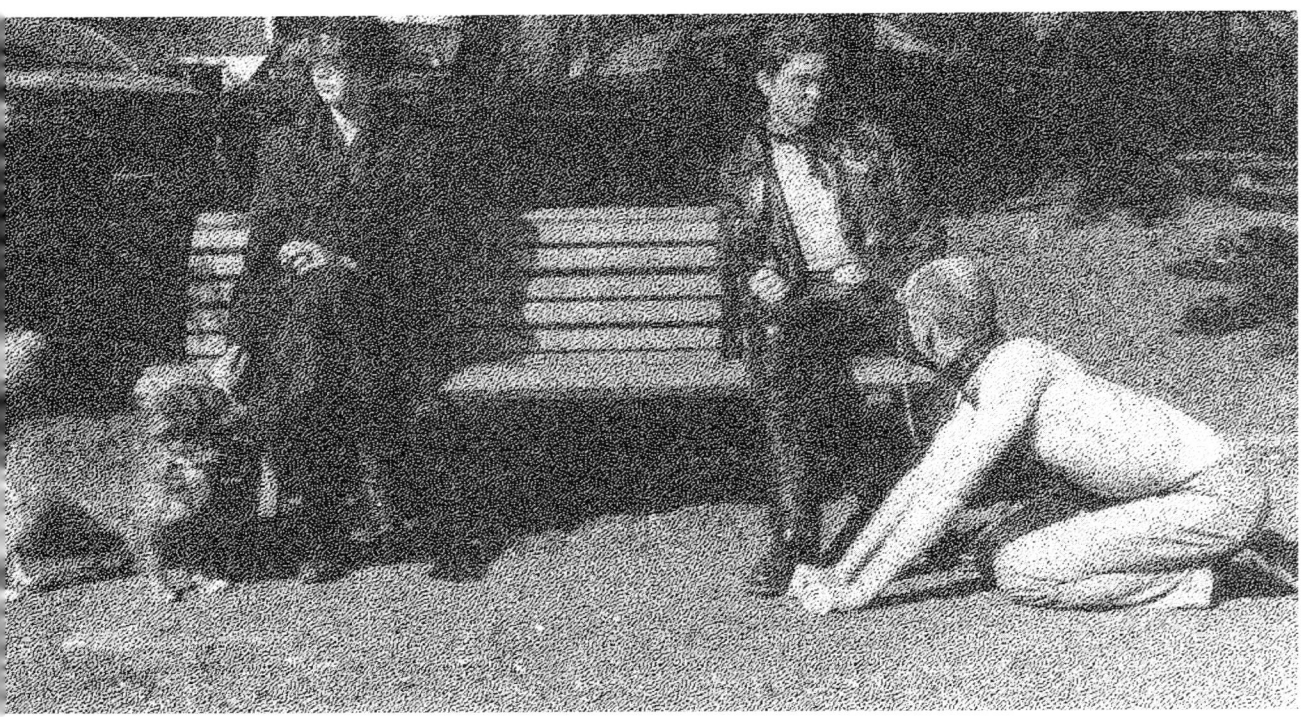

stens nach 20 – 30 Minuten muß er wieder herabgelassen werden. Das hat äußerst vorsichtig und langsam zu geschehen; am besten wird bereits am Anfang der Szene eine Matratze o.ä. untergelegt, damit es nicht zu einem Unfall mit Kopfverletzungen kommen kann.

Für Doktorspiele ist ein Gynstuhl unabdingbare Voraussetzung. Es handelt sich dabei um einen echten Gynäkologen- oder Proktologenstuhl mit verstellbarer Rückenlehne und seitlich angebrachten Halterungen für die Beine, die dort festgeschnallt werden können. Der so mit gespreizten Beinen präsentierte Maso kann ähnlich wie im Sling gefickt oder sonstwie behandelt werden. Beliebt sind Katheter- und Klistierszenen sowie Dehnungs- und Untersuchungsspiele.

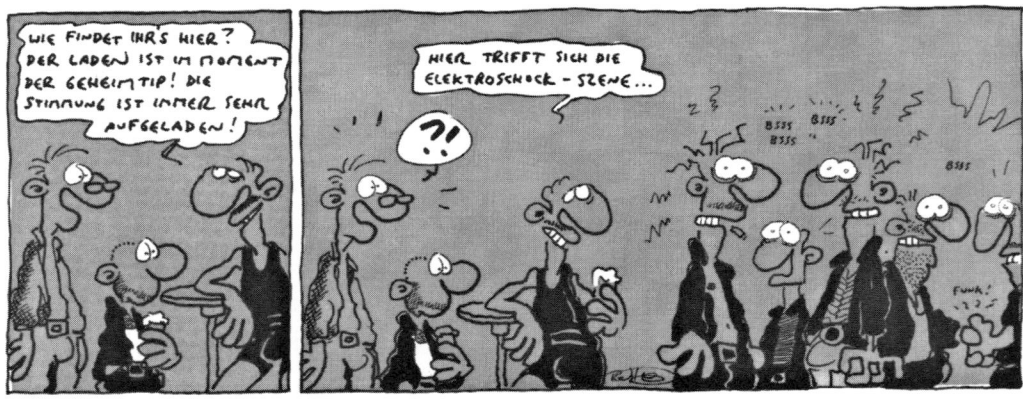

Der Erste-Hilfe-Kasten

Folgende Dinge sollten im häuslichen Erste-Hilfe-Kasten enthalten sein:
- eine Erste-Hilfe-Broschüre neueren Datums
- Pflaster in verschiedenen Größen
- Mullkompressen in verschiedenen Größen
- Druckpolster
- steriles Verbandszeug in zwei Breiten
- Leukoplast
- Augenklappen und -binden
- Seife
- Betaisodona (flüssiges, hautverträgliches Desinfektionsmittel)
- medizinischer Alkohol
- Aspirin
- Paracetamol
- Riechsalz
- Zucker und Salz (bei Kreislaufproblemen)
- Verbandsschere
- Bolzenschere
- Werkzeug zum Lösen von Knoten (Stricknadeln o.ä. und eine Kombizange)
- Reserveschlüssel (für Handschellen o.ä.)
- Thermokissen zum Kühlen oder Wärmen
- Pinzette
- Thermometer
- Wundsalbe (Bepanthen)

Wichtige Telefonnummern:

Notarzt ....

Feuerwehr ....

nächstgelegenes Krankenhaus ....

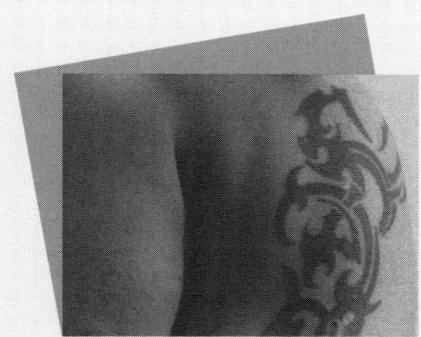

Körperschmuck

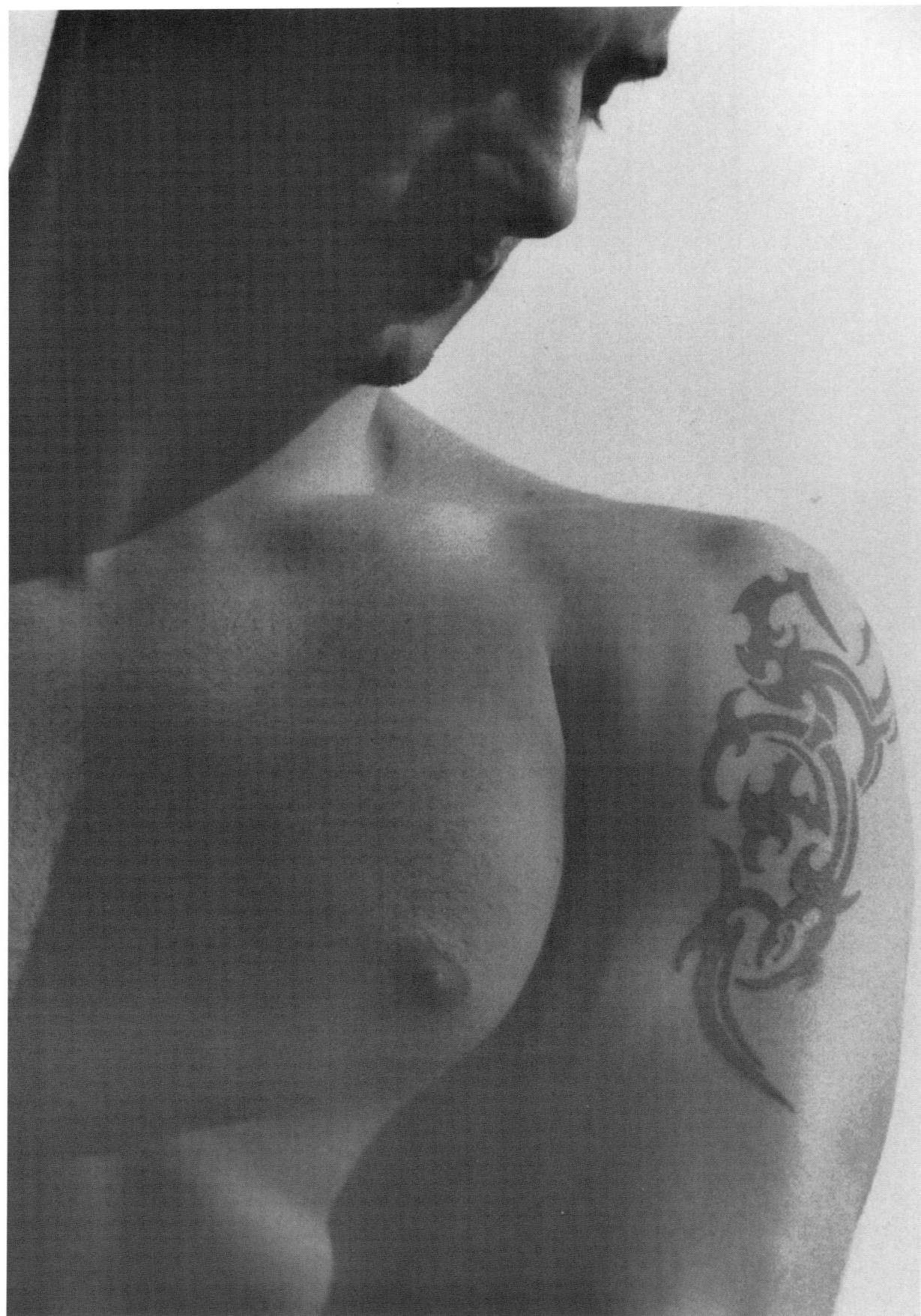

Körperschmuck

Von den Anfängen der Menscheitsgeschichte bis in die Gegenwart hinein haben Menschen sich tätowiert oder mit dauerhaft angebrachtem Körperschmuck geziert. Im letzten Drittel des 20. Jahrhunderts scheinen diese Gebräuche wieder verstärkt gepflegt zu werden. Gerade in den letzten Jahren werden Tätowierungen und Piercing – so nennt man das Einbringen von Schmuck in die Haut – wieder Mode, besonders unter Schwulen.

Tätowierungen
(anderer Ausdruck: Tattoo)

Bei den Naturvölkern war die Tätowierung ein Zeichen für Stammeszugehörigkeit, soziale Unterschiede oder bestimmte Lebensphasen wie Pubertät, Heirat oder Tod eines Ehegatten. Darüber hinaus dienten bestimmte Tätowierungen religiösen Zwecken, in dem sie, ähnlich wie ein Amulett, Wohlwollen oder Beistand der Götter garantieren sollten.

In der Antike diente die Tätowierung bei Griechen und Römern eher als Instrument der Willkür oder Diktatur: Verbrecher, Sklaven und Soldaten wurden so gekennzeichnet. Im damaligen christlich-jüdischen Kulturkreis waren Tattoos verboten, wurden aber trotzdem im Mittelalter mit religiösen Inhalten in Verbindung gebracht – Kreuzritter kehrten tätowiert aus dem Orient zurück. Zur Zeit der großen Seefahrten und Forschungsreisen kam es wieder mehr in Gebrauch. Das Wort „Tätowieren" wurde aus dem Tahitischen *tatau* (Zeichen, Malerei) abgeleitet.

Im 19. Jahrhundert fand das Tätowieren immer mehr Liebhaber und entwickelte seine besondere Form und Funktion. Im Gegensatz zur Tätowierkunst der Naturvölker und des Fernen Ostens steht im Westen die Individualität im Vordergrund. Hier ist es ein Ausdrucksmittel für persönliche Überzeugungen und Gefühle; es gibt das soziale Milieu und die Lebenssituation des einzelnen wieder. Das tätowierte Bild soll beispielsweise den Gefühlen Liebe oder Haß, Freundschaft oder Treue ewige Dauer verleihen. Es ist Demonstration und Magie zugleich.

Bei den Schwulen ist es in den letzten Jahren zu einem Ausdruck überschäumender Lebenskraft geworden. Ganz ohne Frage ist es auch ein Kokettieren mit Männlichkeit – auch außerhalb der Lederszene ist es bei großstädtischen Schwulen um die Dreißig „in".

Wer sich eine Tätowierung stechen lassen möchte, wird vorher einige Überlegung zum Motiv und zur Plazierung anstellen müssen. Darüber hinaus findet in einem guten Tätowierstudio eine entsprechende Beratung – besonders bei Neulingen – statt, da eine Tätowierung auch unter großen Mühen kaum wieder zu entfernen ist. Durch das Abhobel- oder Abschmirgelverfahren bleiben auf jeden Fall Narben zurück, die unter Umständen auch nicht schöner sind als das entfernte Tattoo. Manchmal ist es möglich, durch eine neue Tätowierung die alte zu überdecken.

Es liegt auf der Hand, daß die Plazierung so gewählt werden muß, daß man sich in allen Lebenssituationen (auch in zukünftigen) ungehindert zeigen kann. Auch wenn die Vorurteile langsam zurückgehen, ist ein Bankdirektor, auf dessen linker Hand ein kreisender Geier tätowiert ist, noch immer schwer denkbar. Anfänger sollten deshalb Körperstellen wählen, die auch im Hochsommer mühelos bedeckt gehalten werden können. Hier bieten sich der Oberarm, das Schulterblatt oder der Arsch an.

Die erste sollte vielleicht nicht größer als ein 5-Mark-Stück sein. Bei dem Motiv sollte man bedenken, daß eine Mickey-Mouse auf dem Hintern eines 27jährigen zweifellos besser paßt als etwas später auf dem gleichen Hintern mit 72 Jahren. Wie bei allen Anschaffungen für das Leben muß das Motiv eine zeitlose Schönheit aufweisen. Abstrakte Motive (Tierkreiszeichen als Symbol, nicht als Tierdarstellung) oder Ornamente (z.B. verschlungene Zeichnungen aus alten irischen Handschriften) bieten sich am ehesten an. Die inhaltliche Aussage sollte man auch viele Jahre später noch vertreten können, weshalb Tattoos wie „auf ewig Dieter" mit Vorsicht zu genießen sind. Wer weiß, welche Wege Dieter noch gehen wird und ob nicht sein potentieller Nachfolger Horst dadurch abgeschreckt wird.

Der Tip

Tip für Ungebildete: Wer sich unsicher ist, ob er wirklich eine Tätowierung tragen möchte, oder wer einfach mal in einer bestimmten Situation eine zeigen will, kann sich mit den heute erhältlichen, täuschend echt aussehenden **Instant-Tattoos** verschönern. Sie sind meist für einige Tage haltbar und überstehen sogar eine Dusche.

Durch lodernde Flammenkreise, herabstoßende Adler, lauernde Tiger oder sich aufbäumende Pferde soll Männlichkeit und sexuelle Kraft ausgedrückt werden, besonders im Genitalbereich und auf dem Hintern. Gerade hier kann man eine kleine Tätowierung nach Belieben verschwinden oder auftauchen lassen, je nachdem, ob man rasiert ist oder nicht.

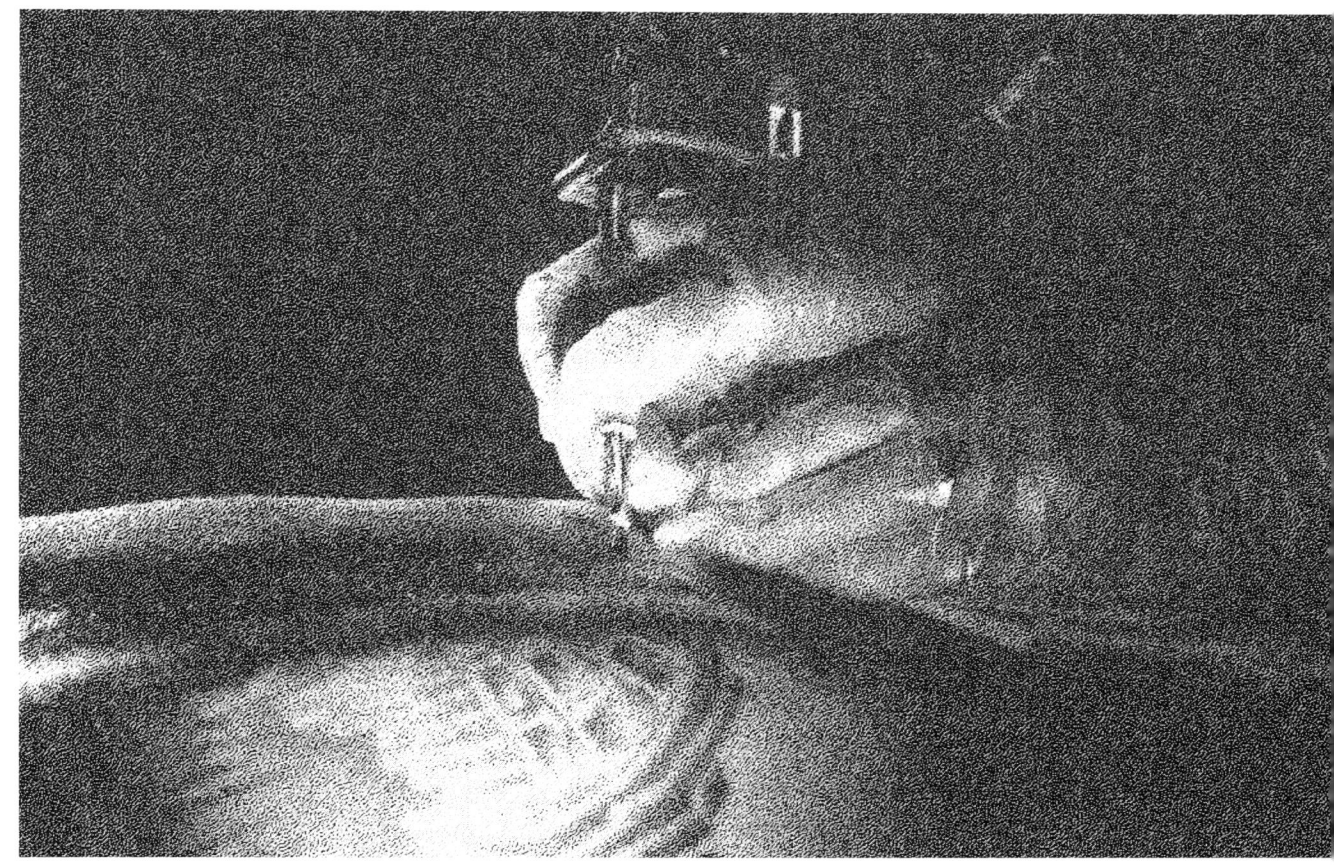

Entscheidend für die Ausstrahlung ist ihre Qualität. Was nützt die schönste Vorlage, wenn der Tätowierer daraus eine Kinderzeichnung macht? Man wird sich also nur in einem renommierten Studio mit dem Motiv seiner Wahl verzieren lassen. Hier erhält man vor Beginn der Sitzung – bei einem kleinen Motiv dauert die ganze Angelegenheit ca. 30 Minuten – eine eingehende Beratung. Professionelle Tätowierer wollen ihre Kunden zufriedenstellen: Sie können nicht nur eine reiche Motivauswahl vorlegen, sondern sind auch bereit, anspruchsvolle, eigenwillige Wünsche zu erfüllen. Sie garantieren für die Sterilität ihrer Instrumente, so daß die Stelle bei richtiger Nachbehandlung leichter schorffrei und ohne Entzündung abheilen kann. Eine bei einem Profi gestochene Tätowierung sieht immer besser aus als eine amateurhaft selbstgebastelte, der allzuoft etwas von einer hingekritzelten Telefonzeichnung anhaftet, die einige Zeit im Regen gelegen hat.

Der professionelle Tätowierer benutzt elektrische Geräte, die mit vibrierenden Nadeln und permanenter Farbzuführung das Motiv 1 bis 1,5 Millimeter in die Haut einprägen. Diese modernen Präzisionsgeräte gewährleisten einen stets gleichbleibenden Druck und eine gleichmäßige Farbverteilung, was durch die Hand und die Instrumente eines Amateurs nicht unbedingt gegeben ist. Im Tätowierstudio werden die Konturen der Zeichnung meist mit drei Nadeln gestochen, Farbflächen werden mit bis zu 40 Nadeln ausgefüllt. So entsteht eine optimale Farbverteilung, bei der auch Farbverläufe, d.h. feine Schattierungen und Abstufungen, möglich sind. Zuerst werden die Konturen des Motivs und die harten Schatten gearbeitet, danach werden hautverträgliche Spezialfarben in den Farbkappen gemischt und dann nacheinander eingebracht. Dabei scheint die Haut als mitteltoniger Bildgrund hindurch, weshalb die Farben auf sie abgestimmt werden müssen. Bildstellen, die heller sein sollen, als es die Haut ermöglicht, werden durch Weiß gehöht. Dieses Weiß ist nicht so stabil wie andere Farben; nach einem Sommer voller Sonnenbäder dunkelt es zu einem gelblichen Farbton nach, selbst wenn der Träger längst schon wieder winterblaß ist.

Der Vorgang ist auf jeden Fall schmerzhaft, auch wenn das von Körperstelle zu Körperstelle variiert. Relativ unempfindlich sind Oberarme, Rücken, Brust, Po und Oberschenkel, also überall da, wo Muskelfleisch ein Polster bildet. Empfindlicher sind die Innenseiten der Arme und Beine; hier kann nicht nur das Stechen der Konturen unangenehm sein, was deshalb schmerzhaft ist, weil dabei weniger Nadeln verwendet werden, sondern auch das Ausfüllen der Flächen mit Farbe. Mit am empfindlichsten sind die Genitalien, die Lendengegend und die Brustwarzen – eben alle Stellen, wo viele Nervenendigungen vorhanden sind.

Eine frische Tätowierung muß sorgfältig nachbehandelt werden. Direkt danach wird eine Schicht Wund- oder Heilsalbe aufgebracht und mit einer Folie abgedeckt, die erst am nächsten Morgen entfernt werden darf. So wird eine Schorfbildung weitgehend verhindert, und das Motiv kann unbeschädigt abheilen. Stellen, an denen die Farbverteilung mangelhaft ist, können nachgestochen werden. In den ersten drei Wochen darf die Tätowierung nicht mit warmem Wasser in Kontakt kommen; eine kurze Dusche ist relativ unbedenklich, aber ein Wannenbad oder Schwimmengehen weicht die Haut auf. Dadurch verschwimmen die Konturen, so wie es sonst nur bei zu tief gestochenen Tätowierungen geschieht. Auch auf Sonnenbäder sollte verzichtet werden, da die Farben sonst zu stark nachdunkeln.

Eine gut plazierte Tätowierung kann einen Körperteil effektvoll betonen. In der S/M-Szene werden sie manchmal als „Besitzstempel" eingesetzt, und in vielen sexuellen Phantasien – auch von Männern, die sich nicht der S/M-Szene zurechnen – spielt das Tätowieren ebenfalls eine Rolle.

Wie man's macht:

- Tätowiere dich nicht selbst.
- Suche dir ein sauberes, professionelles Tätowierstudio.
- Wenn du nur unwillig beraten wirst oder Fragen nach der Hygiene nicht zufriedenstellend beantwortet werden, such dir ein anderes Studio.

Eine Tetanus-Schutzimpfung sollte nicht zu lange zurückliegen, wenn man sich piercen oder tätowieren lassen möchte; am besten den Arzt fragen. HIV-Positive sollten wissen, ob bei ihnen Wunden noch gut abheilen (z.B. kleinere Wunden, die man sich ab und zu im Haushalt versehentlich zufügt). Im Prinzip besteht, wenn alle hygienischen Vorschriften eingehalten werden, kein besonderes Risiko. Aber eine Tätowierung ist eine, wenn auch nur oberflächliche, Wunde. Das gilt in noch stärkerem Maße für Piercings. Bei geschwächtem Immunsystem ist eine gefährliche Wundinfektion möglich.

Permanentes Piercing
(andere Ausdrücke: Körperschmuck, Intimschmuck)

Permanentes Piercing bezeichnet das dauerhafte Anbringen von Schmuck (Ringe u.ä.) an Schwanz, Eiern, Nabel, Nase und Brustwarzen. Damit unterscheidet es sich von dem temporären Piercing, das eine regelrechte S/M-Sexpraktik darstellt. Das permanente Piercing wirkt dagegen einerseits optisch stimulierend auf Partner und Träger und ist im Gegensatz zur Tätowierung sogar fühlbar. Man kann die Schmuckstücke auch noch beim Sex spielerisch einsetzen.

Zum Piercen begibt man sich nur in die Hände eines erfahrenen Fachmanns; dazu hört man sich vorher unter gepiercten Leuten um. Der Vorgang verläuft ähnlich wie das Stechen von Ohrlöchern unter sterilen Bedingungen. Die zu durchstechende Stelle wird desinfiziert und lokal betäubt. Mit einem Spezialinstrument – und keinesfalls mit irgendeiner beliebigen Nadel – wird dann das kleine Loch gestochen.

Der Heilprozeß dauert im Normalfall zwei bis drei Wochen. Eine spezielle Plombe oder gleich ein Schmuckstück aus chirurgischem Stahl wird in den frisch gestochenen Wundkanal eingesetzt, der dadurch offen bleibt, damit es im Laufe der folgenden Wochen zu einer Art Tunnel verheilen kann. Eine besondere Pflege dieses Stichkanals bis zur endgültigen Abheilung ist sehr wichtig. Täglich werden mehrmals die Hände und danach die Hautstelle desinfiziert. Mit einer Injektionsspritze ohne Nadel wird ein Desinfektionsmittel (z.B. *Betaisodona* oder *Braunol*) eingebracht. Danach muß die Plombe mit Vaseline oder Melkfett eingefettet und hin und her bewegt werden, damit er nicht mit der Wunde verkleben kann. Beim Baden oder Duschen darf die Haut nicht zu lange mit Wasser in Kontakt kommen. Auch vom Besuch einer Sauna sollte man Abstand nehmen, weil sich Bakterien im Stichkanal festsetzen können, was zu häßlichen Entzündungen führen kann. Hat man sich im Genitalbereich piercen lassen, sind tägliche Sitzbäder mit *Kamillosan* für den problemlosen Heilprozeß förderlich. Sexuelle Aktivitäten sollten bis zur endgültigen Abheilung unterbleiben, fremde Bakterien können nämlich den Heilungsverlauf stören und eine Infektion verursachen.

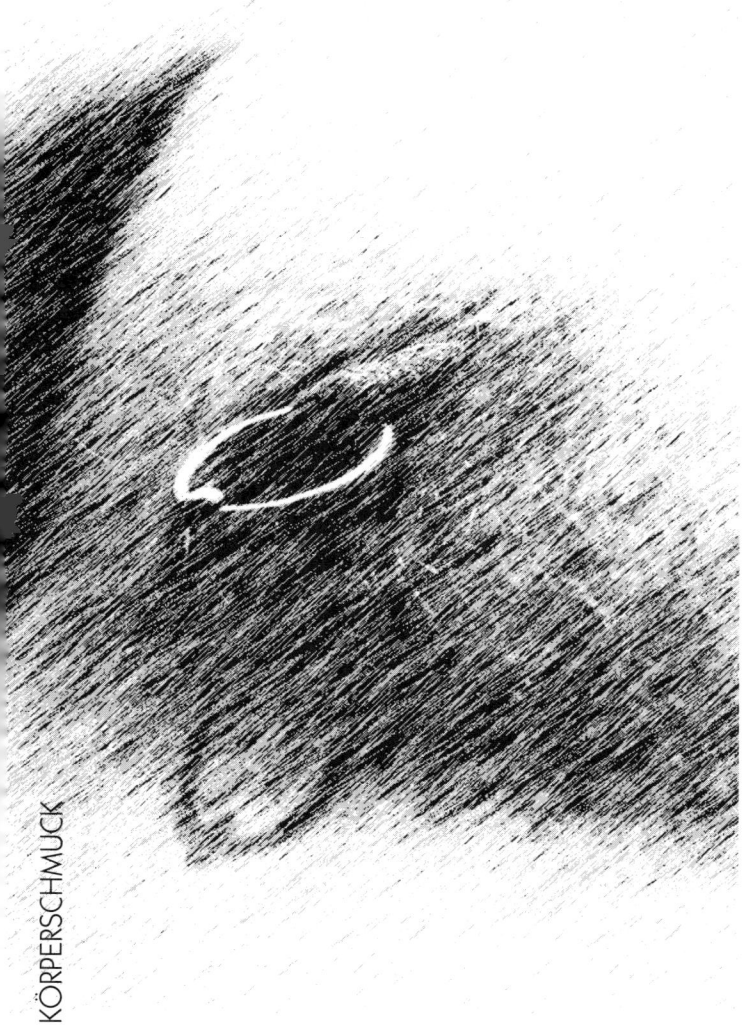

Kommt es einmal zu einer Entzündung, ist sofort ein Arzt aufzusuchen. Der Schmuck muß unter Umständen wieder entfernt werden. Die Behandlung der entzündeten Stelle hat Vorrang! Das alles hört sich komplizierter und gefährlicher an, als es ist – im Grunde unterscheidet sich Piercing kaum von dem Stechen und der Wundpflege von Ohrlöchern.

Aus hygienischen Gründen ist es sinnvoll, nur Schmuck aus Chirurgenstahl, Platin oder 18 ct Gold zu verwenden, da hiervon garantiert keine Allergien hervorgerufen werden. Die Löcher sollten auch anfangs nicht zu groß gestochen werden; sie können später durch kleine Gewichte oder spezielle Ringe immer erweitert werden.

Am häufigsten sind die beliebten Brustwarzenringe anzutreffen, die man im Sommer auch in Freibädern sieht. Entweder wird der Nippel gepierct und mit einem Ring verziert oder der Brustwarzenhof, durch den ein etwas längeres Schmuckstück gezogen werden kann, das entfernt an eine kleine Hantel erinnert: ein Stäbchen mit einer Kugel an jedem Ende. Es gibt eine Vielzahl von Ringen und Brustwarzenschilden in Form von Löwenköpfen oder Sonnen, Stiften oder Pfeilen usw.

Weitaus seltener sind Piercings im Genitalbereich. Am Hodensack und am Schwanz können an den unterschiedlichsten Stellen Ringe und ähnliches eingelassen werden. Der Fachmann kann hier beraten, inwieweit der Schmuck nur optisch oder auch sexuell stimulierend ist. Was man letztlich mit einem in die Vorhaut eingebrachten Ring macht, hängt von der Phantasie jedes einzelnen ab. Hartgesottene lassen sich gerne Gewichte daranhängen. Natürlich kann man nicht unbedingt davon ausgehen, daß der Träger von Tittenringen auch gerne an denselben gezogen werden will. Hier ist also etwas Fingerspitzengefühl erforderlich!

Gepiercte Partien müssen ständig gepflegt werden, denn der Talg und die abgestoßenen Hautzellen müssen öfter entfernt werden. Man muß den Schmuck nicht unbedingt abnehmen, um den Stichkanal mit Hilfe einer Injektionsspritze ohne Nadel und einer lauwarmen Seifenlösung zu spülen. Alle zwei bis drei Wochen sollten sie jedoch entfernt, gereinigt, mit Vaseline eingefettet und wieder eingesetzt werden.

Im Gegensatz zu einer Tätowierung kann man Körperschmuck einfach ablegen; der Stichkanal bleibt zwar bestehen (nach längerem Nichtgebrauch wächst er manchmal wieder zu), ist aber relativ unauffällig. Außerdem kann ein unmodern gewordener Ring durch einen zeitgemäßeren ersetzt werden, was bei einer Tätowierung schlecht möglich ist.

Wie man's macht.

* Pierce dich nicht selbst.
* Laß dich nur in einem professionellen Studio unter sterilen Bedingungen mit extra dafür hergestellten Geräten piercen.
* Beachte sorgfältig alle Anweisungen zur Nachpflege.
* Trägst du Schmuck an Schwanz oder Eiern, mußt du ihn bei der Benutzung von Kondomen vorher ablegen.
* Bis zum Abheilen des Piercings darfst du keinen Sex haben.
* Kein fremdes Sperma, kein fremdes Blut und keinen fremden Urin auf frisch gepierte Stellen oder ältere, aber wunde Piercings (z.B. beim Wiedereinsetzen von Schmuck nach längerer Pause oder nach Dehnungen durch Gewichte) gelangen lassen.

Brandmarken: Eine in der Phantasie beliebte, wenn auch selten in der Realität praktizierte, Sache ist das Brandmarken. In einer Meister-Sklaven-Beziehung wird das Brandmarken manchmal als Zeichen totaler Unterwürfigkeit eingesetzt, das der Sklave als Besitzstempel seines Meisters erhält. Die Prozedur und der Heilungsprozeß sind äußerst schmerzhaft, da es sich um Verbrennungen dritten Grades handelt. Dabei wird das Hautgewebe zerstört, und Narben bleiben auf jeden Fall zurück. Diese Spiele gehören nur in die Hände von Meistern, die mit der entsprechenden Behandlung vertraut sind. Wunden, die von Zigaretten oder Zigarren stammen, sind ebenfalls schwere Verbrennungen und neigen überdies dazu, sich zu entzünden. Da es sich bei diesen Prozeduren außerdem um Körperverletzung handelt, auch wenn sie einvernehmlich vorgenommen werden, raten wir davon ab.

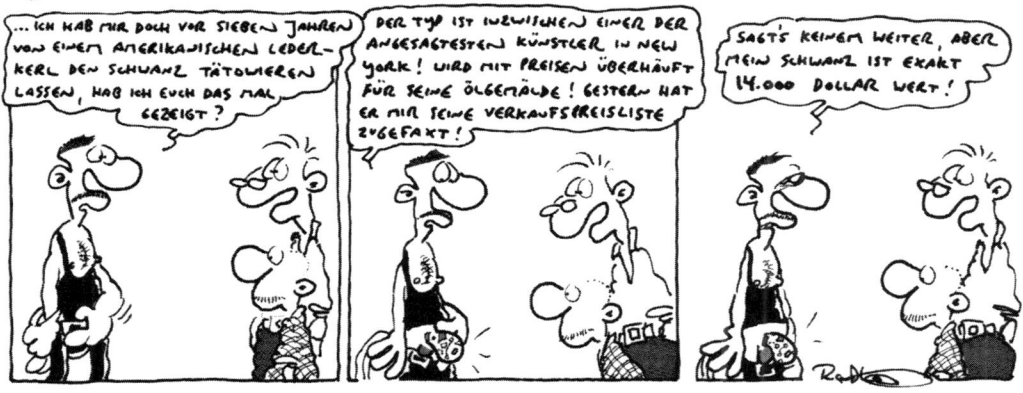

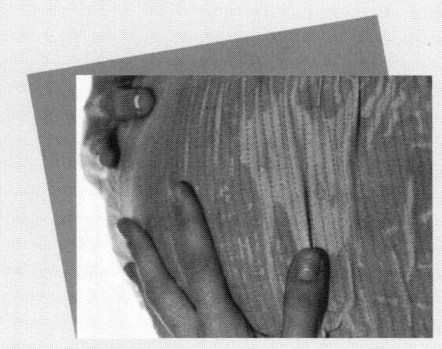

Fetische

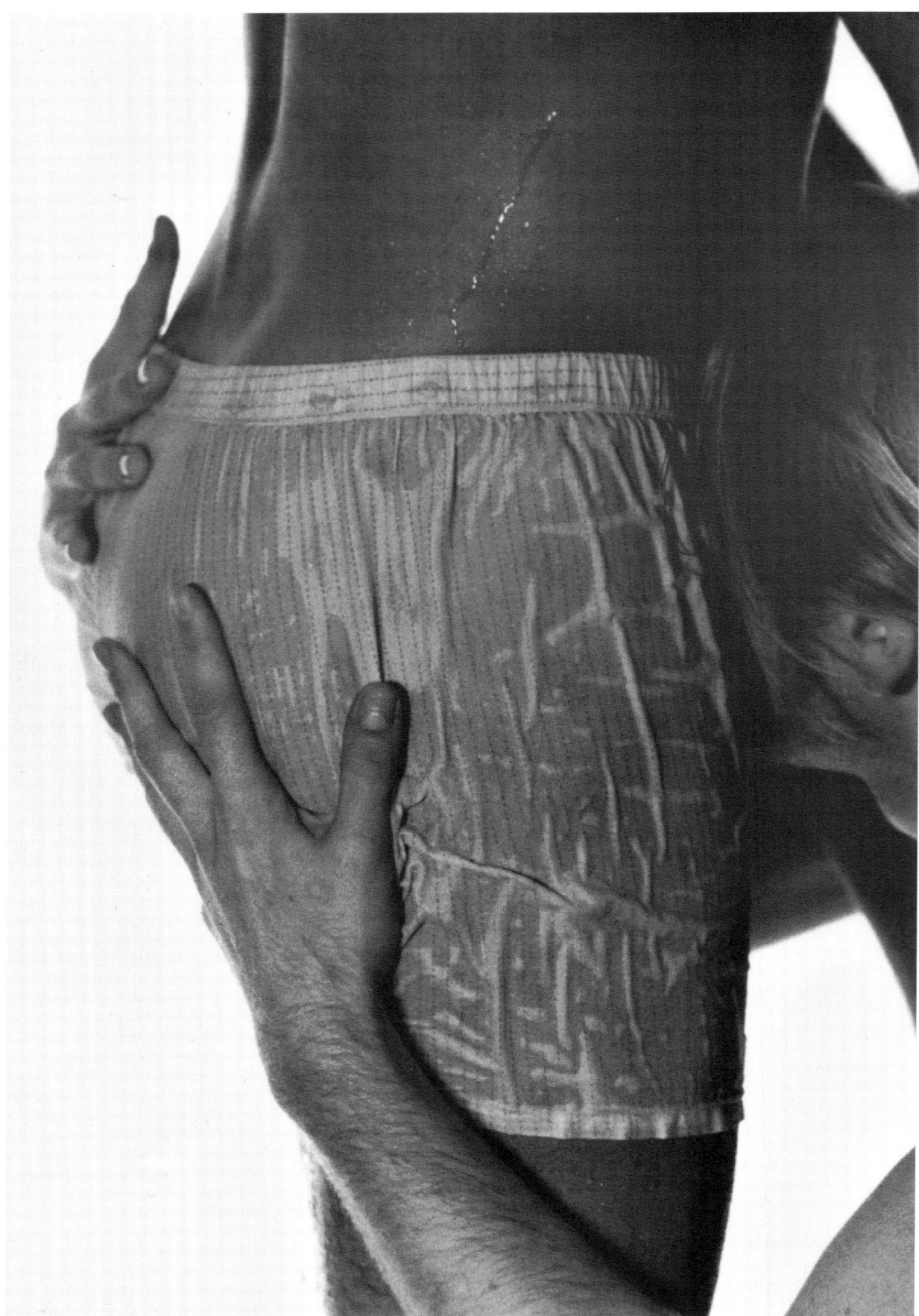

Fetische

Fetische sind Objekte, die im Zentrum sexueller Phantasien und sexueller Begierde stehen: Stiefel, Leder, Gummi, Korsetts und Damen-Unterwäsche, Uniformen und Arbeitskleidung, Pisse und Scheiße, Seile und Ketten, Frauenkleider, Strapse, hochhackige Schuhe, Handschuhe, Jeans oder auch die Genitalien und sämtliche Körperteile – besonders Haare und Füße – sind weit verbreitete Fetische, da sie gesellschaftlich entweder besonders stark tabuisiert oder ritualisiert sind. Doch auch jeder andere beliebige Gegenstand kann zum Fetisch werden.

Jede Situation oder Handlung kann auch zum Fetisch werden. Fesselung, Demütigungen, Bestrafungen und allgemeine Unterwerfung sind die häufigsten situativen Fetische, auch wenn sie meistens nur in Wichsphantasien durchlebt werden. Stimulierend ist es für viele, sich vorzustellen, gegen ihren Willen völlig rasiert zu werden, nackt und gefesselt in der Öffentlichkeit vom überlegenen und bekleideten Partner vorgeführt oder verspottet zu werden.

Auch Sprache hat einen hohen Fetisch-Charakter. Einerseits geht es um das Vokabular, andererseits um den Tonfall, indem die rituellen Worte gesprochen werden. Der Dirty-Talk kann beim Sex zur hypnotisierenden, magischen Formel werden.

Bei Bekleidungsfetischen ist es nicht besonders schwer, den richtigen Partner zu finden, da in den meisten Fällen diese erotisch besetzten Kleidungsstücke ja auch getragen werden. In Großstädten gibt es meistens eine Reihe von speziellen Treffpunkten, zumindest für die Leder- und Gummiszene, Uniformträger und Jeansliebhaber. In kleineren Städten gehen diese Kreise stärker in der nicht-spezifischen Szene auf und treten nicht so offen in Erscheinung, obwohl es Gummifans oder Korsettträger natürlich auch außerhalb der Großstädte gibt. Andere Fetische werden ihrer Natur entsprechend nicht so offen getragen – z.B. Unterwäsche. Liebhaber nehmen hier Kontakt über Anzeigen auf, die heute meist auch in Stadtmagazinen veröffentlicht werden können.

Leder

Stiefel und Lederkleidung sind in unserer Gesellschaft Symbole für Männlichkeit und damit Macht und Kraft. Sowohl ihr Aussehen als auch ihr Geruch, ihre Oberfläche und die Geräusche, die sie erzeugen, werden als erotisch empfunden. Leder haftet die Aura des Wilden, Ungezähmten, Männlichen an. In der Szene wird Leder fast ausschließlich in schwarz getragen, andere Farben sind als Mode verpönt.

Was macht Leder nun zu so einem faszinierenden Material? Im Gegensatz zu Gummi, das jede Falte, jeden Muskel betont, stilisiert und glättet Leder die Konturen des Körpers wie eine zweite Haut, deren Poren und Narben von ihrer eigenen Geschichte künden. Wegen der Körperwärme strömt Leder einen erotischen herben Geruch aus, und beim Bewegen macht die Kleidung knarrende Geräusche – ein Dunkelraum voller Ledermänner empfängt einen mit einer Kombination lebendiger Eigenschaften, die um so deutlicher wahrgenommen werden, weil hier kaum gesprochen wird.

Zum Männlichkeitskult um das Material trägt auch sein Gewicht bei. Eine Ledermontur, vielleicht noch mit Ketten oder Nieten verziert, wiegt schon einige Kilo. Zu der eher schwergewichtigen Virilität, die Leder symbolisiert, paßt auch, daß in der Lederszene Jugendlichkeit keine so wichtige Bedeutung hat. Selbst ein angejahrter Lederkerl mit Falten und einem kleinen Bauch hat hier noch gute Chancen, weil Ausstrahlung und Erfahrung einen großen Teil der Anziehungskraft in der Lederszene ausmachen.

Es ist kein Zufall, daß die ersten schwulen Lederclubs Motorradclubs waren; Motorradkleidung war in Leder erhältlich, relativ schlicht und männlich geschnitten und konnte auch in der Öffentlichkeit einigermaßen unverfänglich getragen werden. Über das Material Leder vermittelte sich auch ein Gemeinschaftsgefühl: An den Jacken und Stiefeln erkannte man sich schon auf der Straße als Angehörige desselben „Geheimbundes". Heute gibt es in fast jeder größeren Stadt der westlichen Hemisphäre wenigstens einen „angelederten" Club, und selbst ausgefallene Lederkleidung wird im Alltag ganz offen getragen.

In Großstädten gibt es manchmal spezielle Geschäfte für genau die Lederkleidung, die den Ansprüchen der schwulen Klientel entspricht. Sie soll nämlich anders aussehen als der Lederblouson oder die Lederbundfalthose, die Mutti für Papi bei Karstadt kauft.

Die Lederszene ist eher konservativ und Neuerungen abhold. Seit Jahrzehnten hat sich deshalb wohl auch der Jacken- und Mützenschnitt kaum verändert. Die Hosenschläge der in den 70er Jahren geschneiderten Hosen konnten glücklicherweise wieder abgenäht werden – eine maßgeschneiderte

Lederhose hält nämlich gut und gerne ihre 10-15 Jahre, also deutlich länger als ein modischer Trend.

Willst du deine Lederkollektion langsam aufbauen, fängst du am besten mit einer Jacke an, weil sie universal einsetzbar ist, sommers wie winters auch im Alltag gute Dienste leistet und zusammen mit ein paar zünftigen Knopfleisten-Jeans schon fast ein klassisches Outfit bildet. Lederjacken sind aus Rinds- oder Pferdeleder. Der Schnitt orientiert sich nicht an modischen Strömungen, sondern an Polizeijacken aus Kanada oder den USA. Als nächstes bieten sich ein Paar Stiefel an, vielleicht Schnürstiefel.

Eine Lederhose will sorgfältig ausgesucht sein: Vergleiche Schnitte und Hosentypen und lege lieber einen Hunderter mehr an, statt nur schnell an dein Ziel gelangen zu wollen. Kleinigkeiten wie ein Nietengürtel (natürlich die schwere Ausführung und innen mit Leder abgefüttert) oder eine Kappe kannst du dir ja mal zu Weihnachten wünschen. Alles andere, wie Lederhemden, superkurze Shorts aus handschuhweichem Leder mit Reißverschluß hinten oder ein paar knackige Chaps, sind dann schon eher wohlüberlegte Anschaffungen für Spezialisten.

Das gleiche gilt auch für den Harness – eine Art Geschirr aus Leder, Nieten und Stahlringen, das um den Rumpf geschnallt wird – der eigentlich völlig überflüssig ist, aber sehr geil aussehen kann. Ein guter Harness ist aus Riemen gemacht, die in einem Stück aus großen Rinderhäuten geschnitten wurden. Genau wie bei Hand- und Fußfesseln sollte man niemals einen Harness kaufen, dessen Riemen wie Gürtel geschnitten wurden, auch wenn der Preis dadurch attraktiv aussieht. Die scharfen Schnittkanten würden den Träger innerhalb kürzester Zeit wund scheuern. Harnessriemen müssen immer gefalzt und vernäht sein, so daß ihre Kanten weich und glatt sind.

Es gibt unendlich viele Modelle; die gängigsten haben etwa in Höhe des Solarplexus und an der gegenüber liegenden Stelle auf dem Rücken je einen großen Ring, von denen aus Lederriemen um Schultern, Brust und Bauch gehen. Die meisten Harnesse sind kombinierbar, d.h. man kann sie nach unten hin erweitern bis zum Schwanz und Sack und durch die Arschritze hindurch. Damit

Harnesse richtig sitzen, sollte man sie besser nicht bei einem Versand bestellen, sondern vor dem Kauf anprobieren und darauf achten, daß es sich bei dem Leder um wirklich gute Qualität handelt. Es gibt Modelle mit Druckknöpfen und solche mit Schnallen. Letztere sind für härteren Einsatz geeignet, besonders, wenn sich jemand daran aufhängen lassen möchte.

Zur Herstellung von Lederkleidung wird hauptsächlich die obere Schicht des Rohleders, das Nappaleder von Rind, Roß, Schaf oder Ziege, verwendet. Generell sollte man sichergehen, daß nur durchgefärbtes Leder verwendet wurde, weil das von außen durch Spritzen gefärbte Leder nicht nur an den Kanten schnell Farbe verliert und unansehnlich wird. Rinderleder wird in Stärken von 0,8 bis 1,2 mm verarbeitet; je dünner das Leder, desto empfindlicher und weicher.

Lederhosen und Chaps werden aus Rinds- oder Roßleder hergestellt, weil es robust, aber trotzdem elastisch genug ist, sich der Körperform anzupassen. Durch die Körperwärme dehnt sich das Leder, und nach einiger Zeit paßt sich die Hose ihrem Besitzer an. Hosenbeine oder Jackenärmel sollten deshalb von vornherein etwas länger gewählt werden, weil sie sich durch die Tragefalten verkürzen. Am Bund und am Hintern dagegen kann eine Hose durch die Körperwärme und die Bewegung ausleiern, obwohl sie beim Kauf noch knackig eng saß. Hat man sich eine Maßhose machen lassen, wird der Schneider sie gerne noch einmal enger machen. Das leistet der Versandhandel nicht, weswegen wir raten, Hosen und Chaps bei einem Lederschneider in der nächstgrößeren Stadt maßanfertigen zu lassen. Der direkte Kontakt zu einem Profi bietet den Vorteil,

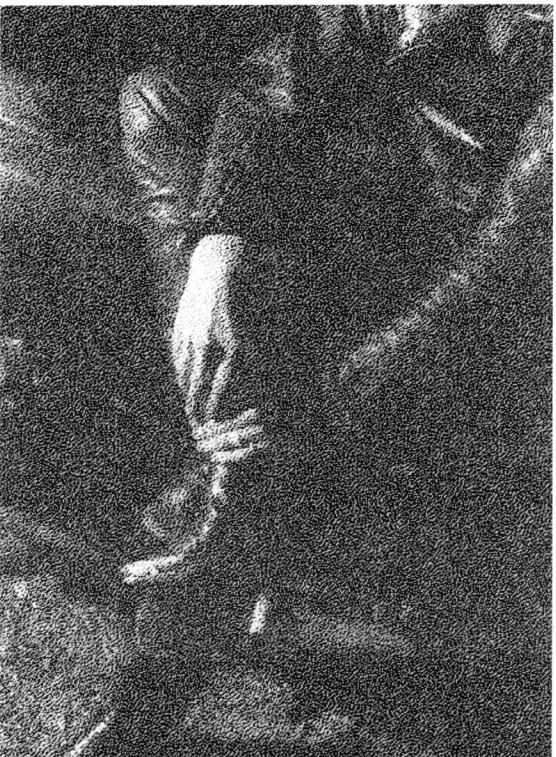

bei der Anprobe Sonderwünsche, wie beispielsweise farbige Paspeln in den Seitennähten, einen etwas höheren Bund oder Schnürungen, zu berücksichtigen.

Die gute Verarbeitung einer Lederhose zeigt sich in robusten Nähten, die mit nicht zu kleinem Stich genäht wurden, weil das Leder sonst nur perforiert würde. Synthetikgarn ist unbedingt jeder Naturfaser vorzuziehen, weil die Gerbsäure des Leders diese auflöst. Eine Knienaht, wie man sie nicht nur bei preisgünstigen Hosen findet, zeigt an, daß die Teile nicht aus den großen Mittelstücken der Rindsleder geschnitten wurden (erste Qualität), sondern aus den kleineren Hals- oder Flankenstücken. Die Qualität des Leders wirkt sich auf Haltbarkeit und Sitz aus. Um in eine enge Lederhose besser hineinzukommen, aber auch, um das Leder vor dem Schweiß zu schützen, sollten die Hosen bis kurz über das Knie mit einem geeigneten Futterstoff (möglichst Jersey) versehen werden.

Ein Ding für sich sind Chaps. Es handelt sich um eine Art Überhose, die Schwanz und Arsch freiläßt. Die Beine werden durch lange Reißverschlüsse an den Innenseiten geschlossen. Das ist deshalb nötig, weil Chaps auch über Jeans getragen werden können und man unmöglich mit einer Jeans durch ein enges Lederhosenbein durchkommt. Die in der Lederszene gebräuchlichen glänzend schwarzen Chaps haben ihre Vorläufer in den braunen, sehr weiten Wildleder-Überhosen, die Cowboys zu tragen pflegen. In der Cowboyszene der USA werden diese Rauhlederchaps oft angezogen. In dieser in Europa wenig vertretenen Szene findet Rauhleder generell in anderen Kleidungsstücken größere Verbreitung: Cowboyhüte, Stiefel.

Chaps, die nur im Bett getragen werden sollen, können aus einem dünneren und weicheren Leder sein. Generell sollte man darauf achten, daß der Reißverschluß von innen mit einer breiten Lederlasche versehen ist, die das Einklemmen der Haut und der Körperhaare verhindert.

Hemden werden aus Schafs- oder Ziegenfell hergestellt. Diese Felle sind weicher und weniger fest als Rindsfell. Mützen und Kappen macht man aus Kalbs- oder sehr feinem Rindsleder. Gerade die Kappen erfreuen sich in letzter Zeit zu-

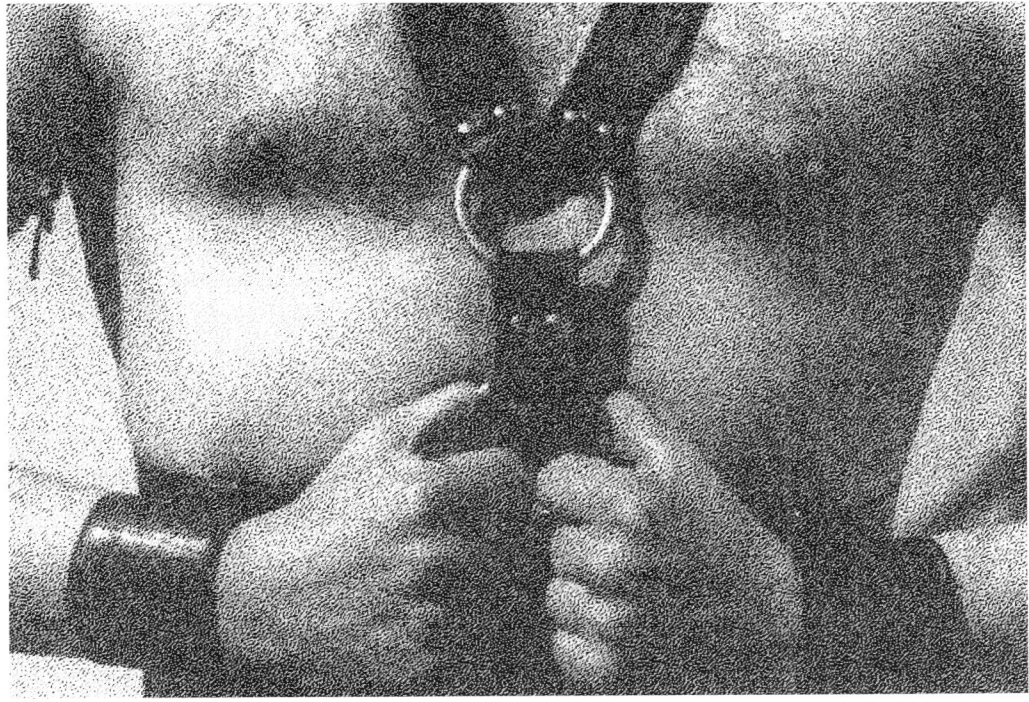

nehmender Beliebtheit, was sicher an ihrer vielseitigen Verwendbarkeit liegt. So eine Kappe läßt sich auch überall da tragen, wo eine mit Ketten und Adlern dekorierte Mütze leicht deplaziert wirkt.

Beim Schuhwerk spielen in erster Linie Stiefel eine große Rolle; Polizei- oder Motorradstiefel passen besser zur stilechten Lederkleidung als die Pseudo-Cowboystiefeletten mit aufwendiger Stickerei. Auch Bundeswehrstiefel sind sehr beliebt, weil sie noch variabler einsetzbar sind als hohe Schaftstiefel oder gar die auf Dauer recht unbequemen Reitstiefel.

Stiefel dienen nicht nur der Komplettierung des Leder-Outfits. Sie haben einen eigenen Fetischcharakter und werden von einigen sogar gesammelt. In dominant-unterwürfigen Beziehungen findet man das Stiefellecken besonders erotisch. Der Glanz kommt dann wie von selbst.

Die Pflege

Leder braucht eigentlich wenig Pflege. Günstig ist es, wenn das Leder schon vor dem Nähen mit Lederfett behandelt wurde. Man braucht die Lederkleidung dann später nicht mehr zu fetten, es sei denn, sie ist in einem Sturzregen völlig durchnäßt worden. Eventuelle Verschmutzungen wie Bier, Spermaflecken oder Fettreste lassen sich mit warmem Wasser und einem Schwamm leicht entfernen. Danach wird das Leder mit einem weichen Tuch gut getrocknet. Bei Lederhemden können sich Schweißränder besonders leicht unter den Armen bilden, was sehr ärgerlich sein kann, weil sie sich nicht entfernen lassen. Regelmäßige Pflege läßt das Hemd länger leben. Endgültig zu spät ist es, wenn das Leder steif wird, dann nützt auch kein Einfetten mehr.

Lederhosen halten ihre ursprüngliche Form besser, wenn sie nach dem Tragen mit einem Spannbügel an den Hosenbeinen aufgehängt werden, ohne diese zu knicken. Lederjacken werden am günstigsten auf einem stabilen Mantelbügel aufgehängt.

Gummi
(andere Ausdrücke: Rubber, Latex)

Gummi ist der Fetisch der 90er Jahre geworden, und viele würden am liebsten alles und jeden in Gummi verpacken. Gummikleidung für erotische Zwecke ist überwiegend schwarz, andere Farben wie rot oder pink kommen seltener vor. Über den Charakter eines Fetisches hinaus bringen Liebhaber Gummi in verschiedene Sexualpraktiken ein; Gummi selbst ist nämlich an keine Praktik gebunden.

Gummibekleidung ist bei sehr vielen als modische Tekkno-Garderobe beliebt, nicht nur bei Schwulen. Aber Gummi selbst ist von den Schwulen aus dem Alltag entlehnt worden. Man kann davon ausgehen, daß der Ursprung der Gummiszene in Großbritannien liegt. (Kein Wunder, bei dem Wetter: Sicher traten damals ständig gutaussehende Männer in glänzend-feuchten, schwarzen Gummi-Regenmänteln aus dem Nieselregen in das warme Licht ihres Lieblingspubs, oder so ähnlich.) Tatsächlich gibt es heute die meisten und besten Gummischneider in London – allerdings hat Amsterdam in letzter Zeit sehr aufgeholt.

Ein weiteres Ursprungsland der Gummiszene wird in Schweden vermutet: Hier sollen es rattengeile Kanalarbeiter gewesen sein, die in ihren schenkelhohen Gummistiefeln und den dazu passenden Latzhosen die sexuelle Atmosphäre in der Kanalisation Stockholms bis zum Siedepunkt aufheizten. Solche Szenerien sind natürlich animierend und wurden von begeisterten Touristen bis ins ferne

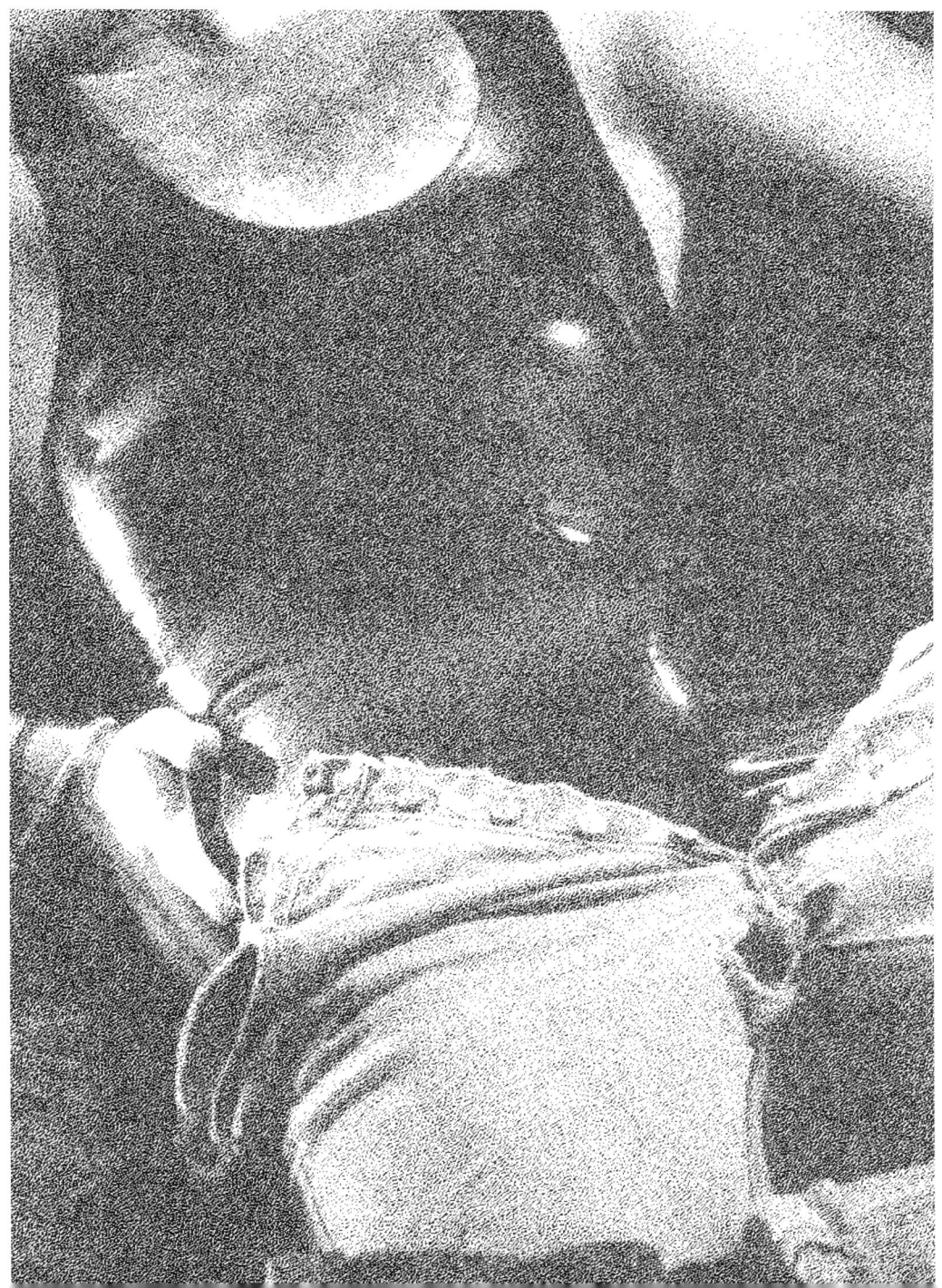

Österreich getragen. Verblüffenderweise ist die Gummiszene in den USA bei weitem nicht so ausgeprägt, wie man vermuten könnte. Diese kleine Sauerei kommt nun wirklich mal aus Europa.

Allerdings kommt Gummi eigentlich aus Südamerika – zumindest das ursprüngliche Material Latex. Ein fester Bestandteil des Gummibaumsafts ist der Naturkautschuk. Diesem werden zur Herstellung von Gummiwaren Füllstoffe, Streckmittel, Schutzmittel und Farbstoffe zugegeben, bevor die so entstandene Gummimischung vulkanisiert, d.h. durch Wärmeeinwirkung gefestigt wird. Das trifft auch auf künstlich hergestelltes Gummi zu.

Gummi aus natürlichem Latex ist sehr dehnbar (bis zu 400 Prozent), aber auch superempfindlich und reißt schnell. Schon ein kleines Loch, durch einen spitzen Gegenstand hervorgerufen, reißt meistens unaufhaltbar weiter und zerstört so das Kleidungsstück. Nur in seltenen glücklichen Fällen kann ein Loch aufgefangen und mit identischem Material überklebt werden. Besonders riskant sind Brandlöcher, wie man sie sich im Gedränge überfüllter Kneipen durch Zigaretten leicht zuziehen kann. Dafür hat Latex aber den Vorteil, extrem eng anzuliegen. Die Kleidungsstücke werden aus formgegossenen Teilen unter Hitze- und Druckeinwirkung verklebt; aufgrund der großen Dehnbarkeit paßt eine Form für verschiedene Körpergrößen.

Latex wird oft durch Paragummi ersetzt, einem halbsynthetischen Stoff, der manchmal zum Teil mit natürlichem Latex versetzt wird. Paragummi besteht zu 80 Prozent aus Ölruß, einem Verbrennungsprodukt von Erdöl, das u.a. zur Herstellung von Autoreifen dient. Neuerdings verwenden einige Gummischneider auch ein Silikonkautschuk, bei dem eine hauchdünne elastische Gaze eingearbeitet wird. Dieses Material weist eine Dehnbarkeit von nur 60 Prozent auf, ist dafür aber wesentlich haltbarer als Latex oder Paragummi. Läßt man es auch von innen gummieren, ist das Gefühl fast wie bei reiner Gummibekleidung. Dieses besondere Material eignet sich jedoch nicht für eine Bekleidung, die durch ihre Enge regelrechte Beklemmungsgefühle erzeugen soll. Dafür kann dieser „Stoff" maßgeschneidert und genäht werden – die Nähte können später wasserdicht mit demselben Material vergossen werden. Das synthetische Material ist hitzebeständig, die erwähnte Zigarette kann ihm nichts anhaben. Auch mit Schweiß, Urin und Hautfett reagiert es nicht in dem Maße wie Latex oder Paragummi.

Bekleidung aus Gummi hält, wenn sie oft getragen wird, meist nicht länger als zwei Jahre – teurer Spaß. Besonders verschleißanfällige Stellen sind eingearbeitete Knöpfe, Reißverschlüsse oder Nieten.

Das dichte Material läßt Feuchtigkeit nicht nach außen dringen, so kann Schweiß nicht verdunsten. Je länger man die Gummikleidung trägt und je geschlossener sie ist, desto feuchter wird es (klar, in einem Overall schwitzt man mehr als in einem Trägerhemd). Hat man hautenges Gummi an, bleiben die abgestorbenen Hautzellen über Stunden mit allen Keimen in einer warmen, feuchten Umgebung, die einem Brutkasten nicht unähnlich ist. So können selbst winzige Verletzungen der Haut auf kleine Entzündungen reagieren; die häufig bei Gummiträgern auftretenden kleinen Pickel verschwinden allerdings schon nach wenigen Tagen wieder. Bei Paragummi kann es zu allergischen Reaktionen der Haut kommen, weil immerhin 80 Prozent des Materials Ölruß sind.

Enganliegende Gummibekleidung modelliert den Körper zu einer überrealen, anonymen Skulptur. Man ist auf eine eigentümliche Weise nackt und angezogen zugleich. Die Person bekommt nach außen einen Anschein von glatter Künstlichkeit, von Manieriertheit, die von Stoff oder Leder nicht erreicht wird. Gummi ist ein „Kunst"stoff, der seinen Träger in seiner Individualität verstärkt; in Gummi kann man nichts verbergen oder kaschieren. Darüber hinaus wirkt Gummibekleidung beengend und beklemmend, was von seinen Trägern aber immer als erotisch empfunden wird.

Sensorische Empfindungen werden bei dünnem Material noch verstärkt: Einen Luftzug, Temperaturunterschiede oder eine Berührung spürt man fast noch deutlicher, als wenn man nackt wäre. Sitzt die Kleidung wirklich eng, wird auch das Atmen bewußter wahrgenommen, weil der Brustkorb so fest umschlossen ist.

Die Pflege

Zur Pflege der Haut sollte man sich vor dem Anziehen entweder mit Magnesia (wie Sportler es benutzen) einpudern oder mit Silikonspray einsprühen. Talkum, wie es früher oft benutzt wurde, wird heute kaum noch genommen. Eine weitere Möglichkeit, Material und Haut (und besonders auch die Körperbehaarung!) zu schonen, ist, die Kleidung direkt nach dem Duschen in noch feuchtem Zustand anzuziehen – feucht wird man innerhalb kürzester Zeit durch das Schwitzen ohnehin.

Aber nicht nur die eigene Haut muß gepflegt werden, sondern auch die Gummihaut. Die Kleidungsstücke werden in lauwarmem Wasser mit etwas Spülmittel für drei bis vier Stunden eingeweicht. Waschmittel sind nicht geeignet, weil deren Tenside aggressiver sind als einfaches Spülmittel und das Material stärker angreifen. Danach wird die Gummihaut gut abgespült, mit einem weichen Tuch getrocknet und zuletzt eingepudert.

Und wo trägt man Gummi? Nur in der Freizeit, beim Bier in der härteren Szene-Stammkneipe? Keineswegs! Gummiliebhaber tragen gelegentlich mit Leidenschaft ihre Overalls unter ihrer Alltags- oder Berufskleidung. Damit haben sie ein Stück ihrer Leidenschaft am Körper, ohne daß Kollegen auch nur die geringste Ahnung davon haben, was vielleicht unter dem Anzug ihres Vorgesetzten steckt. Vielleicht stimmt er sich so schon auf seinen Feierabend ein, an dem er auf einer von vielen Leder-S/M-Clubs veranstalteten „Rubber Nights" im wahrsten Sinne des Wortes glänzen möchte.

Die Gummiszene überschneidet sich zu einem Teil mit der Fangemeinde von Wasserspielen; die Liebhaberkreise sind aber nicht identisch. Gummi und Pißspiele ergänzen sich natürlich hervorragend – und das aus mehreren Gründen. Einerseits lassen sich die Spuren von Pißspielen leichter beseitigen als bei Textilen oder Leder; andererseits – und hier wird es erst richtig interessant – unterstützt Gummi als erotische Verpackung die gerade ausgeübte Praktik. Egal ob aktiv oder passiv, kann man zusehen, wie die Pisse vom schwarzen, glänzenden Gummi abperlt oder eine Lache bildet.

Das adäquate Schuhwerk zur Gummibekleidung sind selbstverständlich Gummistiefel. Leider muß man heutzutage ziemlich weit laufen, um ein Paar schwarze Gummistiefel zwischen all den gelben Nordseemodellen zu finden. Ein besonderer Fetisch sind dabei die oberschenkelhohen Anglerstiefel. Ähnliches gilt für eine Art Kombination von Latzhose und Gummistiefeln, die auch aus dem Petrisport kommen. Diese Stiefel und Hosen findet der Gummiliebhaber im gutsortierten Fachhandel, d.h. einem Gummi- oder Lederladen oder dem Versandhandel.

Der Tip

Der Tip für Gummibärchen: Willst du dir eine Gummigarderobe zulegen, empfiehlt es sich, mit einem Trägerhemd anzufangen. Der Preis ist nicht so hoch wie bei anderen Kleidungsstücken, es ist relativ leicht anzuziehen und du fühlst dich nicht so sehr beengt. Die nächste Anschaffung wären vielleicht ein Paar Gummistiefel. Zusammen mit zerfetzten, hautengen Jeansshorts oder einem Jockstrap und deinem Trägerhemd dürftest du selbst als Neuling bei der nächsten Rubber-Party eine gute Figur machen. Shorts oder andere Hosen aus Gummikleidung erfordern dann schon mehr Sachkenntnis bei der Pflege und der Handhabung. Wie wär's als nächstes erstmal mit einer PVC- oder Lackjacke? Sehr attraktiv sind auch kurze Einteiler mit Knopfleiste.

Die Krönung für viele Gummifans ist natürlich ein Overall mit Füßen (wahlweise mit oder ohne eingebautem Butt-Plug). Wenn dazu noch eine Gummimaske über dem Kopf getragen wird, ist der ganze Körper zugleich von der Außenwelt getrennt und bleibt doch ihren Reizen doppelt stark ausgeliefert.

Im S/M-Bereich werden diese Empfindungen aufgenommen und durch weitere Manipulationen verstärkt. Der Aktive kann sehr bewußt mit der veränderten Wahrnehmung seines Partners spielen. Allerdings verlangt das anonymisierende Material auch einen besonders sensiblen Umgang mit einem passiven Partner: In der magisch glänzenden Pelle steckt immer noch ein Mensch. In Demütigungs- und Unterwerfungsszenen kann der in Gummi Gezwängte zusätzlich gefesselt und dann seinem Schicksal eventuell so lange überlassen werden, bis er sich eingepißt hat.

Der Tip

Der Tip für Spezialisten: Der erfahrene Meister verschafft seinem kleinen Gummisklaven ein Erlebnis der besonderen Art: Er gibt eine Portion verdünnten Spülmittels in dessen Gummianzug und spült mit seiner Pisse nach. Das erzeugt das in Verbindung mit dem Schweiß und der Pisse ein geiles Kribbeln. In Liebhaberkreisen wird dies „das Schaumbad" genannt.

Oder wie wär's mit einem „Omelett"? Vor dem Anziehen schmiert man sich oder den anderen mit rohen Hühnereiern ein. Dies erleichtert zunächst das Anlegen der Gummikleidung. Später ruft das trocknende Eiweiß ein eigenartiges Gefühl von Spannung hervor, das eigentlich nur von mehrfach gelifteten Filmschauspielerinnen treffend in Worte gefaßt werden könnte. Im Gegensatz zum Lifting kann dieses Spannungsgefühl aber durch ein wenig Flüssigkeit wieder gelöst werden.

Korsetts und Wäsche

Frauenkleidung wird von vielen Männern aus den unterschiedlichsten Gründen getragen. Der Karneval liefert für einige den willkommenen Anlaß, einmal im Jahr ihre weiblichen Anteile in karikierender Form auszuleben. Tunten tragen Frauenkleider, um aufzufallen, eine große Bühnenkarriere zu starten oder weil sie sich den traditionellen Rollenzwängen entziehen wollen. Manche Männer tragen aber Frauenwäsche im Verborgenen: zu Hause allein, mit dem Partner zusammen oder im Alltag versteckt unter dem grauen Zweireiher.

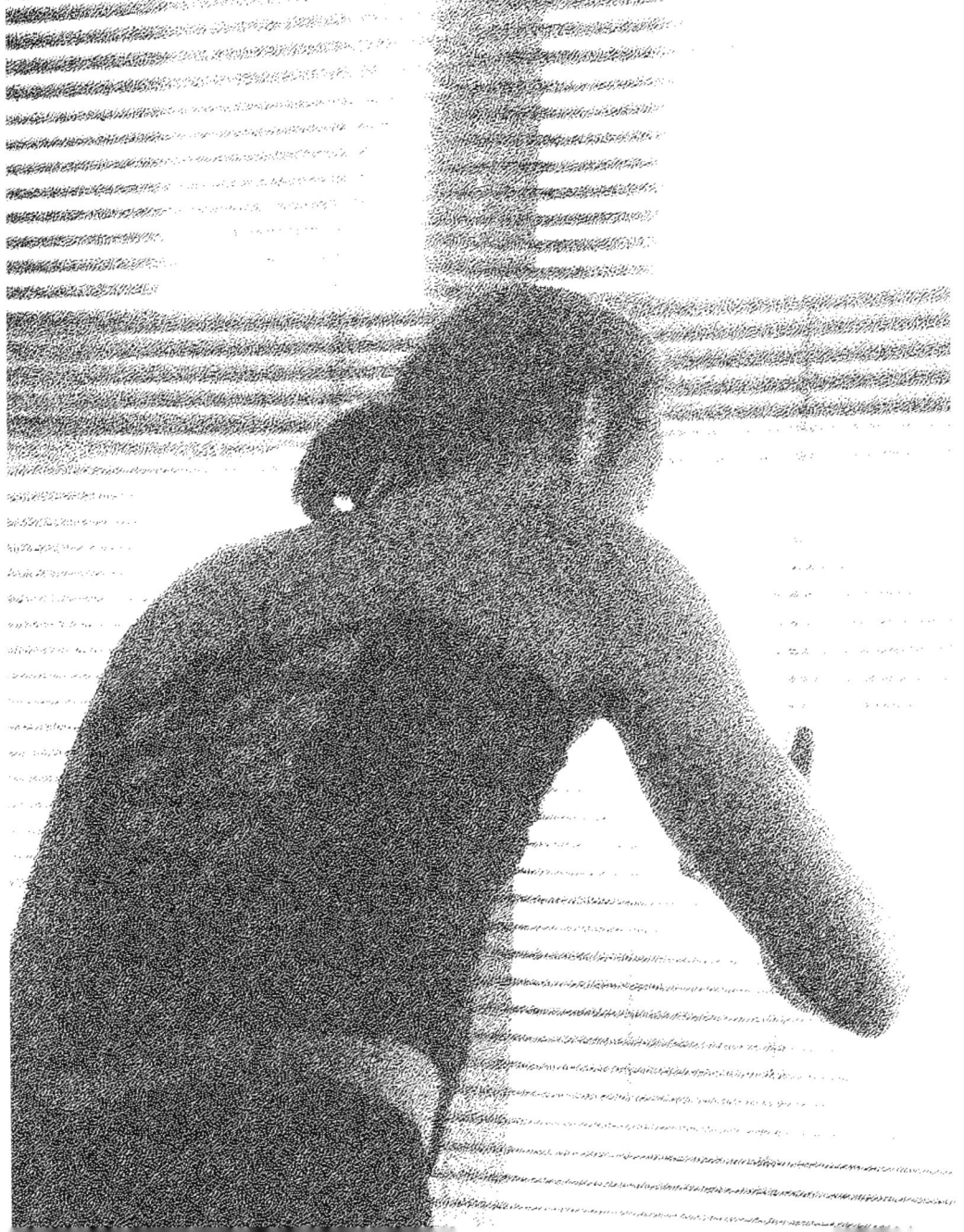

Damenwäsche, Korsetts, Reizwäsche, Seidenstrümpfe, Nylons und hochhackige Schuhe sind Fetische im klassischen Sinne. Diese als weiblich klassifizierten Attribute werden benutzt, um die männliche Rolle aufzubrechen; der männliche Körper bleibt aber Objekt der Begierde. Eine starke Körperbehaarung kann dabei als bewußter Gegensatz zu zarten Dessous erlebt werden. Die sorgfältige Vorbereitung spielt auch eine wichtige Rolle: das Zurechtmachen und Schminken, schließlich das Anziehen von Wäsche und Strümpfen oder das Schnüren des Korsetts.

Ein Korsett ist aus festem, nicht dehnbarem Stoff wie Satin gearbeitet. Meist ist es mit eingearbeiteten Stäben verstärkt, die die Taille und auch die unteren Rippenbögen in eine schlanke, grazile Form pressen. Ein Korsett wird geschnürt oder mit Ösen und Haken geschlossen. Es engt seinen Träger ein, behindert auch die Atmung, aber genau diese Enge und das Zwangsgefühl sind erwünschte Begleiterscheinungen. Es gibt spezielle Korsetts für Männer, die unterhalb der Brust enden und in der Taille gerader geschnitten sind; dennoch sind sie den weiblichen Modellen nachempfunden und so verziert.

Die Ausstattung ist sehr variantenreich: zarte rüschenbesetzte Korsetts in weiß und rosé, strenge schwarze Satinkorsagen ohne Spitzen oder altmodische lange Korsagen in rosa mit schwarzen Spitzen – kein Wunsch bleibt offen. Die Brustpartie kann sehr unterschiedlich gestaltet sein; der Korsettträger kann sie je nach persönlichem Geschmack ausstopfen oder leer lassen – oder gleich ein Modell wählen, das die Brüste frei läßt. Eine Sonderform ist das Korsettkleid, das bis zu den Knien hinunterreicht und, wenn es eng geschnürt ist, seinem Träger extrem kleine Schritte aufzwingt.

Miedergürtel schnüren nur die Taille ein und lassen die Rippen frei. Genau wie an Korsagen können an ihnen manchmal Strümpfe befestigt werden. Kombinationen von Slips und BHs, Reizwäsche aus zartem Tüll und ähnlichen Stoffen, besetzt mit Spitze, bodenlange, wallende Negligés mit Federbesatz finden ihre Liebhaber genau wie Mieder aus Leder, Lack und Gummi.

Eine wichtige Rolle spielen für Damenwäscheträger die Schuhe, die den eleganten Aufzug erst vervollkommnen. Pumps und Stiefel werden gleichermaßen getragen, wobei hohe Absätze die Regel sind. Extrem hohe Absätze behindern das Gehen, eventuell wird es sogar fast unmöglich gemacht. Solche Schuhe werden natürlich bewußt im sexuellen Zusammenhang eingesetzt. Die Qualität des Materials ist hier ebenso wichtig; außer Lack wird gerne feinstes Kalbsleder verwendet.

Schwierig ist es für Anfänger ohne Erfahrung, Damenwäsche zu kaufen, ohne rot zu werden und sich in peinlichen und überflüssigen Erklärungen zu verstricken. Hier hilft nur die Entwicklung eines gesunden Selbstbewußtseins oder der Rückgriff auf den Versandhandel, der einem in neutraler Verpackung alles zuschickt.

Leider muß aber gesagt werden, daß die Ware aus dem Versand trotz höherer Preise häufig nicht mit der Qualität von Spezialgeschäften mithalten kann. Umtausch von Wäsche ist meistens ausgeschlossen; ohne Anprobe ein Mieder für viel Geld zu erwerben, ist kein geringes Risiko. Wer die Möglichkeit hat, ein spezialisiertes Geschäft aufzusuchen, sollte seine Hemmungen überwinden und diese Chance nutzen. Hier bekommt er nicht nur eine vernünftige Beratung, sondern hat auch eine Auswahl, die er direkt ansehen, anfassen und anprobieren kann. Einige Geschäfte bieten das Programm verschiedener Versandhäuser an und stellen nebenher auch Maßanfertigungen her. Häufig kann man aber Wäsche und Korsagen auch gut „von der Stange" erwerben; Korsetts werden nach Taillengröße in 5cm-Schritten gemessen. Wenn sie geschnürt und nicht mit Haken und Ösen geschlossen werden, sind sie größenmäßig recht flexibel. Wer eine ungewöhnliche Figur hat, z.B. einen besonders langen Oberkörper, oder wer Spezialwünsche hat, kann auf die Maßanfertigung zurückgreifen.

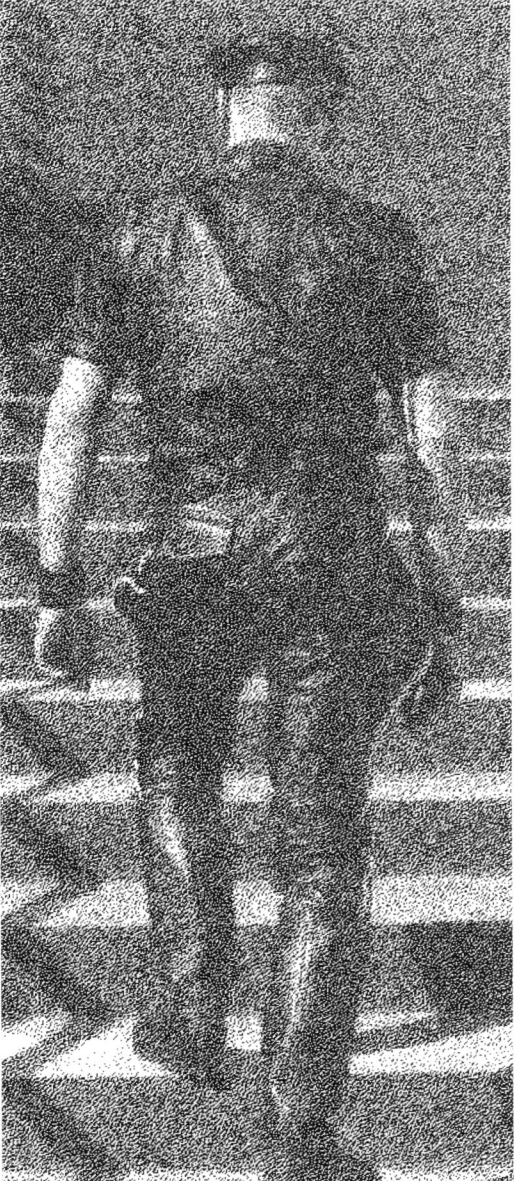

Die Pflege

Solche Materialien müssen entsprechend gepflegt werden: Für Korsagen, Mieder, alle zarte Wäsche aus Kunstfasern, Spitze etc. kommt nur die chemische Reinigung in Frage. Über die Pflege von Leder und Gummi lies bitte in den entsprechenden Abschnitten nach.

Uniformen

Mehr noch als Leder sind Uniformen *a priori* umgeben mit der Aura von Autorität und einer respektablen Stellung ihres Trägers. Auf eigentlich implizierte gesellschaftliche und historische

Zusammenhänge dieser Uniformen wird dabei selten Bezug genommen; deshalb sind in den USA und Großbritannien auch Nazisymbole beliebte Fetische, die hierzulande eher auf Ablehnung stoßen.

Ein echter Uniformfetischist zieht nicht einfach irgend etwas in NATO-Grün an. Nicht jeder, der eine ausgediente Bundeswehrhose trägt, ist deshalb auch ein Uniformfetischist. Diese achten penibel darauf, daß sie vom Scheitel bis zur Sohle in einer Original-Uniform stecken. Genau das ist eigentlich verboten: Eine echte Polizeiuniform kann man nur illegal kaufen und darf sie eigentlich nicht tragen. Uns sind allerdings keine Fälle bekannt, daß dies strafrechtlich verfolgt wurde.

Einige Uniformen sind eher nicht erotisch besetzt: Eine Postuniform oder die eines Busfahrers wird recht selten zu sehen sein. Dagegen wimmelt es nur so von Polizisten (vorzugsweise in Breeches), Feuerwehrleuten, allen Dienstgraden der US-Army und Marineangehörigen. Hier bietet sich übrigens eine interessante Möglichkeit für Liebhaber von Frauenkleidung: Als Politesse kannst du alle Blicke in der örtlichen Lederbar auf dich ziehen, wenn du an der Theke Strafmandate verteilst.

Uniformen werden entsprechend ihrer eigentlichen Bestimmung eingesetzt. Zum Ausgehen trägt der Kenner eine Ausgehuniform oder seine besten Monturen, und ein stilechtes Ausbildungslager für Rekruten wird natürlich im Kampfanzug abgehalten. Inwieweit auch eine Rolle mit der Uniform zusammen übernommen wird, ist individuell verschieden. Sehr beliebt und frequentiert sind die von vielen Bars und Clubs veranstalteten Uniform-Nächte, für die die Teilnehmer unter Umständen von weither anreisen.

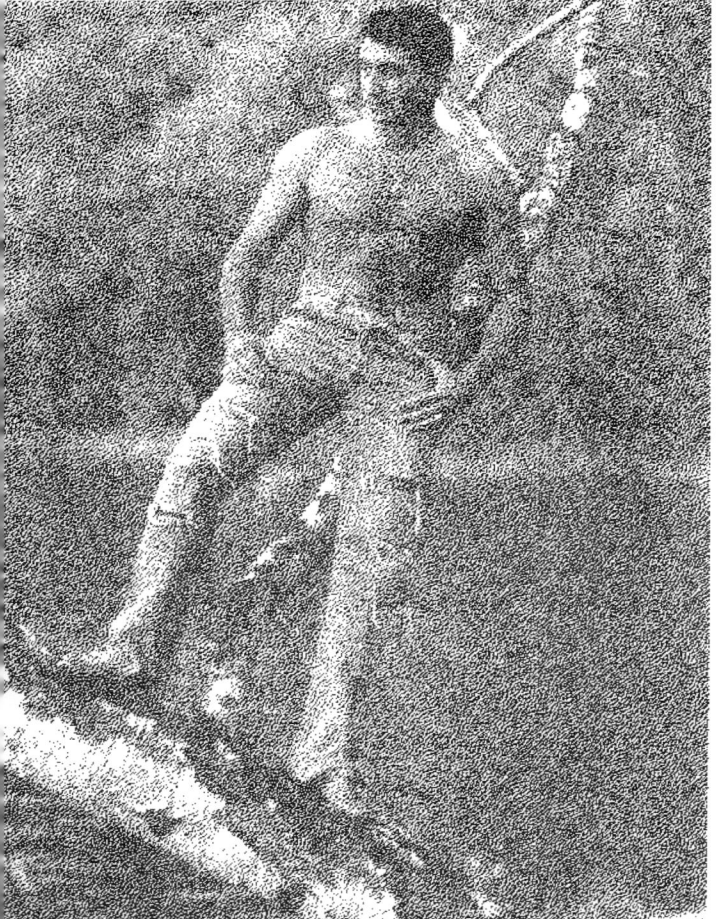

Andere Kleidungsstücke

Bade- und Sportbekleidung stellt für sehr viele einen Fetisch dar. Dabei hat sich der Jockstrap sogar völlig von seiner ursprünglichen Bestimmung gelöst. Er betont den Arsch in besonderer Weise, was für schwule Männer immer von Reiz war und ist. Er kommt aus Amerika und ist eigentlich ein Sportslip, der große Bewegungsfreiheit läßt, da er nur den Schwanz verpackt. Für Jockstrap-Liebhaber darf er oft auch schon lange getragen und verschwitzt sein, manchmal sogar verpißt.

Fast jeder wird das eine oder andere Kleidungsstück aufregend finden: durchsichtige Badehosen, Turnhosen, Shorts, zerrissene Jeans, Overalls, Bodies, Gummihemden, einteilige Unterwäsche usw.

Wie man's macht:

- Kleidung als Fetisch birgt natürlich keine besonderen Risiken; für die ausgeübten sexuellen Praktiken gelten selbstverständlich die jeweiligen Verhaltensregeln.

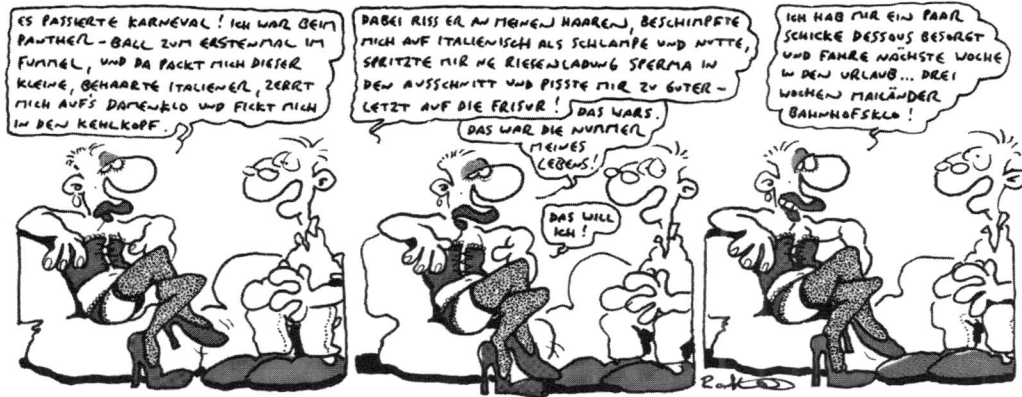

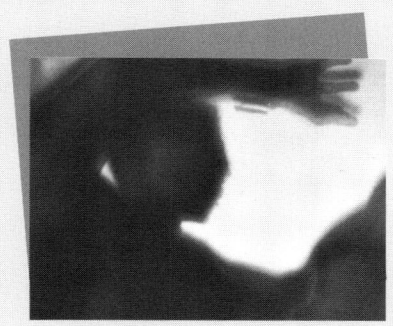

Stimulanzien

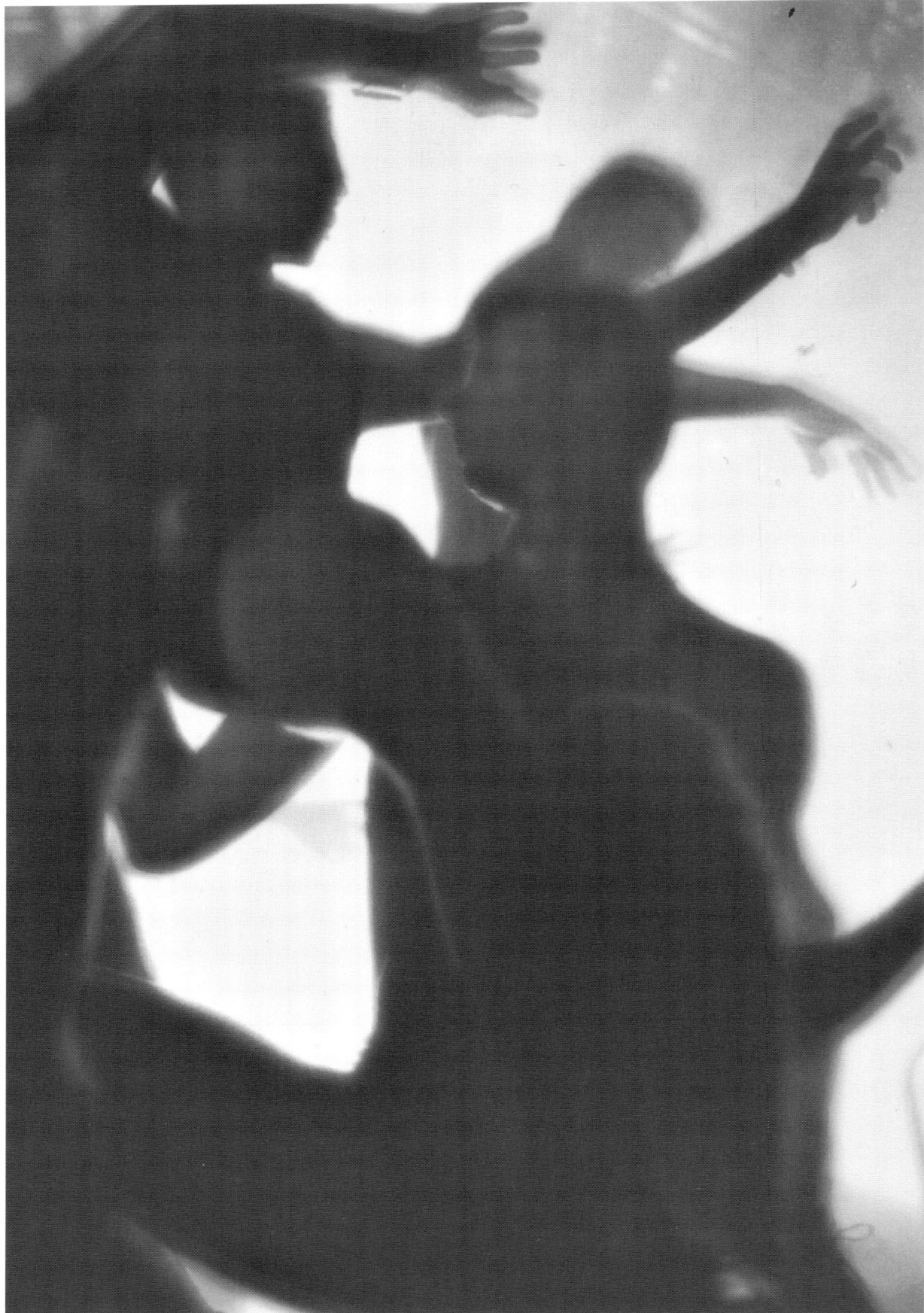

Stimulanzien

Stimulanzien können eine sexuelle Situation anreizen oder auflockern, können Anregungen geben oder Lust machen, etwas Neues auszuprobieren. Wohldosiert und gezielt eingesetzt, können sie den Sex bereichern und die Partner näher zueinander führen. Das setzt etwas Fingerspitzengefühl und ein vernünftiges Maß an Selbstbeschränkung voraus – also nicht alles schnell und auf einmal haben zu wollen –, damit Schein und Sein nicht auseinanderklaffen.

Pornographie

Seit der Antike werden pornographische Darstellungen benutzt, um sexuelle Lust zu steigern. Mußten die alten Griechen noch mit Abbildungen auf Vasen vorliebnehmen, können sich heute viele Schwule an einer umfangreichen Sammlung von Pornovideofilmen erfreuen, die letztendlich alle dasselbe zeigen, aber in immer neuen Variationen. Solche Filme werden dann alleine mit einem Glas Sekt vor dem Fernseher konsumiert oder als Vorspiel zu heftigeren Aktivitäten mit dem Partner eingesetzt. Andere wieder genießen ihre Lieblingsfilme zusammen mit mehreren Freunden gemütlich bei Kaffee und Kuchen an einem regnerischen Sonntagnachmittag. Seit dem Siegeszug der Videorecorder muß man nicht mehr ins Porno-Kino gehen und ist auch nicht mehr auf zittrige Super-8-Filme angewiesen. Natürlich ist Pornographie in anderen Formen erhältlich. Fotohefte sind ein klassisches Medium, pornographische Geschichten erfreuen sich ebenfalls großer Beliebtheit, während pseudokünstlerische Fotobände aus der Mode gekommen sind.

Dirty-Talk

Sexualität sollte mit allen Sinnen wahrgenommen werden, auch Sprache spielt hierbei eine wichtige Rolle. Es bedarf allerdings einiger Kunstfertigkeit, beim Sex das richtige Wort zu finden. Der Dirty-Talk – das Benutzen von Worten, für

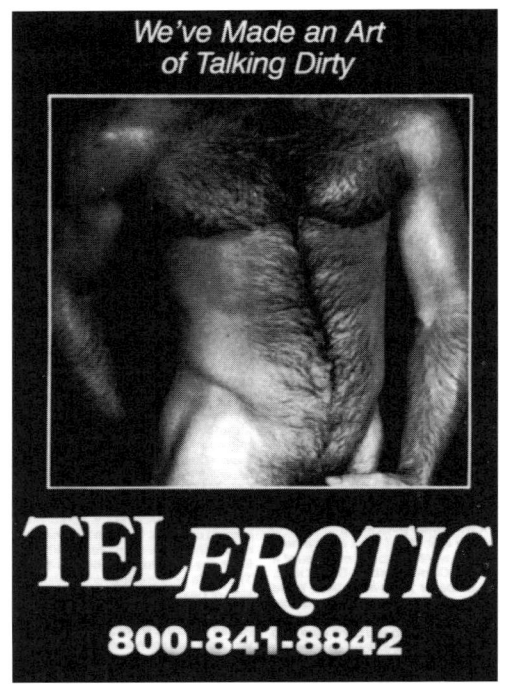

das einem die Mutter als Strafe den Mund mit Seife ausgewaschen hätte – ist ein kostenloses und ungemein anregendes Stimulans. Mit etwas Pech kann man natürlich auch durch einen einzigen Satz die Situation zerstören („Brauchst du vielleicht einen Küchenschrank aus den Fifties?"). Denke immer daran, daß deine Worte zu deinen Handlungen oder deiner Rolle passen müssen. Gewisse Worte und komplizierte Satzkonstruktionen passen nicht hierher. Versuche lustfeindliche Worte zu vermeiden (After, Penis, Kranzfurche, Kunstglied). „Würdest du mich bitte jetzt mit dem Kunstglied penetrieren" heizt die Situation nicht so an wie „Jetzt stopf mich mit dem großen Dildo!"

Natürlich kann man außer Kraftausdrücken auch ganze Phantasien erzählen, Geschichten, die das Leben bisher nicht schrieb. Wenn man sich sehr gut kennt und weiß, worauf der andere steht, kann das zu einem sehr aufregenden Abenteuer werden.

Ob und wie jemand Dirty-Talk und Phantasie mit einem Partner erleben kann, ist sehr unterschiedlich. Mancher kann das nur mit Fremden, andere wieder brauchen die Vertrautheit einer Beziehung, um mal so richtig die Sau rauszulassen. Empfehlenswert ist es auf jeden Fall, sich langsam und der Situation angemessen an einen zünftigen Dirty-Talk heranzutasten. Während du deinem Partner zaghaft den Rücken streichelst, hat es wenig Zweck, ihm ins Ohr zu raunen: „Du geiles Stück, du wirst jetzt auf dem Sklavenmarkt ausgepeitscht!".

Einige nehmen Dirty-Talk nur schriftlich entgegen: ein Beweis für die Macht der Literatur.

Phantasie

Alle Menschen haben Phantasien beim Sex, mindestens wenn sie alleine wichsen. Sehr vielen aber sind diese Phantasien nicht zugänglich; sie würden sogar steif und fest behaupten, sie hätten gar keine. Dabei ist es so, daß jeder sein eigenes Porno-Kino im Kopf hat. Er kann Produzent, Regisseur und Hauptdarsteller in einem sein. Lernt er es, diesen Fundus zu aktivieren, kann er bestimmen, wann welcher Film wo wiederholt wird. Er kann die Geschichten ausbauen und ausschmücken, neu erfinden und wird feststellen, daß auch die 150. Wiederholung seiner Lieblingsphantasie wesentlich aufregender ist als die 150. Aufführung eines Pornofilms.

Phantasien kann man auch mit dem Partner teilen. Du kannst ihm deine Phantasien erzählen und sie je nach seinen Reaktionen verändern oder ergänzen. Je besser sich die Partner kennen, desto differenzierter können sie auf die gegenseitigen Wünsche eingehen. Solche Spiele setzen ein großes Vertrauen untereinander voraus, immerhin gibt man hier seine intimsten, erotischen Wunschvorstellungen und Sehnsüchte preis.

Der Tip

Der Tip für Laiendarsteller: Vom Erzählen dieser Phantasien kann man ins sexuelle Rollenspiel hinüberleiten, wobei passende Accessoires wie Hörner, Kuhglocken oder der Sling im Rocaille-Stil hilfreich sein können.

Drogen

Drogen werden benutzt, um die Wahrnehmungen der Realität positiv zu beeinflussen, leider entfalten sie eher die gegenteilige Wirkung. Unabhängig von der Art der Droge können die Risiken beim Sex unterschätzt werden. Unter Drogeneinfluß ist man eher bereit, riskante oder gefährliche Sachen zu tun bzw. die

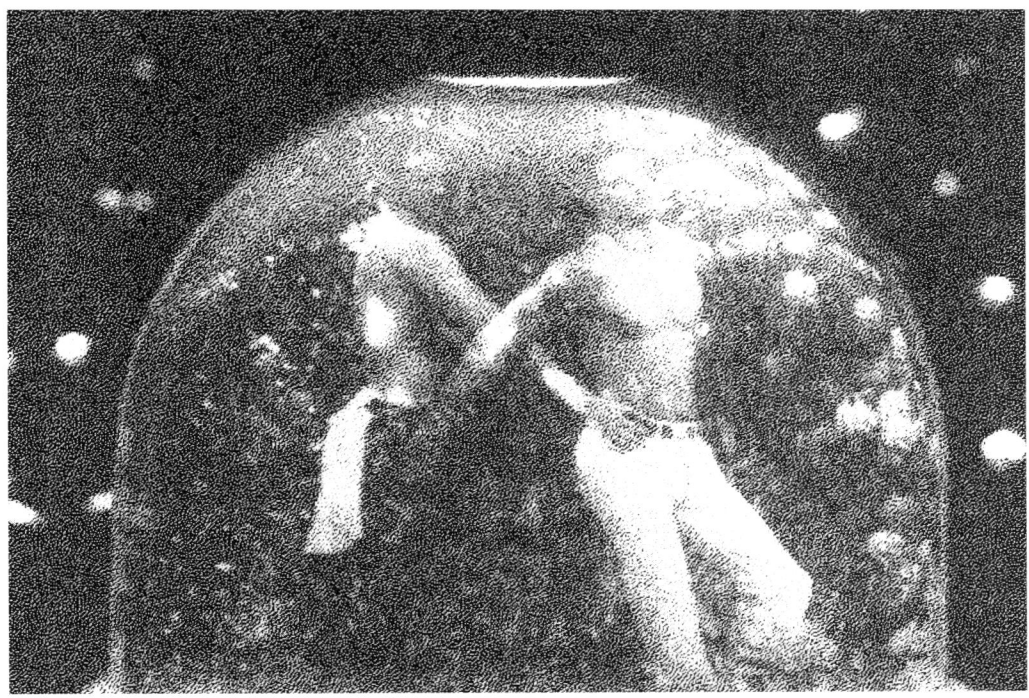

Safer-Sex-Regeln außer acht zu lassen. Dazu kommt, daß alle Drogen (vielleicht mit Ausnahme von Poppers wegen seiner extrem kurzen Wirkungszeit) die Körperbeherrschung und die Koordination einschränken können. Sexpraktiken, zu denen man nur mit Hilfe von Drogen fähig ist, sollte man zugunsten anderer aufgeben. Im folgenden beschäftigen wir uns kurz mit den gängigsten Drogen, die von Schwulen beim Sex benutzt werden. Dies soll aber nicht als Aufforderung zum Drogenkonsum verstanden werden.

Wie bei allen neuen, eventuell gefährlichen Dingen, die du ausprobierst, solltest du auch beim Umgang mit Drogen gewisse Vorsichtsmaßnahmen treffen: Probiere sie nie alleine aus, sondern mit einem erfahrenen Partner. Bei regelmäßigem Gebrauch entwickelt sich eine seelische und/oder körperliche Abhängigkeit. Bei manchen Drogen genügt schon ein einmaliger Gebrauch, um zur Abhängigkeit zu führen, andere entfalten ihre süchtigmachende Wirkung eher schleichend. Bis auf Alkohol und einige verschreibungspflichtige Medikamente sind alle unten aufgeführten Drogen illegal.

Alkohol: Ein gezielt eingesetztes Glas Sekt oder auch die rituelle Einladung zum Bier kann ein hervorragender Spannungslöser sein. Solange der Körper noch in der Lage ist, die zugeführte Menge gut abzubauen, wirkt Alkohol tatsächlich stimulierend. Dieser Punkt ist schneller überschritten als man glaubt, denn schon jemand, der stark beschwipst ist, hat mehr intus, als sein Körper vertragen kann. Zuviel Alkohol setzt dem Sex meist sehr schnell ein Ende, weil im betrunkenen Zustand die dämpfende Wirkung voll zum Tragen kommt. Wenn man endlich den Weg ins Bett gefunden hat, wird man wahrscheinlich schnarchend einschlafen, anstatt sich in sexuelle Aktivitäten zu stürzen.

Der Tip

Der Tip für Connaisseur: Ein kleiner Cocktail, ein süßer Liqueur oder ein Whisky kann aber durchaus positive Wirkung zeigen.

Poppers: Unter dem Namen Poppers wird in kleinen Fläschchen Amylnitrit verkauft. Eigentlich handelt es sich ursprünglich um ein Medikament für Herzkranke. Es wird trotz des oft unangenehmen Geruchs geschnüffelt, entweder direkt aus der Flasche oder zuvor auf Taschentücher geträufelt. Poppers wirkt sofort, wenn auch nur kurzfristig; es enthemmt und weckt die animalischen Triebe. Kurz vor dem Orgasmus eingeatmet, wirkt es subjektiv orgasmusverlängernd und intensivierend. Durch die Gefäßerweiterung kann es aber dazu kommen, daß die Erektion nachläßt.

Poppers direkt aus der Flasche zu schnüffeln, ist nicht ganz ungefährlich, weil dabei die empfindlichen Nasenschleimhäute verätzt werden können. Bei manchen Medizinern steht Poppers im Verdacht, das Immunsystem zu schwächen bzw. das Blutbild negativ zu verändern.

Haschisch: Haschisch besteht aus dem gepreßten Harz der Cannabispflanze, deren zerkleinerte Blätter Marihuana heißen. Beides kann geraucht werden. Ob Haschisch süchtig macht, ist umstritten; zu Überdosierungen kommt es so gut wie nie.

Haschisch wirkt beruhigend, erheiternd, entkrampfend. Bei einigen Leuten hat es allerdings die Wirkung, daß sie gänzlich das Interesse an Sex verlieren.

Halluzinogene: Halluzinogene sind LSD und ähnliche Drogen sowie die „Designer Drugs".

LSD wird auf kleine Papierstücke geträufelt und als „Trip" oder „Bonbon" angeboten. Er wird geschluckt und entfaltet nach ca. 15 bis 20 Minuten die ersten Wirkungen. Dabei werden bei wachem Zustand optische, akustische oder haptische Halluzinationen erlebt.

Designer-Drogen, wie z.B. Extasy (XTC), werden zum großen Teil im Inland in privaten Labors hergestellt und gelten als besonders gefährlich, weil sie ständig wechselnde Zusammensetzungen aufweisen, deren Wirkungen im vornherein nicht abzuschätzen sind. Halluzinogene führen zu starker seelischer Abhängigkeit.

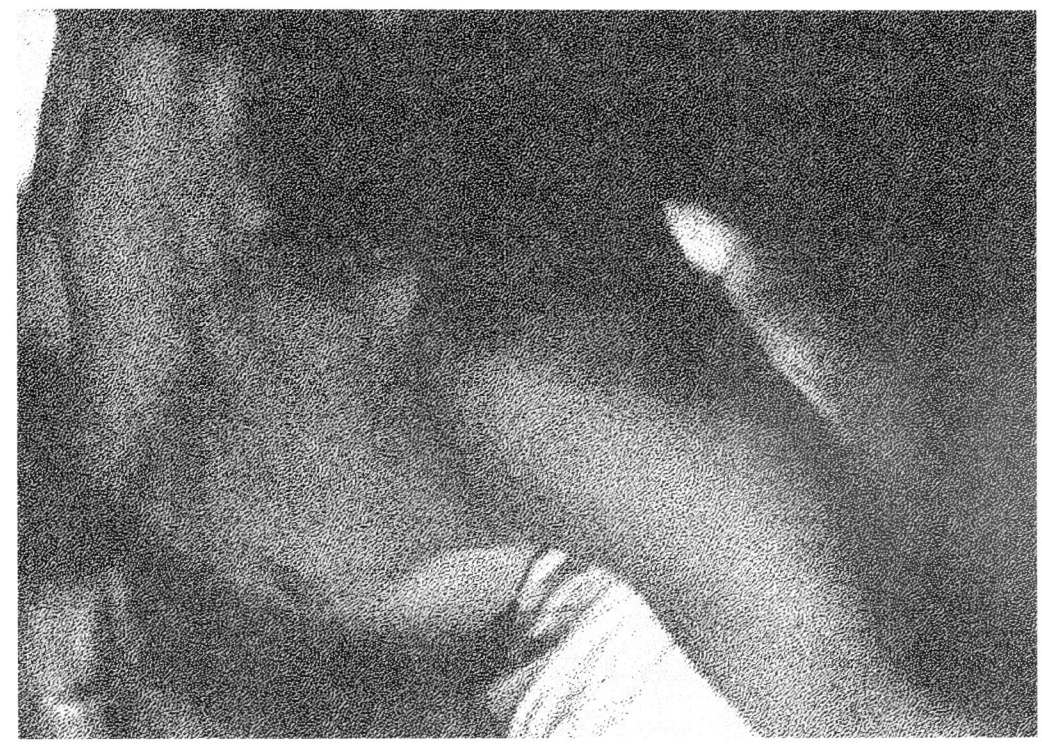

Kokain: Kokain wird aus der Kokapflanze hergestellt. Es wirkt stimulierend, euphorisierend und scheinbar leistungssteigernd, allerdings auch erektionshemmend. Es führt zu seelischer Abhängigkeit. Kokain wird geschnupft und kann die Nasenschleimhaut zerstören.

Amphetamine: Diese Substanzen rufen künstliche Erregungs- und Wachzustände und eine subjektive Stimmungsverbesserung hervor, weshalb sie den Szene-Namen „Speed" tragen. Sie werden benutzt, um die ganze Nacht zu tanzen oder Sex zu haben, führen aber zu seelischer Abhängigkeit und ziehen meist die Einnahme von Schlafmitteln nach sich, da der natürliche Schlafrhythmus gestört wird.

Tabletten: Tabletten werden aus unterschiedlichen Gründen mißbraucht. So werden einige Appetitzügler wegen ihrer stimmungsaufhellenden Wirkung genommen, Psychopharmaka, um bewußtseinsverändernde Zustände zu erleben und Spasmolytika, um durch ihre entkrampfende Wirkung bestimmte körperliche Veränderungen zu erreichen.

Beruhigungsmittel werden oft eingenommen, um die Wirkung anderer Drogen aufzuheben.

Körpereigene Drogen

Freundlicherweise stellt unser Körper eine Reihe von drogenähnlichen Stoffen selbst her. Körperfremde Opiate wirken weitgehend wie die körpereigenen Endorphine: beruhigend, schmerzhemmend, antidepressiv, wahrnehmungserweiternd und schlaffördernd. Ähnlich wie Valium wirkt das körpereigene Endovalium: angstlösend, stimmungsaufhellend und entspannend.

Das Interessante ist, daß die körpereigenen Drogen natürlich immer nur in der korrekten Dosierung ausgeschüttet werden, die man aber durch Selbstbeeinflussung steuern kann. Zu solchen Techniken gehören neben autogenem Training und Yoga ekstatisches Tanzen, längere extreme Belastungen (z.B. Marathonlauf), Reizüberflutung und aktives Imaginieren. Besonders diese letzte Technik dürfte in sexueller Hinsicht interessant sein. Nach einem Marathonlauf verspürt man vielleicht dasselbe Glücksgefühl wie nach einem gewaltigen Orgasmus, aber man dürfte körperlich kaum noch zu Sex in der Lage sein.

Durch aktives Imaginieren kann man nun die Ausschüttung körpereigener Drogen initiieren. Dadurch kann es zu einer exzessiven Mobilisierung von körpereigenen Psychedelika, Endorphinen und Dopamin kommen, wobei rausch- oder tranceähnliche Bewußtseinszustände eintreten können. Diese Technik findet in einigen Psychotherapien Anwendung und wird in entsprechenden Büchern beschrieben.

Im Gegensatz zur schnell eingeworfenen Pille bringt diese Technik natürlich nicht das große Rauscherlebnis von heute auf morgen, aber es ist weder gesundheitsschädlich noch illegal und jederzeit verfügbar.

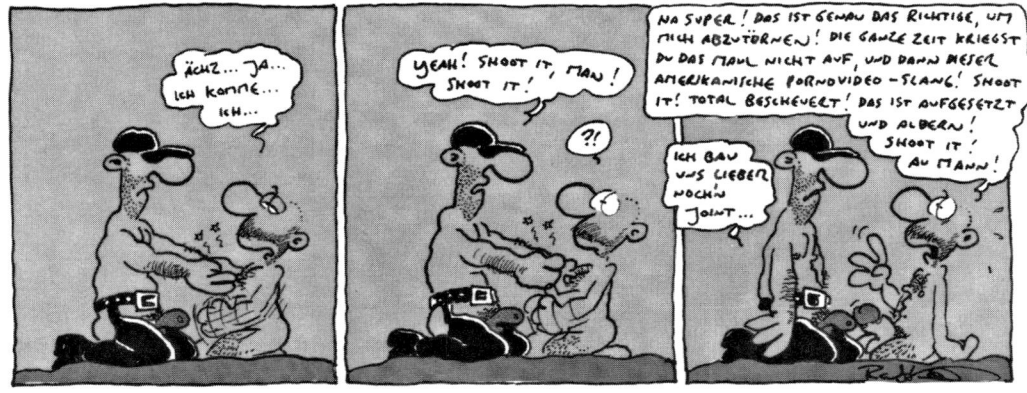

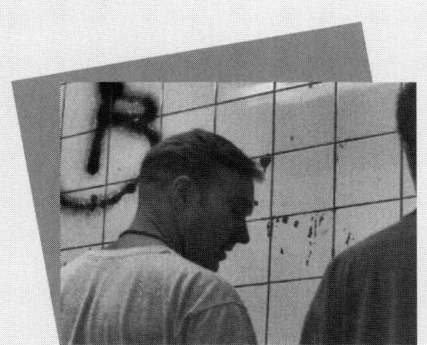

Orte

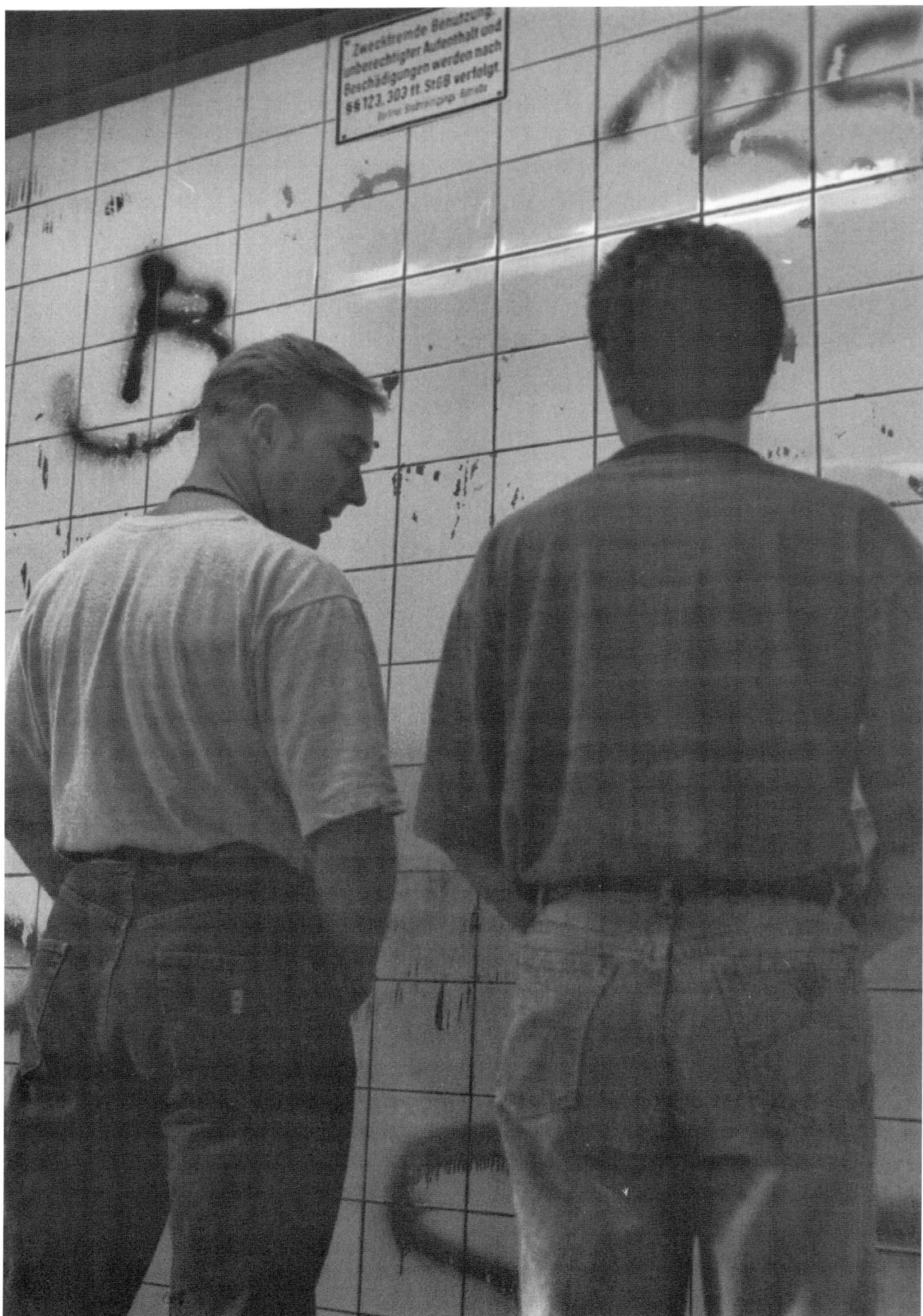

Orte

Männer kann man überall kennenlernen: in der U-Bahn genauso wie im Kino oder im Restaurant. Es haben sich aber bestimmte Orte gebildet, wo Schwule zusammenkommen. Hier ergeben sich gewisse Besonderheiten, die den Reiz des Cruisens erheblich mitbestimmen. Parallel zu den einzelnen Orten haben sich Rituale entwickelt; einen Neuling sollte das aber nicht abschrecken, mit Eigeninitiative neue Wege einzuschlagen und eigene Erfahrungen zu machen.

Cruising
(andere Ausdrücke: Anmachen, Abschleppen, Aufreißen)

In der Schwulenszene stoßen Männer aus unterschiedlichen Bildungs-, Einkommens-, Alters- und Gesellschaftsschichten aufeinander, was eine Menge interessanter und spannender Begegnungen ermöglicht. An einem Abend kannst du einen Bauarbeiter und einen Universitätsprofessor kennenlernen. Der kleinste gemeinsame Nenner aller dieser Männer ist das Bedürfnis, mit anderen Männern Sex zu haben.

In den meisten deutschen Metropolen gibt es eine ausgeprägte schwule Subkultur, und selbst eine Kleinstadt verfügt in den allermeisten Fällen über wenigstens einige Treffpunkte. An all diesen Orten treffen sich Schwule nicht nur zum Ficken, sondern auch, um sich einen Freundeskreis aufzubauen. Auch außerhalb einschlägiger Orte wird ein Anfänger bald den richtigen „Blick" entwickeln und andere Schwule auch in der Fußgängerzone mühelos ausmachen können.

Das größte Problem für viele ist ihre Schüchternheit, einen Mann anzusprechen. Es ist nie leicht, eine Abfuhr einzustecken; andererseits wirst du nie Erfahrungen sammeln können, wenn du dir nicht mal einen Ruck gibst und dein Glück versuchst. Vorher weiß man nie, ob nicht statt einer Absage ein aufregendes Abenteuer, eine interessante Unterhaltung oder vielleicht sogar die große Liebe auf einen wartet.

Die schwierigsten sind zugleich die spannendsten Momente: Wenn der Blick-kontakt vielversprechend ist, kommt irgendwann der Augenblick, wo jemand et-was sagen muß. Solche Eröffnungsgespräche laufen meist nach uralten Ritualen ab, weshalb ruhig auch mal altbekannte Floskeln benutzt werden dürfen. Ist das Eis erst gebrochen, kannst du dich immer noch als ein Meister der Konversation erweisen, denn ein Gespräch will nicht nur begonnen, sondern vor allem auch fortgeführt sein. Natürlich muß man keine gebildete Konversation führen, wenn man sich nichts zu sagen hat. Ist die sexuelle Anziehungskraft groß genug, kommt man lieber gleich zur Sache.

Einige Punkte müssen aber auf jeden Fall vorher geklärt werden: Wo ist „zu Hause"? Wie kommt ihr dahin – und wie kommst du wieder weg? Hat einer von euch ein Rudel Perserkatzen und der andere eine Katzenallergie? Wenigstens in groben Umrissen sollten die sexuellen Vorlieben und Abneigungen geklärt wer-den. Und das Wichtigste: Über Safer-Sex solltet ihr unbedingt sprechen, ehe ihr euch auf den gemeinsamen Heimweg macht. Könnt ihr in diesem Punkt keine Übereinkunft erzielen, paßt ihr vielleicht einfach nicht zusammen. Du solltest dir nicht erst jetzt über deine Position in Sachen Safer-Sex Gedanken machen. Daß man so gut wie alles safe machen kann, davon handelt schließlich dieses Buch!

Sex zu Hause

Sex zu Hause kann wesentlich erfreulicher sein, wenn er nicht routiniert, aber gut vorbereitet und störungsfrei erlebt wird. Ohne dem Spontanfick seinen Reiz nehmen zu wollen, gibt es doch einige Standards, die ohne großen Aufwand zu realisieren sind – unabhängig davon, ob man in einer Studentenwohnung oder in einem Fünf-Zimmer-Palast wohnt.

Zu Hause hast du die Chance, deine Umgebung so zu gestalten, wie du es gerne hättest. Du bist nicht gezwungen, mit dem vorliebzunehmen, was du vor-findest, wie z.B. in der Sauna. Also mach was draus!

Der Raum sollte nicht zu kalt sein; eine angenehme, blendfreie Beleuchtung hebt die Stimmung. Räume alles weg, was ablenken kann – Familienfotos und Kruzifixe irritieren so manchen. Bei allen aufwendigeren Vorbereitungen für Sex kannst du deinen Besucher mit einbeziehen („Hilf mir doch mal eben, den Sling aufzuhängen!"), statt ihn im Wohnzimmer alleine sitzenzulassen. Das Telefon solltest du am besten ausstöpseln oder wenigstens unter dicken Kissen ruhig-stellen; überleg dir, ob du nicht besser die Haustiere einschließen solltest. Sorge dafür, daß du immer neue Kondome in ausreichender Menge und Gleitmittel in hygienisch sauberer Verpackung in Griffbereitschaft hast.

Saubere Bettwäsche ist das mindeste. Biete deinem Gast ein eigenes Handtuch und eine Einmal-Zahnbürste an. Sorge dafür, daß sich in deinem Kühlschrank ein Vorrat an Getränken befindet, wenigstens Mineralwasser und Bier. Soll es am nächsten Morgen Frühstück geben? Wie peinlich, wenn du nur Nescafé anbieten kannst.

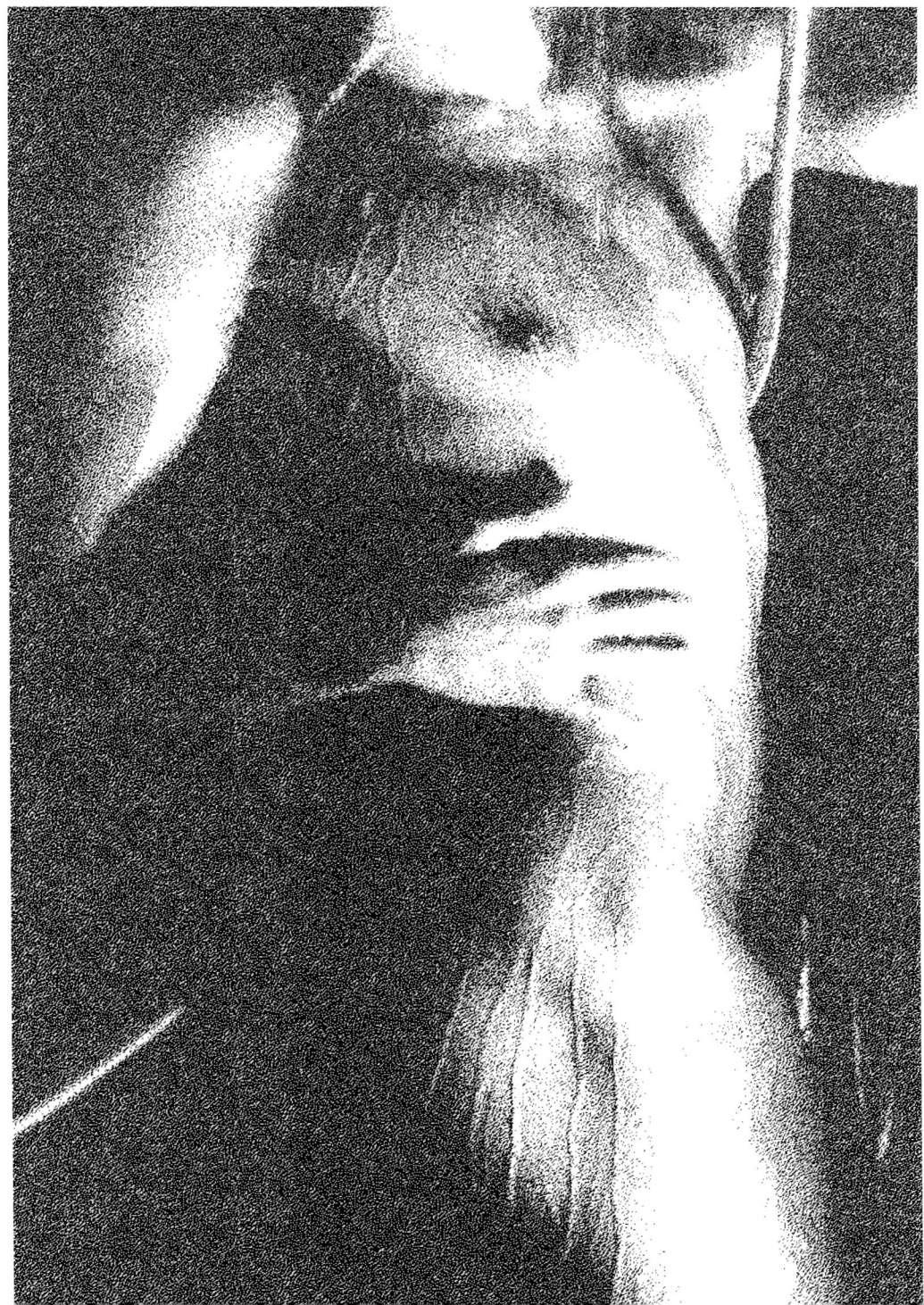

Ein Autoreverse-Recorder neben dem Bett ist ideal, um die richtige Stimmung zu schaffen. Vielleicht nimmst du ein paar Kassetten mit geeigneter Musik auf. Pornos finden viele stimulierend, egal ob als Video oder Heft – dein Gast kann sich so die Zeit vertreiben, während du im Bad bist. Frage ihn, ob er Poppers benutzen möchte, oder ob du es auch alleine benutzen darfst.

Der Tip für Erschöpfte: Irgendwann kommt beim Sex der Moment, wo beide Partner nicht mehr können. Eine gut gestaltete Pause kann entweder ein schöner Ausklang werden oder helfen, die Kraft für eine Wiederholung zu schöpfen: einen kleinen Happen essen (unsere Schnittchen kommen immer gut an); Tee, Kaffee, Sekt, Mineralwasser, Bier und Saft löschen den Durst; kuscheln, baden, duschen, Videofilme sehen oder sich einfach unterhalten. Absolut verboten sind: Fotos vom letzten Urlaub auf dem reizenden, kleinen Campingplatz im Sauerland, wo Tante Lotti noch so lustig in die Kamera geprostet hat, 5-Minuten-Terrinen und abgestandenes Mineralwasser.

Egal, ob ihr gemeinsam übernachtet und gefrühstückt habt, oder ob ihr euch noch in der gleichen Nacht trennt, der Moment des Abschieds kommt bestimmt. Vielleicht tauscht ihr die Telefonnummern aus, aber wenn du das nicht möchtest, solltest du auch den Mut aufbringen, nein zu sagen.

Gruppensex: Eine solche Orgie wird meist bei einem der Teilnehmer zu Hause stattfinden. Er hat dann schon alles vorbereitet. Im Bad liegen genügend Handtücher bereit; die Teilnehmer können sich dort ggf. auch spülen. Im Fickraum herrscht eine angenehme Temperatur. Kondome, Gleitmittel, Toys und alles, was benötigt wird, sind in ausreichender Menge zur Hand. Vielleicht entkleiden sich die Gäste gleich beim Eintritt in die Wohnung oder ziehen sich um; die Zeit, bis alle da sind, kann man sich bei einem Glas Sekt dort vertreiben, wo später auch die Pausen eingelegt werden, und wo statt Musik ein Videofilm laufen kann.

Wenn alle da sind, muß der Startpunkt gefunden werden, damit aus der Orgie kein Kaffeekränzchen wird. Wer mit wem (oder wer mit wem nicht), wird zwanglos ausgemacht; eine starre Regel sollte es dafür nicht geben. Jeder hat das Recht, einen bestimmten Partner abzulehnen. Laß dir von der Gruppe nicht durch subtilen Zwang eine Sexualpraktik aufdrängen, die du nicht ausüben möchtest. Selbstverständlich kannst du jederzeit nach Hause gehen. Schwieriger ist' es, 18 Mann aus deiner Wohnung zu entfernen, wenn du als Gastgeber nach zwei Tagen gerne wieder alleine wärst.

Dungeon
(andere Ausdrücke: Kerker, Folterkammer)

Wer den Platz hat, kann sich einen speziellen Raum einrichten, der nur dem Sex dient. Dieser Raum sollte leicht sauberzuhalten und gut belüftbar sein. Zur Grundausstattung gehören: Liege oder Bett, ein Spiegel, angemessene Beleuchtung, Heizlüfter und Ventilator, ein kleiner Kühlschrank für Mineralwasser und

Bier, ein Papierkorb und ein Eimer (falls jemandem von zuviel Bier schlecht wird) und ein Erste-Hilfe-Kasten.

Dann gibt es angenehme Kleinigkeiten wie einen Sling, einen gynäkologischen Stuhl oder feste Kissen mit abwaschbaren Bezügen. Je nach sexueller Neigung kommt dann das ganze Repertoire von Toys dazu: Peitschen, Fesseln, Dildos, Masken, bestimmte Kleidungsstücke, Käfige, Streckbänke. Ob man stolz seine ganze Sammlung präsentiert oder nur ausgewählte Einzelstücke zeigt, um Anfänger nicht zu verschrecken, bleibt dem Taktgefühl jedes einzelnen überlassen.

Sachen, die nichts mit Sex zu tun haben, wie z.B. die Bügelmaschine, haben in einem Dungeon nichts zu suchen.

Freie Natur

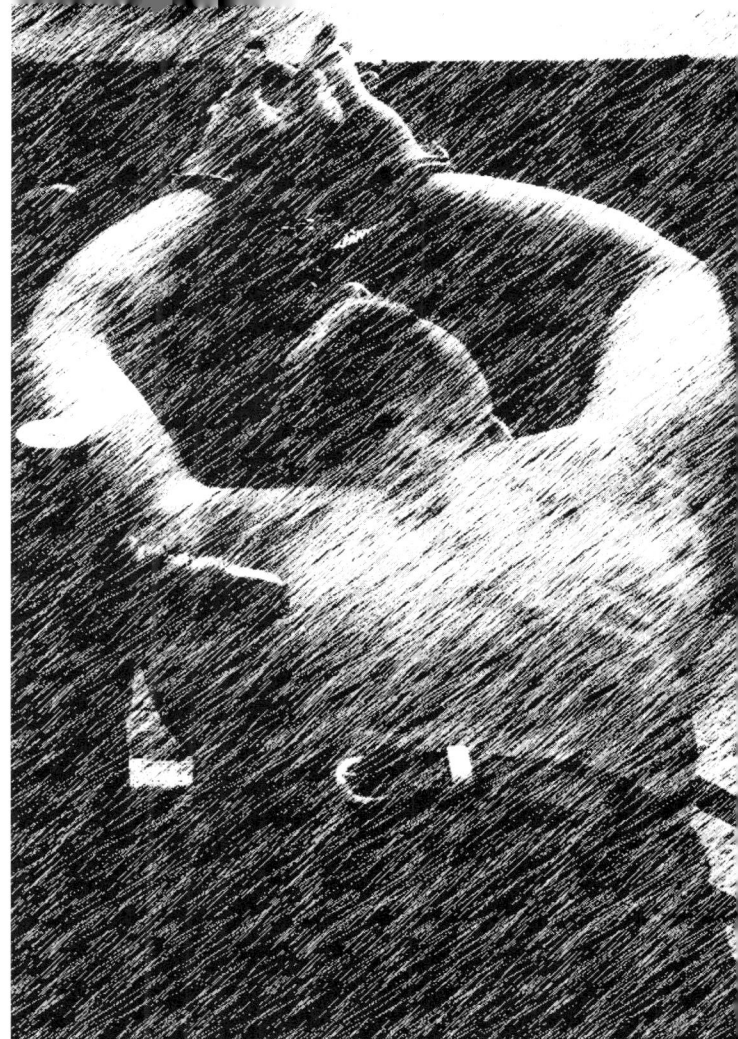

Jede größere Stadt hat mindestens einen Park oder ein Waldstück, wo „Outside Cruising" stattfindet. Während es im Wald meist verkehrsgünstig gelegene Schonungen sind, in denen bis zur Abenddämmerung munteres Treiben herrscht, wird es im Park erst mit dem Abend interessant, es sei denn, der Park wird in den Sommermonaten auch als Sonnenwiese genutzt.

Trotz unterschiedlicher Zeiten hat sich an allen Orten dieser Art in der gesamten westlichen Welt ein Ritual herausgebildet, das man ohne Übertreibung als schwules Brunftverhalten bezeichnen kann. Wie im Tierreich werden optische Signale gesetzt: Man wirft sich in Positur, zeigt sich, späht und ist meist tierisch geil. Geredet wird ausgesprochen wenig, dafür fehlt aber auch nicht ein gewisser Balztanz. Man geht nicht direkt auf eine Person seiner Wahl zu, sondern deutet das eigene Interesse nur durch einen intensiven Blick an, geht aber an ihr vorbei und bleibt auf Sichtweite stehen. Danach wartet man, daß der Umworbene die gleiche Handlung wiederholt. Dies geschieht nun immer abwechselnd, wobei sich die Wartezeiten und die zurückgelegten Strecken immer mehr verkürzen und sich die beiden ohne Absprache in einen mehr oder weniger geeigneten Winkel bewegen.

Im Park und im Wald gibt es jede Form von Sex, ähnlich wie in der Sauna, sicherlich romantischer, aber dafür hat man keinerlei sanitäre Einrichtungen oder Serviceleistungen. Außerdem ist man nicht vor möglichen Angriffen durch Mücken, Rowdies, Kriminelle und natürlich auch nicht vor Kontrollen durch die Polizei sicher.

Alle Schwulentreffpunkte in der freien Natur waren früher viel stärker frequentiert; das änderte sich schlagartig mit dem Aufkommen von Aids, vor allem durch die besonders in den letzten Jahren vermehrt auftretende Gewalt gegen Schwule, die zum Teil wiederum mit den irrationalen Aids-Ängsten der Hetero-Bevölkerung zusammenhängt. Wer nicht auf die romantisch-abenteuerliche Atmosphäre dieser Orte verzichten will, ist gut beraten, Geld und Wertsachen nur bedingt mit sich zu führen. Auch eine zumindest rudimentäre Bewaffnung, sei es mit einem schweren Schlüsselbund, einem Cockring oder auch einem Stöckelschuh, ist ratsam. Schlagring oder Tränengas setzen eine genaue Kenntnis und Beherrschung dringend voraus. Eine Trillerpfeife ist im Moment sehr populär und hat sich auch schon bewährt. Viele schwule Organisationen bieten seit einiger Zeit Selbstverteidigungskurse an; man sollte sie nutzen. Ebenso sollte man der Polizei jeden Überfall melden. Wer sich nicht traut, kann zunächst eine Beratung und sogar eine weiterführende Unterstützung durch die vielen Selbsthilfegruppen erhalten.

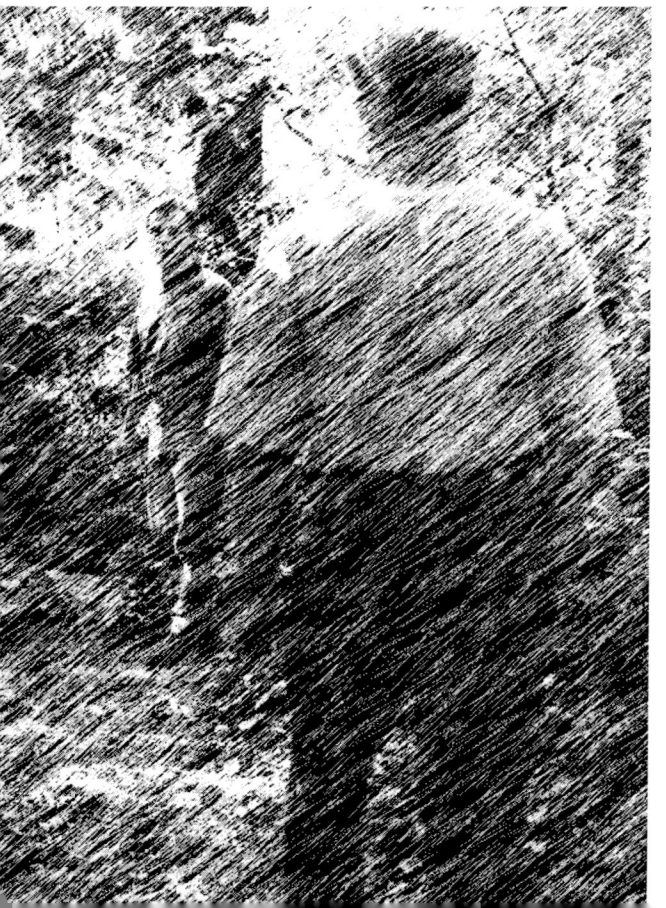

Darkroom

Einen beliebten Abenteuerspielplatz stellen auch die Dunkelräume einiger Bars dar. Handelt es sich um eine Lederbar, sind natürlich nur Ledermänner willkommen; andere Dunkelräume, die vielleicht eher der Jeans-Szene zuzurechnen sind, können auch von anderen frequentiert werden.

Völlig dunkel sind die Dunkelräume nicht mehr, was auch ganz gut ist, da jemand sich schon mal in den Labyrinthen verirrt haben soll. Es ist ratsam, Geld und Schlüssel sicher gegen Taschendiebstahl zu verwahren. Die Anmache ist direkt und handfest: Man greift dem Objekt seiner Begierde einfach an Brust, Arsch oder Schwanz. Wichsen, Blasen, Ficken ist die Regel.

Das Erotische daran ist, daß auf kleinem Raum viele Männer zusammen stöhnen, ächzen und schwitzen, daß es nach Körper und (vielleicht) Leder riecht, und daß man häufig nicht weiß, welche Hand zu welchem Partner gehört. In manchen Dunkelräumen gibt es auch einen Sling zum Fisten oder eine Badewanne für Pißspiele. Ganz harte S/M-Nummern sind selten, finden allerdings vermehrt statt, wenn es ein Ledertreffen in der Stadt gibt. Dunkelräume stehen in dem Ruf, besonders unsafe zu sein; genau wie an allen anderen Orten liegt es jedoch auch hier in der Verantwortung des einzelnen, ob er Safer-Sex betreibt oder nicht. Ihr könnt uns glauben, es geht auch in Dunkelräumen.

Klappe

Sofern eine Stadt einen Bahnhof hat, hat sie damit auch eine Klappe. Darüber hinaus sind viele öffentliche Toiletten Treffpunkte für Schwule. Der Sex hier ist schnell und kurz. An der Pißrinne ist Kontaktaufnahme möglich, wenn man sicher ist, daß der Nebenmann ebenfalls schwul ist. In den Kabinen schaut man durch die vorgebohrten Löcher, wo vielleicht jemand beim Wichsen beobachtet werden möchte. Wenn die Löcher groß genug sind, kann der Schwanz hindurchgesteckt werden, um sich einen blasen zu lassen. Ficken und längere Gespräche sind selten – beim Klappensex geht es zielorientiert ums Abspritzen. Trotzdem sollten auch hier alle Safer-Sex-Regeln beachtet werden.

Gefahren sind Belästigungen und Brutalitäten jeder Art. Im Gegensatz zum Park kann man hier kaum auszuweichen; man sitzt wie in einer Falle, besonders, wenn man noch unerfahren ist und Gefahrensignale nicht rechtzeitig wahrnimmt.

Für viele Schwule ist die Klappe der Ort der ersten gleichgeschlechtlichen Erfahrung; anders als in Dunkelräumen oder Saunen trifft man hier immer wieder auf heterosexuelle Familienväter, die mal ein Abenteuer erleben wollen, oder verklemmte Schwule, die öffentlichere Orte meiden möchten.

Schwimmbad

Das öffentliche Schwimmbad bietet viel für Leute, die gerne sehen und gesehen werden und den prickelnden Reiz des Verbotenen genießen möchten. So mancher hält sich die ganze Zeit auch nur bei den Duschen auf. In einer Umkleidekabine mit jemandem Sex zu haben, während sich nebenan eine Schulklasse zum Schwimmen umzieht, hat für einige schon einen eigenen Reiz – genau wie das gegenseitige Mustern unter den Duschen, wobei das Prickelnde gerade darin liegt, keine Erektion zu bekommen, da jederzeit der Bademeister oder ein heterosexuell Veranlagter vorbeikommen könnte. Wenn man es nebenbei noch schafft, seine 40 Bahnen zu schwimmen, hat man auch etwas gegen die lästigen Pölsterchen getan.

Sauna

Schwule Saunen sind eine kommerzielle Einrichtung, deren soziale Bedeutung für viele nicht zu unterschätzen ist. Im Gegensatz zum Sex in der freien Natur bieten sie auch eine größtmögliche Sicherheit. Viele kommen, zu saunieren und sich den Anblick barbusiger Frauen zu ersparen, die meisten, um Sex zu haben, und zwar direkt vor Ort.

Natürlich sind schwule Saunen in Größe und Einrichtung sehr unterschiedlich, ebenso, was den Service und die Sauberkeit angeht. Die Hochzeiten der schwulen Saunen sind unberechtigterweise vorbei, doch mit dem neuen Selbstverständnis, das durch die Propagierung von Safer-Sex stattgefunden hat, nimmt die Saunenkultur wieder zu. Kleinere Saunen, meist in Kleinstädten, sind vom Ambiente kaum von einer heterosexuellen Sauna zu unterscheiden; größere Saunen, vor allem in den Metropolen, können wahre Orgientempel sein.

Trotz der Fixierung auf Sex ist die Sauna der ideale Ort für Unerfahrene. Mit dem Bezahlen des Eintrittsgeldes erhält man ein Handtuch, ein Kondom und einen Schrankschlüssel. Man ist nie unpassend angezogen, da alle Kleidung im Schrank oder in der teureren abschließbaren Einzelkabine bleibt. Alle Besucher wandern höchstens mit einem Handtuch bekleidet umher; wer eine Badehose trägt, muß damit rechnen, für einen Stricher gehalten zu werden, die allerdings in vielen Saunen unerwünscht sind.

In allen Saunen gibt es eine Bar zum Kennenlernen, für zwischendurch oder für das Gespräch danach; oft werden hier auch kleine Speisen angeboten. Die Preise hängen aus und sind meistens überraschend günstig. Bei der Bestellung zeigt man nur die Nummer seines Schrank- oder Kabinenschlüssels und bezahlt beim Verlassen der Sauna. Alle Saunen haben Duschen, meist Gemeinschaftsduschen, die von vielen zum Anmachen genutzt werden – der neugierige Blick gehört dazu. Die Kontaktaufnahme findet meist ohne viele Worte in den dunkleren Zonen oder im Dampfbad statt.

Die Kabinen sind je nach Sauna unterschiedlich ausgestattet; die Liege ist aber immer mit einem frischen Laken bezogenen (das man späterhin auch wechseln lassen kann). In jeder Kabine ist eine Lampe, die von dort ein- und ausgeschaltet werden kann. Ihren oft grellen Schein mildern viele mit einem Hemd oder Taschentuch ab.

Der Tip für Requisiteure: Sexuelle Präferenzen werden auch noch durch das Plazieren aller möglichen Gegenstände auf dem Beistelltisch deutlich gemacht (Dildos, Crisco-Töpfe, Massageöl usw.).

Der Taschentuchcode findet hier häufig Anwendung, ansonsten signalisiert man sein Interesse bei geöffneter Kabinentür heraus oder hinein. Durch die geöffnete Kabinentür sieht der Benutzer, wer so alles an ihm vorüberflaniert.

Die Kontaktaufnahme in den Kabinen ist sehr stark ritualisiert. Es geht zwar auch ganz anders, aber meist läuft es nach folgendem Prinzip: Im Vorübergehen an der Kabine kommt es zu einem kurzen Augenkontakt. Ein freundliches, kurzes Kopfschütteln reicht meist aus, um jemandem klarzumachen, daß man mit ihm keinen Sex machen will. Gefällt einem aber jemand, kann man ihn ansprechen oder anlächeln, und er wird sich in die Tür stellen mit der Frage „Darf ich reinkommen?" Jetzt ist es an jedem einzelnen, nach sexuellen Vorlieben, Einhaltung von Safer-Sex-Regeln oder nach dem Namen zu fragen.

Anonymer geht es in den Dunkelzonen und den (nicht in jeder Sauna vorhandenen) Dampfräumen zu. Dort kann man sich durch wenig Sehen und viel Tasten seinen Traumprinzen heraussuchen. Der Dampfraum ist ein geiler Ort, in dem meistens gegenseitig gewichst, aber auch gefickt wird. Auf die Verwendung von Kondomen und Gleitmitteln muß man selber achten. Ansonsten spielt man mit seinen Partnern herum, streicht über ihre nasse Haut, betastet den Körper, das Gesicht, die Brustwarzen, Arsch und Schwanz. Da man es hier wegen der hohen Temperatur und Luftfeuchtigkeit nicht lange aushalten kann, unterbricht man, um kurz zu duschen, oder fragt seinen Partner, ob man gemeinsam in eine Kabine geht. Klappt es in der Kabine nicht, so trennt man sich, ohne daß jemand nachtragend wäre.

In der Finnischen Sauna wird aufgrund der großen trockenen Hitze meist kein Sex betrieben außer Streicheln. Hier wird gequatscht, und man kann Leute gut kennenlernen. Ähnlich kommunikativ sind auch die Whirlpools, die es aller-

SAUNA

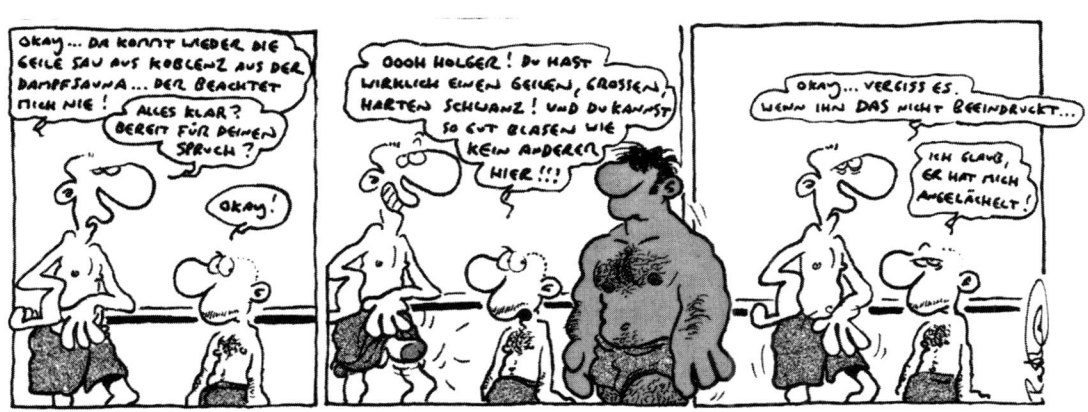

dings nicht in jeder Sauna gibt. Sex findet hier nicht statt, dafür geht es in der sprudelnden Riesenbadewanne meist sehr lustig zu, die ideal ist, um aufkommende Müdigkeit zu vertreiben.

In der Sauna schlägt man gleich drei Fliegen mit einer Klappe: Sex, Körperpflege und Unterhaltung.

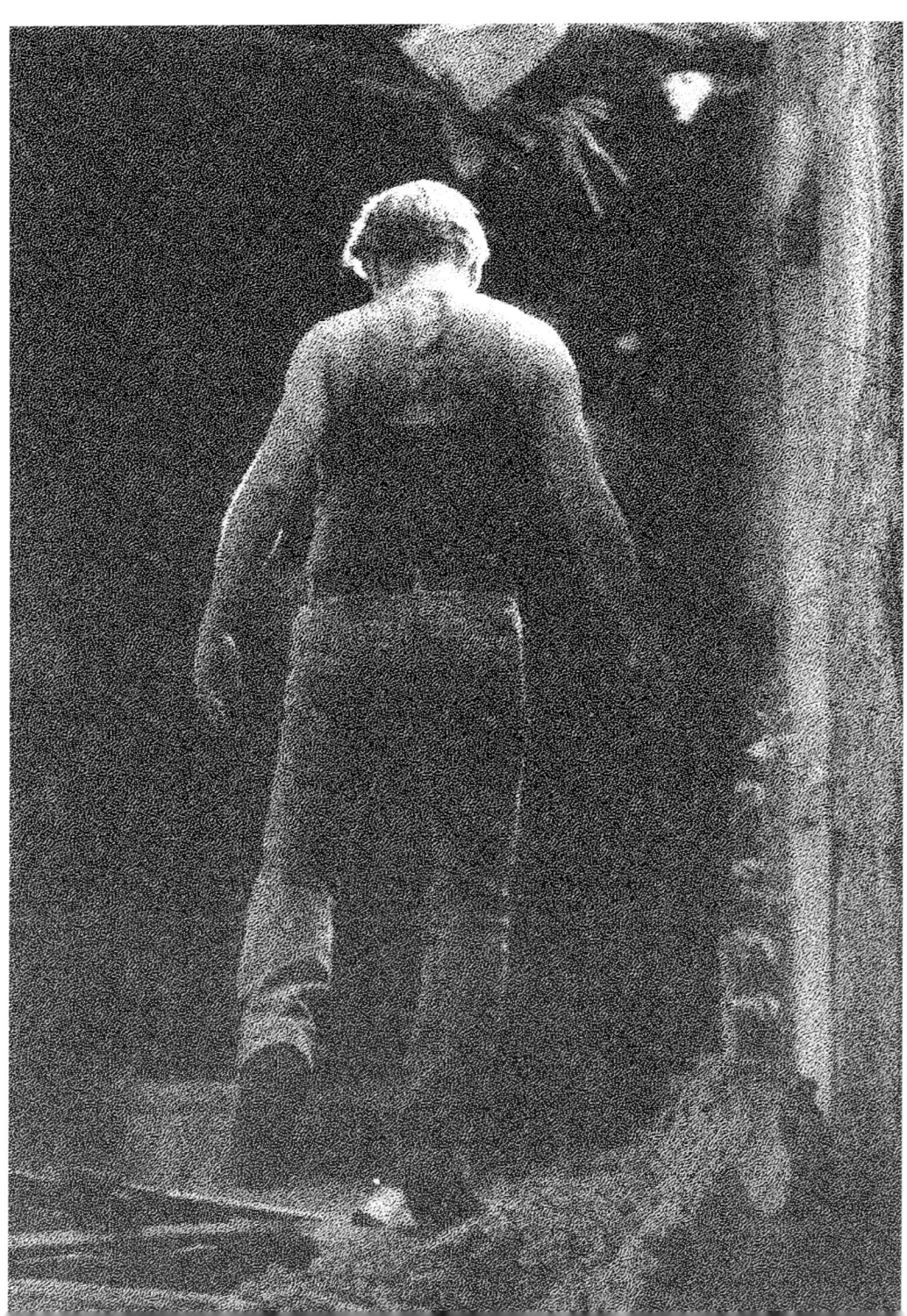

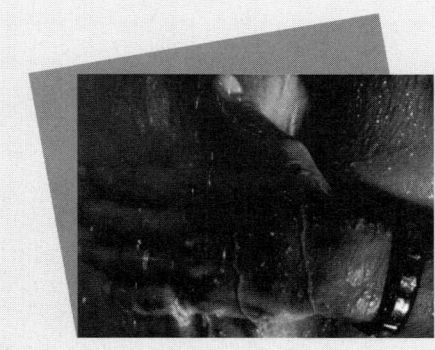

Anhang

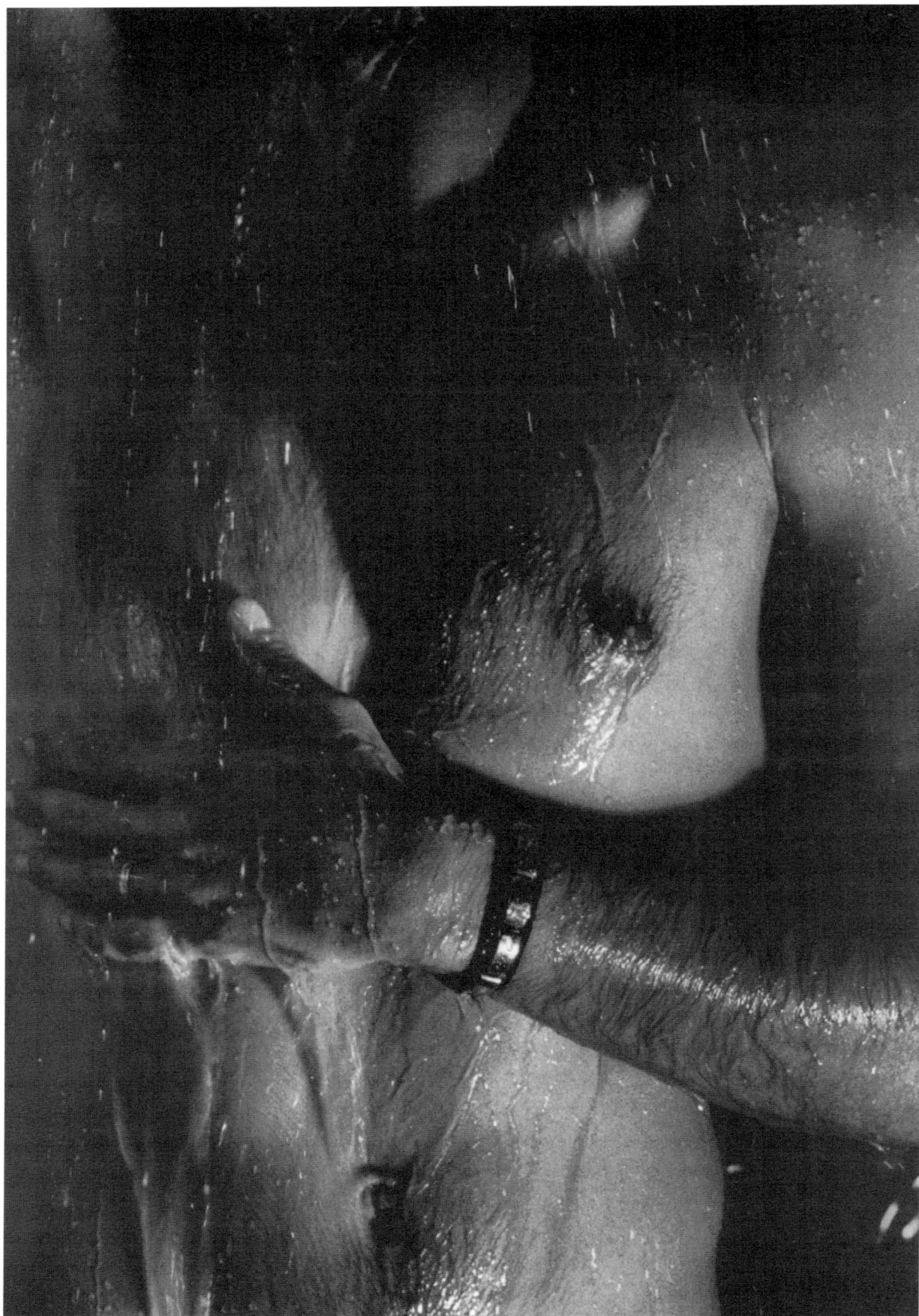

Anhang

Hygiene

Beim Sex werden häufig Accessoires verwendet, die hinterher und vor erneutem Gebrauch gesäubert und vielleicht sogar desinfiziert werden müssen, um eine HIV-Übertragung oder andere Infektionen zu verhindern. Das ist oft nicht so einfach, wie man sich denkt. Unterschiedliche Materialien reagieren verschieden, und es ist ebenfalls ein Unterschied, ob man z.B. einen Satz Bettwäsche von *Crisco* befreien möchte oder ob eine Nadel vor dem nächsten Piercing sterilisiert werden muß.

Einfaches Säubern

Dabei wird der zu behandelnde Gegenstand mit sehr heißem Wasser und Seife abgewaschen. Um Fett zu entfernen, eignet sich Spülmittel hervorragend. Will man Stoffe entfetten, kann dem Waschpulver Wasserenthärter und Fleckensalz zugesetzt werden.

Dieses einfache Säubern kann Keime, Viren und Bakterien nicht vollständig abtöten und ist deshalb nur für bestimmte Dinge wie Bettwäsche, Cockringe, Laken aus Teichfolie, Slings und die meisten anderen Toys geeignet.

Desinfizieren

Auskochen:
Die einfachste Art der Desinfektion ist das Auskochen. Die Gegenstände sollen fünf Minuten im kochenden Wasser liegen; wichtig ist, daß sie vollständig bedeckt sind. Gegenstände aus Leder, Gummi und Kunststoff vertragen Auskochen natürlich nicht.

Chemisches Desinfizieren:
Man braucht einen kratzfesten, alkoholverträglichen Kunststoffbehälter mit Deckel, der so groß gewählt wird, daß auch noch das größte Toy hineinpaßt.

Desinfektionsmittel sind Alkohol (mind. 63%) und Wasserstoffperoxyd (mind. 0,3% – aber Vorsicht, stärkere Konzentrationen bleichen die Materialien aus). Diese Flüssigkeiten müssen sehr sorgfältig aufbewahrt werden. Wasserstoffperoxyd ist sehr instabil; Sauerstoff wird schnell abgespalten, und übrig bleibt Wasser – deshalb sollte es frisch aus der Apotheke verwendet und schnell verbraucht werden.

Alkohol ist entflammbar. Er muß sorgfältig unter Verschluß gehalten werden (z.B. in einem geeigneten Kanister), damit keine Dämpfe entweichen können, die beim Anzünden der nächsten Zigarette explodieren. Er darf auch nur in Gefäßen mit dicht schließendem Deckel angewendet werden. Ein Trichter erleichtert das Umfüllen.

Zum Desinfizieren von Hohlgegenständen (Schläuche, Kopfstücke von Irrigatoren) benötigt man eine Ballonspritze mit biegsamem Spritzenteil. Alle chemisch desinfizierten Toys müssen vor der Wiederanwendung mit Leitungswasser durchgespült werden. Sie sind dann allerdings nicht steril!

Der zu desinfizierende Gegenstand muß mindestens 5 Minuten völlig in die Flüssigkeit eingelegt werde. Hohlgegenstände sollten mindestens fünfmal mit Alkohol durchgespült werden, bevor sie ins Alkoholbad gelegt werden. Das Gefäß, in dem das Alkoholbad stattfindet, muß stets gut verschlossen werden, damit sich keine gefährlichen Verdunstungsdämpfe bilden.

Gummiteile werden mit der Zeit durch Alkohol spröde.

Alkohol und Wasserstoffperoxyd können problemlos durch den Ausguß entsorgt werden.

Spülstäbe: kochen, chemisch

- Problem: Das Desinfizieren dauert seine Zeit.
- Tip: Am besten benutzt jeder seinen eigenen Duschschlauchaufsatz. Und vielleicht hält man für einen Gast einen eigenen Spülstab bereit, der natürlich vor dem nächsten Besuch gereinigt und desinfiziert wird.

Piercing-Nadeln: auskochen

- Tip: Man nimmt am besten immer eine neue Nadel und wirft sie nach dem Piercing weg.

Dildos: chemisch

- Problem: Dildos sind häufig wegen ihrer Größe schwierig zu desinfizieren. Es empfiehlt sich, den Dildos vor der Benutzung ein Kondom überzuziehen, weil das die Reinigung vereinfacht. Ausgiebige Reinigung mit viel Spülmittel und sehr heißem Wasser, gründliches Abschrubben und anschließendes Abwischen oder Ansprühen mit einem Desinfektionsmittel werden in der Praxis meist angewendet.

Spekulum: auskochen

- Problem: Plastikspekula halten das nicht aus.

Analschläuche: auskochen, chemisch

- Problem: Das Gummi wird mit der Zeit spröde.

Tittenklammern: auskochen, chemisch

- Tip: Nicht alle Metall-Tittenklammern sind auch rostfrei.

Piercing-Schmuck: auskochen, chemisch

- Tip: Vor dem Einsetzen mit Vaseline leicht einfetten.

Peitschen: chemisch

- Tip: Peitschen mit Alkohol abwischen statt einlegen.

Rohrstöcke: chemisch

- Tip: Rohrstöcke mit Alkohol abwischen und neu lackieren.

Am besten ist es, wenn jeder seine eigenen gekennzeichneten Toys mitbringt und benutzt. Selbstverständlich werden Gummihandschuhe und Kondome nur einmal und nur von einem Partner benutzt. Gleitmittel werden aus hygienischen Gründen am besten in Tuben erworben. Benutzt man Töpfe, dann hat jeder Teilnehmer seinen eigenen Topf, bei dem Gefäß und Deckel mit seinem Namen gekennzeichnet sind. Manche Gleitmittel gibt es mittlerweile auch in einem praktischen Spender.

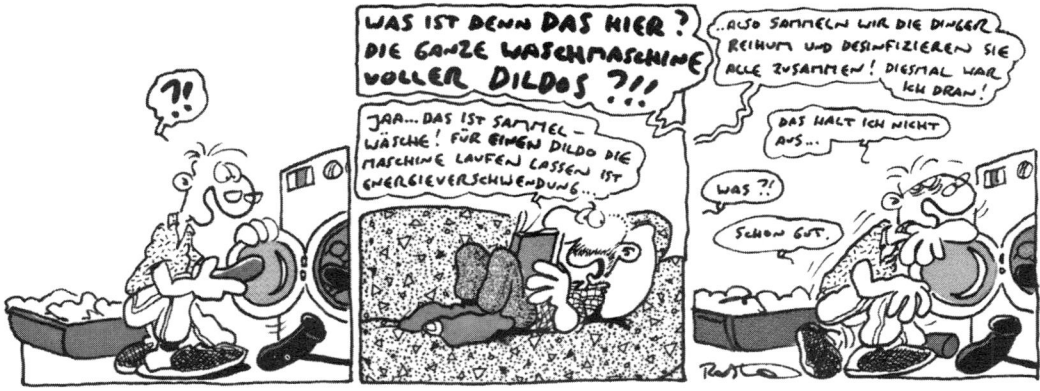

Gleitmitteltabelle

Fettfreie Gleitmittel

KY, For Play Sensual Lubricant, Hot Lubricant, Softglide Masculin

- Vorteile: fettfrei; wasserlöslich; greifen weder Kondome noch Gummihandschuhe, -laken oder -kleidung an.
- Nachteile: werden als kalt empfunden; für manche Praktiken hält der Gleitfilm nicht lange genug; bei leichten Hautreizungen kann bereits ein unangenehmes Brennen auftreten.
- Für folgende Praktiken geeignet: Ficken, Wichsen, Dildosex (bedingt), Fisten (bedingt).
- Reinigung: Entfernung kleiner Mengen aus der Wäsche problemlos.

Fetthaltige Gleitmittel

Öle (Sonnenblumenöl, Babyöl, Olivenöl, Bodyöl)

- Vorteile: langanhaltender, die Haut geschmeidig machender Schmierfilm.
- Nachteile: Der Schmierfilm hält großen Belastungen nicht stand und reißt schnell, z.B. beim Fisten.
- Für folgende Praktiken geeignet: Massage, Spiele mit heißem Wachs, Wichsen, Wasserspiele (Pisse perlt besser ab).
- Reinigung: Kochwaschgang für stark verschmutzte Wäsche.

Vaseline

- Vorteile: schmiert gut, hält mäßig vor.
- Nachteile: wirkt bei einigen unangenehm betäubend; Schmierfilm reißt schnell.
- Für folgende Praktiken geeignet: Wichsen.
- Reinigung: 40°C Wäsche mit speziell fettlösendem Waschmittel und Fleckensalz (nach ca. 10 Wäschen weniger wirksam, Wäsche wegwerfen).

Eucerin-Anhydrid (in jeder Apotheke erhältlich)

- Vorteile: schmiert sehr gut; Gleitfilm hält sehr lange und ist stabil; keinerlei Hautreizungen.
- Nachteile: keine.
- Für folgende Praktiken geeignet: Fisten, Wichsen, Dildosex.
- Reinigung: 40°C Wäsche mit speziell fettlösendem Waschmittel und Fleckensalz (nach ca. 10 Wäschen weniger wirksam, Wäsche wegwerfen).

Crisco

- Vorteile: schmiert gut; lang anhaltender Gleitfilm.
- Nachteile: ruft bei längerem Gebrauch ein stumpfes Gefühl auf Haut und Schleimhaut hervor (das später wieder verschwindet).
- Für folgende Praktiken geeignet: Fisten, Wichsen, Dildosex.
- Reinigung: 40°C Wäsche mit speziell fettlösendem Waschmittel und Fleckensalz (nach ca. 10 Wäschen weniger wirksam, Wäsche wegwerfen).

Erfahrungen mit anderen Schmierstoffen sollte jeder selbst machen (und an uns weiterleiten). Von Haushaltsfetten wie *Du darfst* oder *Biskin* raten wir schon im Vorfeld ab; kosmetische Artikel wie Hautlotionen oder *Atrix* können nach anfänglich guter Wirkung durch die ihnen beigefügten Duft- und Konservierungsstoffe Brennen und Hautreizungen hervorrufen.

Taschentuchcode

Aufgrund der häufigen Nachfrage veröffentlichen wir hier eine Tabelle der gebräuchlichsten Farbsignale; die Verwendung der Farben kann in anderen Ländern ganz anders sein. In Deutschland hat sich die folgende Symbolik aber relativ einheitlich durchgesetzt.

Zweckmäßig wird der Farbcode an Orten angewandt, wo nicht viel geredet wird: Saunen, Parks oder andere *Outside Cruising Areas* oder auch in Bars usw., um eine Kontaktaufnahme gleich in die richtige Richtung zu lenken.

Ob es sich dabei um die berühmten farbigen Taschentücher, um farbige Biesen an der Lederhose, um Stofftierchen oder was auch immer handelt, ist egal. Wichtig ist nur, ob diese Symbole an der linken (bin aktiv in …, möchte aktiv … ausüben) oder an der rechten Körperhälfte (bin passiv beim …, möchte mich … lassen) getragen werden. Werden die Symbole nicht eindeutig plaziert oder wie farbige Tücher z.B. um den Hals getragen, symbolisieren sie eine generelle Vorliebe für eine bestimmte Praktik, die dann sowohl aktiv als auch passiv ausgeübt wird.

Häufig werden gerade farbige Halstücher allerdings auch in Unkenntnis ihrer Bedeutung getragen – man fragt dann eben „*fashion or passion?*", um sich zu vergewissern und beiden eine Enttäuschung zu ersparen.

weiß:	Wichsen
schwarz:	S/M, Peitschen
rot:	Fisten
dunkelblau:	Ficken
gelb:	Pisse
hellblau:	Blasen
braun:	Dirty
rosa:	Dildos, Toys
grau:	Bondage

Darüber hinaus sieht man häufig auch bestimmte kleine Gegenstände oder Anstecker, die die gleiche Funktion wie die Tücher haben:

Teddybär:	Schmuse-Sex
Handschellen:	Bondage
Cockring:	Ficken
Ketten:	S/M
Lederband:	Eierspiele

Abkürzungen in Kontaktanzeigen

Ausdrücke wie „gesund", „HIV-negativ", „aidsfrei" tauchen leider in vielen Kontaktanzeigen auf. Weil sie nicht nachprüfbar sind und einen in falscher Sicherheit wiegen können, werden solche Begriffe von vielen Herausgebern ersatzlos gestrichen.

30, 196, 90	Der Inserent ist 30 Jahre alt, 196 groß und wiegt 90 Kilogramm.
20 x 4,5	Sein Schwanz ist 20 cm lang und 4,5 cm im Durchmesser.
NR	Nichtraucher
TT	Tittentrimm
NX	Keine Drogen
CBT	Cock-&-Ball-Torture
NS	Natursekt
PP	Poppers
ras.	rasiert
Kaviar	Scheiße
AV	Analverkehr
S	Sado
M	Maso
MM	mehrere Masos oder mehrere Männer
MW	Männer und Frauen gemischt
PSF	Postschließfach
PLK	Postlagerkarte
p, pa, pas.	passiv
a, ak, akt.	aktiv
französisch	blasen
TS	Transsexuelle
TV	Transvestiten
DWT	Damenwäscheträger
HIV+, HIVpos	HIV-positiv
'	feet (1 foot = 30,48 cm)
"	inch (1 inch = 2,54 cm)
lbs.	pounds (1 lb. = 0,454 kg)
Flag	Schlagen, Peitschen

Krankheiten, die beim Sex übertragen werden können

Durch Geschlechtsverkehr lassen sich viele Krankheiten übertragen. Dazu gehören nicht nur die gesetzlich definierten Geschlechtskrankheiten, die einer anonymen Meldepflicht unterliegen (d.h. der behandelnde Arzt meldet, daß in seiner Praxis ein solcher Fall behandelt wird, ohne den Namen seines Patienten zu nennen). Außer Syphilis und Tripper zählen dazu der weiche Schanker (*ulcus molle*) und die venerische Lymphknotenentzündung (*lymphgranuloma inguinale*), wobei die beiden letzteren so selten auftreten, daß wir sie in diesem Rahmen nicht behandeln. Aber ob meldepflichtig oder nicht: Man sollte seine Partner informieren, wenn eine der in unserer kurzen Tabelle aufgeführten Krankheiten bei einem selbst diagnostiziert wurde. Für Schwule, die auch sexuelle Kontakte mit Frauen haben, sei angemerkt, daß sich die jeweiligen Krankheitserreger in den meisten Fällen auch im Vaginalsekret oder im Menstruationsblut der Frau befinden können.

Legende:

Ü = Übertragungswege
S = Symptome
T = Therapie
B = Bemerkungen

Tripper (Gonorrhoe)

- Ü: Durch Kontakt mit Ausfluß, Samen, Urin, Kot, Spucke einer infizierten Person.
- S: Genitaler Tripper: gelber Ausfluß, brennendes Gefühl beim Pinkeln.
  Rektaler Tripper: u.U. symptomlos, manchmal leichte Blutungen, Druckgefühl oder Jucken.
  Oraler Tripper: meist symptomlos, manchmal wie bei einer Mandelentzündung.
- T: Diagnose durch Abstrich; Behandlung mit Antibiotika.
- B: Ähnliche Symptome wie bei Tripper und Chlamydien werden auch durch unspezifische Harnröhrenentzündung (Urethritis) hervorgerufen, die dann mit einem Breitband-Antibiotikum behandelt wird.

Syphilis (Lues, harter Schanker)

- Ü: Durch engen Körperkontakt mit einer der infizierten Hautpartien.
- S: Drei Wochen nach einer Infektion bilden sich nicht schmerzende Wundstellen, aus denen eine hochinfektiöse, klare Flüssigkeit austritt (1. Stadium); die Wundstellen verschwinden wieder. Ohne Behandlung beginnt 4-8 Wochen nach der Infektion das 2. Stadium mit extremen Hautausschlägen, Haarausfall, Schleimhautbelägen, Schwellung aller Lymphknoten und anderen Symptomen. Die Erreger sind jetzt im ganzen Körper verbreitet. Das 3. und 4. Stadium sind heute selten geworden.
- T: Diagnose durch Abstrich, Behandlung mit Penicillin.
- B: Regelmäßige Kontrolluntersuchungen nach Abschluß der Behandlung.

Chlamydien

- Ü: Durch Blasen und Rimming; durch ungeschütztes Ficken.
- S: Die einzelligen Lebewesen können Ausfluß aus dem Schwanz, verstärkten Harndrang, Brennen beim Pinkeln und eventuell etwas Blut im Urin verursachen. Im Darm rufen Chlamydien leichte Schmerzen und gelbliche Schlieren auf dem Kot hervor.
- T: Diagnose durch Abstrich; ca. 14 Tage Behandlung mit Tetracyclinen.
- B: Chlamydien-Infektionen sind häufig symptomlos und deshalb recht weit verbreitet.

Amöbenruhr

- Ü: Die Amöben werden durch Rimming oder sonstigen oralen Kontakt mit infektiösen Partikeln (Hand-Mund-Kontakt) übertragen.
- S: Durchfall, leicht bis schwer, eventuell mit Blut- und Schleimbeimengungen; Bauchkrämpfe und leichtes bis hohes Fieber.
- T: Diagnose durch Kotuntersuchung oder Darmspiegelung; Behandlung mit Medikamenten, die die Amöben töten.
- B: keine.

Lamblienruhr

- Ü: Wie bei Amöbenruhr.
- S: Übelkeit, Blähungen, Bauchschmerzen, übelriechender Durchfall.
- T: Diagnose und Behandlung wie bei Amöbenruhr.
- B: Sowohl Amöben- als auch Lamblienruhr können in sehr leichter Form auftreten und als Magenverstimmung abgetan werden. Problematisch ist, daß die Erreger weiterhin im Körper bleiben und übertragen werden können.

Madenwürmer

- Ü: Wie bei Amöbenruhr.
- S: Juckreiz am Arsch, wo der Wurm seine Eier ablegt.
- T: Diagnose durch Kotprobe oder mikroskopische Untersuchung einer Art Abstrich von der Analschleimhaut. Behandlung mit wurmtötenden Mitteln.
- B: keine.

Herpes (Lippenbläschen)

- Ü: Der Virus wird durch direkten Hautkontakt mit befallenen Stellen übertragen.
- S: Wäßrige, später eintrocknende Bläschen am Mund (oraler Herpes) oder am Schwanz und Darm (genitaler Herpes).
- T: Behandlung mit Salben; der Virus bleibt aber lebenslang im Körper und kann unter bestimmten Umständen wieder auftreten.
- B: keine.

Krätze (Skabies)

- Ü: Die Milben, die sich in die Haut bohren, werden durch Wäsche oder engen Körperkontakt übertragen.
- S: Jucken und winzige dunkle Punkte auf den befallenen Hautpartien.
- T: Behandlung mit Jacutin, speziellen Salben oder durch Bäder.
- B: keine.

Feigwarzen (Kondylome)

- Ü: Die Viren werden durch Hautkontakt übertragen.
- S: Kleine, grießkornartige, spitze Wucherungen, die am Arschloch und im Darm, aber auch an Schwanz und Sack auftreten können. Bei Nichtbehandlung vergrößern sie sich zu bizarren Wucherungen und/oder breiten sich massiv aus.
- T: Einfache Diagnose, ggf. Proktoskopie. Behandlung durch Wegätzen (schmerzhaft) oder Veröden (schmerzlos).
- B: Feigwarzen im Darm werden häufig nicht bemerkt; schon ein oder zwei Kondylome außen können auf eine größere Anzahl innen hindeuten.

Candidiasis u.a. Pilze

- Ü: Sexuell wird hauptsächlich der Hefepilz Candida albicans durch Haut- und Schleimhautkontakt übertragen; alle Pilze fühlen sich in feuchtwarmer Umgebung wohl.
- S: Candida albicans zeigt sich z.B. im Mund durch weiße Beläge auf Schleimhaut, Zunge und Zahnfleisch, in der Genitalgegend durch juckende Rötungen und weißliche Schuppen.
- T: Diagnose durch Abstrich und Kultur, Behandlung mit pilztötenden Mitteln über mindestens 14 Tage durchgehend.
- B: Für Immungeschwächte können Candidiasis und andere Pilze durchaus gefährlich sein.

Filzläuse

- Ü: Durch Körperkontakt.
- S: Hautrötung und Jucken der befallenen Stellen, eventuell Bißspuren und vielleicht winzige Blutstropfen in der Wäsche.
- T: Befallene Stellen werden laut Gebrauchsanweisung mit Jacutin behandelt (rezeptfrei in der Apotheke); eine Rasur der entsprechenden Stellen unterstützt die Therapie.
- B: Die winzigen Filzläuse sitzen meist in den Schamhaaren, seltener in den Achselhöhlen, dem Bart oder der übrigen Körperbehaarung.

Hepatitis

- Ü: Sexuell werden hauptsächlich Hepatitis A und B durch Kontakt mit infizierten Körpersekreten übertragen (Schmierinfektion).
- S: Abgeschlagenheit, Appetitlosigkeit, leichtes Fieber, dumpfer Druck im rechten Oberbauch; eventuell dunkler, schaumiger Urin und weißlich-grauer Kot; Haut und Augäpfel können sich gelblich verfärben.
- T: Diagnose durch Blutuntersuchung; keine medikamentöse Behandlung, Therapie laut ärztlicher Anweisung (meist 6 Wochen strenge Bettruhe).
- B: Hepatitis B in ihrer chronischen Verlaufsform ist eine für HIV-Positive sowie Negative ernstzunehmende Gefahr. Gegen Hepatitis kann man sich aber impfen lassen.

HIV/Aids

- Ü: Das Virus wird durch Kontakt mit infiziertem Blut oder Sperma übertragen; in anderen Körpersekreten wie Pisse, Tränen oder Schweiß ist es in geringer Konzentration enthalten. Allgemein wird davon ausgegangen, daß diese Konzentration nicht für eine Infektion ausreicht. Die Übertragung erfolgt hauptsächlich durch ungeschützten Geschlechtsverkehr.
- S: Nach der Infektion bist du zunächst nur HIV-positiv; Symptome können Leistungsabfall, allgemeine Müdigkeit, Gewichtsabnahme, Durchfall, Fieber, Lymphknotenschwellungen

und Hautausschläge sein. Das Immunsystem wird geschwächt, und nach einiger Zeit (u.U. Jahren) können Erkrankungen, die sonst relativ harmlos oder selten wären, auftreten und den Körper bis zum Tod schwächen. Der Krankheitsverlauf ist so unterschiedlich, daß wir hier keine Aussagen dazu machen können.

- T: Eine vorbeugende Impfung gibt es nicht. Für Positive gibt es aber verschiedene, teilweise auch prophylaktische Behandlungsmethoden, mit denen die unterschiedlichen, im Verlauf der Aids-Erkrankung auftretenden Krankheiten behandelt oder verhindert werden können. In den letzten Jahren hat sich die Überlebenszeit häufig enorm verlängert. Je früher eine Therapie einsetzt, desto größer sind die Erfolgschancen.

- B: HIV-Infizierte brauchen die Behandlung kompetenter, auf Aids spezialisierter Ärzte. Die regionalen und überregionalen Beratungsstellen der Aids-Hilfen (s. Adressenverzeichnis) geben nicht nur Informationen und Hilfe, sie beraten auch in diesen und anderen Fragen.

Aids stellt die größte Gefahr für Schwule dar. Es gibt keinen anderen Weg, sich davor zu schützen, als Safer-Sex zu betreiben oder ganz auf Sex zu verzichten.

Unfälle

Bei allen Sexpraktiken kann es zu Unfällen kommen.

Unerfahrene kennen ihre Grenzen noch nicht und neigen dazu, sich zu überschätzen, wenn ihnen etwas gefällt, besonders unter dem Einfluß von Drogen und Alkohol.

Falsche Scham ist beim Sex fehl am Platze. Auch als Anfänger hast du das Recht, jederzeit eine sexuelle Handlung zu beenden. Wenn du als Erfahrener nach längerer Zeit eine sexuelle Praktik wieder ausübst, überschätze dich nicht und fang nicht wieder da an, wo du aufgehört hast.

Bleibe du selbst. Gib nicht vor, als Passiver mehr zu vertragen, als du aushalten kannst. Als Aktiver spiel nicht den großen Meister, wenn dir die Erfahrung fehlt. Denk daran, daß du schließlich Verantwortung für die seelische und körperliche Unversehrtheit eines Menschen übernimmst.

Romantisches Licht ist schön, aber bei vielen Sexpraktiken brauchst du eher gute Sicht.

Schlechte Stimmung ist besonders bei S/M-Sex eine Unfallursache. Beide Partner sollten weder wütend noch traurig oder depressiv sein.

Drogen schränken die Wahrnehmung und die Urteilsfähigkeit ein. Riskante Sexualpraktiken werden besser nüchtern ausgeführt. Wenn du Drogen genommen hast oder nehmen möchtest, mußt du das deinem Partner mitteilen. Drogen und Alkohol können dich leichtsinnig machen. Du könntest die Safer-Sex-Regeln „vergessen".

Benutze für alle Sexpraktiken nur geeignete Gegenstände bzw. geeignetes Material. Informiere dich genau über die jeweiligen Vor- und Nachteile. Gib lieber ein paar Mark mehr aus, als dich und deinen Partner zu gefährden, bzw. verzichte auf die Ausführung einer bestimmten Praktik, wenn die geeigneten Dinge fehlen.

Versandhandel

Der schwule Versandhandel bietet meist ein reichhaltiges Programm an Toys an, und man kann sich einen guten Überblick über das bestehende Angebot verschaffen. In einem Sex-Shop für Schwule hat man die Möglichkeit, die Sachen auch mal in die Hand zu nehmen, wenn man sie auch nicht ausprobieren kann. Manches kann man billiger im Heimwerkermarkt kaufen. Viele Toys werden nämlich von Heteros für andere Zwecke mißbraucht: So werden z.B. Cockringe aus Gummi als Dichtungsringe im Sanitärbereich eingesetzt. Der Sanitärfachhandel bietet sie deshalb für Pfennigbeträge an, während man im Sex-Shop für den gleichen Ring 20 DM bezahlen soll. Wenn du die Augen offen hältst, kannst du viele weitere Gegenstände billiger bekommen als in einem Sex-Shop. Anderes wiederum solltest du nur dort erwerben und von selbstkonstruierten Alternativen Abstand nehmen, dazu gehören z.B. Geräte für Elektrospiele.

Musk Mail Order

Kronenstraße 34
4000 Düsseldorf

Remedy I.T.C.

Postfach 10 53 05
2000 Hamburg 1

ROB

Weteringschans 253
NL-1017 XJ Amsterdam

Temptation Versand

Postfach 10 61 08
8047 Karlsfeld 1

Union Versand

Postfach 27 18
6550 Bad Kreuznach 3

Urning unlimited Kuno GmbH & Co.

Eschenheimer Landstraße 60 b
6000 Frankfurt/M. 1

Buchläden

Litfaß Buchhandlung

Rannische Str. 14/15
06108 Halle

Mirko Adam Buchhandlung

Jungstr. 31
10247 Berlin

Prinz Eisenherz

Bleibtreustraße 52
10623 Berlin
(030) 3139936

Bruno's

Kurfürstendamm 227
1. Etage
10719 Berlin
(030) 8824290

Galerie Janssen

Pariser Str. 45
10719 Berlin
(030) 8811590

Wohlthat'sche Buchhandlung

Budapester Str. 44
10787 Berlin
(030) 2623636

Die andere Buchhandlung

Wismarsche Str. 18
18057 Rostock

Buchhandlung Heinrich Heine

Grindelallee 26 - 28
20146 Hamburg

Männerschwarm

Neuer Pferdemarkt 32
20359 Hamburg
(040) 436093

Carl-von-Ossietzky-Buchhandlung

Heiligengeistgang 9
24937 Flensburg
(0461) 29601

Humboldt Buchhandlung

Ostertorsteinweg 76
28203 Bremen
(0421) 77721

Eulenspiegel Buchladen

Hagenbruchstr. 7
33602 Bielefeld
(0521) 175049

Magnibuchladen

Langedammstr. 13
38100 Braunschweig
(0531) 42429

Litfass – Der Buchladen

Münsterstr. 107
44145 Dortmund
(0231) 834724

L' Hippopotame GmbH & Co. KG

Ludgeristr. 55
48143 Münster
(0251) 518011

Lavendelschwert

Bayardsgasse 3
50767 Köln
(0221) 232626

Buchhandlung Backhaus

Kockerellstr. 15
52062 Aachen
(0241) 21214

Backdoor

Schäfergasse 27
60313 Frankfurt
(069) 284311

Buchhandlung am Markt

Wilhelmsplatz 12
63065 Offenbach

Georg Büchner Buchladen

Lauteschlägerstr. 18
64289 Darmstadt
(06151) 77424

Buchladen Berliner Promenade

Berliner Promenade 12
66111 Saarbrücken
(0681) 36559

Der andere Buchladen

M 2, 1
68161 Mannheim
(0621) 21755

Der andere Buchladen

Plöck 93
69117 Heidelberg
(06221) 15866

Erlkönig

Bebelstraße 25
70193 Stuttgart
(0711) 639139

Zur Schwarzen Geiss GmbH Buchladen

Obermarkt 12
78462 Konstanz
(07531) 15433

Jos Fritz GmbH

Politische Buchhandlung
Wilhelmstr. 15
79098 Freiburg
(0761) 26877

Max & Milian

Gabelsbergerstraße 65
80333 München
(089) 527452

Männertreu

Bauerngasse 14
90443 Nürnberg
(0911) 262676

Buchhandlung Teestube

Kulmbacher Str. 9
95445 Bayreuth
(0921) 66740

Buchladen Neuer Weg

Sanderstr. 33
97070 Würzburg
(0931) 59943

W. Jäggi AG

Buchhandlung
Freie Str. 32
4001 Basel

Buchhandlung Arcados

Rheingasse 63
4002 Basel
(061) 6813132

sec 52

Buchhandlung
Josefstr. 52
8005 Zürich

Bücher-Hirtl

Mariahilferpassage
1010 Wien

Löwenherz

Berggasse 8
1090 Wien
(0222) 3195720

Sex-Clubs

Die Adressen einschlägiger Sex-Clubs, die sich meist auf bestimmte Sexualpraktiken spezialisiert haben, und die Termine ihrer Veranstaltungen kann man in den entsprechenden Clubzeitschriften und ähnlichen Publikationen nachlesen. Diese bekommt man in einigen der aufgeführten Buchhandlungen oder in Sex-Shops.

Information

Bundesverband Homosexualität

Unter den Linden 36-38
10117 Berlin
(030) 20340425

Schwulenverband Deutschland

Bernhard-Göring-Straße 152, Raum 205
04277 Leipzig
(0341) 329128

Deutsche Aids-Hilfe

Dieffenbachstraße 33
10967 Berlin
(030) 690087-0

Rechtskomitee Lambda

Linke Wienzeile 102
1060 Wien
(0222) 8763061

Österreichische Aids-Hilfe

Wickenburggasse 14
1080 Wien
(0222) 7141390

Begegnungszentrum HAZ

Sihlquai 67/III
8023 Zürich
(01) 2712250

Aids-Hilfe Schweiz

Zurlindenstraße 134
8036 Zürich
(01) 2017033

Register

Andreas Maydorn (Redakteur), Benjamin Scheffler (Bibliothekar) und Andreas Vollbrechtshausen (Journalist) arbeiten und leben in Berlin. Sie haben sich vor 6 Jahren bei der damaligen Berliner Schwulenzeitschrift **Siegessäule** gefunden. Für **magnus** schreiben sie seit Bestehen der Zeitschrift einzeln oder auch als Autorenteam. Aus ihrer beliebten Serie über Sexualität (seit **magnus** 2/92) entstand zunächst die erfolgreiche Safer-Sex-Spielshow, die schon in vielen Großstädten gastierte. Für dieses Buch wurde die Serie erweitert und überarbeitet.

Ralf König, Deutschlands erfolgreichster Comic-Autor, lebt und arbeitet in Köln. Seit Erscheinen der Zeitschrift streiten und lieben sich in **magnus** seine Figuren Konrad und Paul, die in diesem Buch zu den einzelnen Kapiteln ihre Kommentare abgeben.

Jürgen Kader lebt und arbeitet als freischaffender Fotograf in Berlin, Kreuzberg.

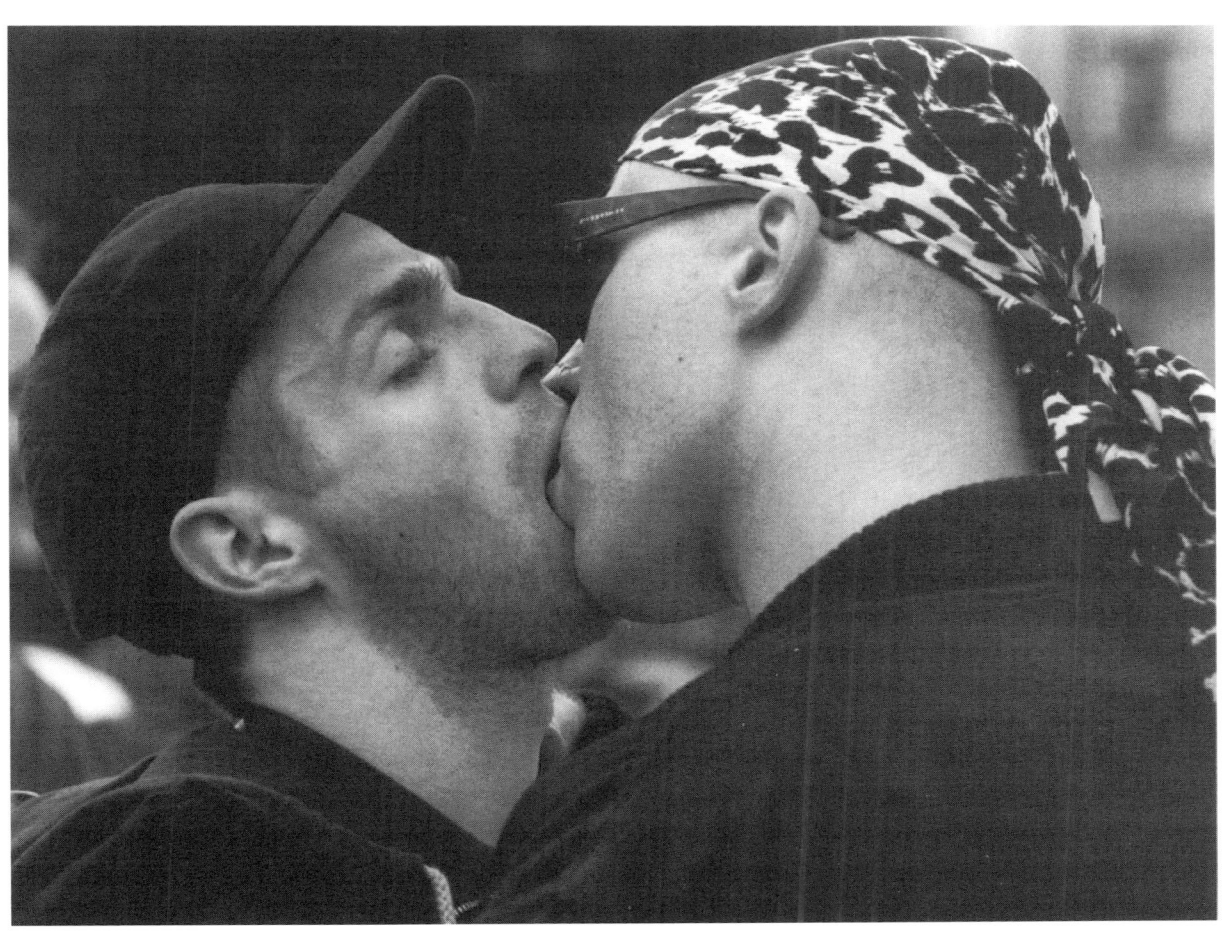

Dieses Buch wirbt nicht für bestimmte Praktiken, sondern informiert über alle in der schwulen Szene gängigen Formen der Sexualität – unter besonderer Berücksichtigung eventueller Gesundheitsrisiken. Die Autoren geben ihre Informationen nach bestem Wissen und Gewissen weiter. Für mögliche Fehler und auch die persönliche Umsetzung der Ratschläge durch den Leser übernehmen Verlag und Autoren keine Haftung.

Danksagung

Hans-Josef Linkens (DAH Medizinreferat), Rainer Schilling (DAH Schwulenreferat), Kerstin Sielaff, Frank Paetsch; Günther Miethe; Jürgen Speckmann; Gustav Schultz; Hans-Peter Hauschild; Armin; Halle Rompf; Jens Dober; der unbekannten Verkäuferin in „Schwarze Mode", Berlin; Tattoo-Connection, Berlin.

Besonderen Dank an: Birgit, ohne deren Hilfe viele Fotos nicht hätten realisiert werden können und Models Ali, Axel, Carsten, Charley, Damir, Dieter, Fabian, Federico, Günter, Hans, Imme, Jochen, Jomo, Michael, Mike, Oliver, Oliver, Rainer, Thomas, Thommy.